통증유발점 치료를 위한

드라이 니들링 기법

The Concise Book of Dry Needling

이 민 규 외 옮김

A Practitioner's Guide to
Myofascial Trigger Point Applications

John Sharkey

영 문 출 판 사

■ 대표역자

이민규 서울대학교 치과대학원 석사/박사
현) 이천 현대치과의원장

■ 역자

신미숙 전) 부산대학교 한의학전문대학원 교수
현) 국회사무처 부속한의원장

The Concise Book of Dry Needling: A Practitioner's Guide to Myofascial Trigger Point Applications
by John Sharkey

Translation and adaptation of first English language edition

〈통증유발점 치료를 위한 드라이 니들링 기법〉은 캘리포니아, 버클리에 있는 비영리 교육 기반인, 예술/과학 연구를 위한 지역 협회의 후원을 받아 발행되었다. 이러한 몸과 정신과 자연의 관계에 관한 연구서들을 출판함으로써 다문화적인 시각을 개발하고 예술, 과학, 인간성 및 치유에 관한 전체론적인 관점을 고양시키며 개인적 및 전체적 정보의 밀알이 되기 위해서 파트너들과 협업을 하고 있다.

감사의 글(Acknowlegement)
이 책이 나오는 데에 지원과 조언을 아끼지 않은 Cristopher Alejandro에게 깊은 감사를 표하며 모델을 해 주신 Karen Cosgrave와 Laura Connick에게도 특별한 감사를 드리는 바이다.

통증유발점 치료를 위한
드라이 니들링 기법

2022년 8월 10일 초판인쇄
2022년 8월 17일 초판발행

지은이 : John Sharkey
옮긴이 : 이민규 외
발행인 : 박병조
발행처 : 도서출판 영문출판사
등 록 : 1987년 12월21일 제2-419호
주 소 : 서울시 강남구 삼성동 69-1
전 화 : (02) 514-5590, 776-5590
팩 스 : (02) 756-8943
홈페이지 : www.ymsbook.net
E-mail : yeongmunsa@empas.com
정 가 : 30,000원
ISBN 978-89-7224-535-3 93510

※ 파본은 교환해 드립니다.

목차 (Contents)

들어가는 말 (Foreword)

근막 통증유발점의 아버지라 불리우는 故 David G.Simons가 2008년 내가 이 주제로 처음 책을 썼을 때 해 주었던 중요한 평가의 글을 이번 책에도 다시 한 번 언급할 필요가 있을 것 같다. 그의 의견은 여전히 들을만한 가치가 충분하기 때문이다.

"근막 통증유발점에 초점을 맞춰 임상을 해 왔었던 나처럼 다른 의료인들도 치료를 하는 데 있어서 근막 통증유발점을 기반으로 한 사고와 실습을 결합시키기를 독려했었다. 그럼에도 불구하고 보다 큰 그림 안에 보다 전문화된 지식을 정확하게 맞추는 것의 중요성을 끊임없이 상기하게 된다. 근육통증과 기능장애를 가장 효과적으로 치료하기 위해 근육의 구조와 기능을 이해하는 것이 그만큼 중요하기 때문이다."

John은 이 책에서도 이미 중요한 몇 가지를 강조하고는 있지만 그 다음으로 연구해야할 내용은 통증유발점 매뉴얼이 통증유발점 전체 범주의 경우 절반에 해당하는 것이라는 데에서 출발해야 한다. 이는 근본적으로 중요한 사실이다. 통증유발점 매뉴얼은 활동성 근막 통증유발점에 의해 유발된 통증을 치료하는 데 주로 초점을 맞추고 있고 이러한 활동성 근막 통증유발점은 주로 감각신경계에 영향을 끼친다.

물론 근막 통증유발점은 운동신경계에도 분명히 강력한 효과 혹은 장애를 유발할 수도 있다. 같은 근육 혹은 다른 근육의 기능 억제로 인한 근육 약화, 협응 상실 그리고 가끔 발생하는 다른 근육에의 반사 경련 등이 이에 해당한다.

위와 같은 별 연관성이 없어보이는 증상들도 특정한 근막 통증유발점의 위치와는 일관성을 유지하고 있다. 이러한 증상들은 연관통 양상처럼 개인적으로 다양하다. 이러한 큰 차이점들은 근막 통증유발점의 미개척 분야라 볼 수 있다.

임상적 근막 통증은 활동성 근막 통증유발점으로부터 온다고 정의될 수 있다. 보통 상응하는 통증을 가지지 않는 운동 장애는 무증상의 잠재성 근막 통증유발점으로부터 생기기 쉽다는 점은 주목할만하다. 이러한 사실은 최근까지도 치료적 관심을 딴 데로 돌리기 위한 내용으로 간주되었다.

이렇게 놀랍도록 도전적인 분야에서 John이 성공적인 결과를 얻을 수 있기를 진심으로 바란다.

David G. Simons, M.D. (1922-2010)

〈신경근 치료 콘사이스 북, 2008〉의 들어가는 말(Forewrod)에서 발췌함

헌정 (Dedication)

이 책을 David G. Simons에게 바칩니다.

Fidelma, Xsara, 그리고 Katie에게도 사랑을 담아

서문 (Preface)

이 책은 드라이 니들링을 전용으로 한 통증유발점들의 치료를 다룬다. 드라이 니들링은 그 유명한 빨간 표지의 큰 책 〈Myofacial and Pain Dysfunction, The Trigger Point Manual Vol 1, 2〉" (Simons, Travell, and Simons 1999, pp. 154-155)에서 Janet Travell 박사가 만든 용어이다. 아주 가는 필라멘트 같은 니들을 사용하는 드라이 니들링은 치료사들이 성인들의 거의 모든 종류의 근막 통증유발점을 치료하기에 이상적인 도구이며 이러한 도구 또한 치료사들의 실습 범위에 해당된다고 볼 수 있다.

이 책은 안전하고 효율적이며 적합한 드라이 니들링을 하는데 있어서 주요한 문제를 손쉽고 빠르게 해결할 수 있는 간결한 방식으로 기술되어 있어서 참고 가이드로서 적절할 것이다. 또한 통증유발점 강의 노트로도 근무중인 치료실에서의 실제 참고 자료로도 유용할 것으로 기대된다. 실 모양의 가는 니들을 사용하여 근막 통증유발점을 식별하고 그 식별에 따른 치료를 해내기 위해서는 정확하고 엄격한 기준이 제시되어야 한다. 의도치 않은 손상이나 불필요한 통증을 유발할 수 있는 신경혈관계와 다른 중요한 구조물들을 피하기 위해서라도 해부학적 랜드마크를 시각화하고 관찰하는 능력을 겸비한 숙련된 촉진은 필수적이다.

이 책은 근막 통증유발점의 원인과 병태생리학에 관한 설명이 포함되어 있다. 아울러 드라이 니들링의 적응증, 금기증, 기준 그리고 가이드라인도 제시되어 있다. 인체의 주요 근육군의 정확한 니들 사용법과 자입법을 보여주는 사진들이 삽입되어 있으며 니들이 삽입된 부위와 가장 가까운 근육들의 가이드라인은 따로 설명을 덧붙였다. 드라이 니들링의 성과라는 근거와 더불어 근막 통증유발점의 기전에 관한 두 가지의 맞춤 가설들은 추가적인 검토와 연구를 위해 제시되고 있다.

이 책은 전문적인 훈련을 필요로하는 침술이나 세밀한 기술 또는 다양한 접근법들을 다루지는 않는다. 이 책은 근막 통증유발점 치료를 위한 드라이 니들링 사용에만 초점을 맞춘다. 이 책은 국소 통증 또는 연관통의 신경생리학적 기전을 이해하거나, 드라이 니들링 연구의 충분한 내용을 완벽하게 아는 용도로는 적당하지 않다. 이러한 과정은 배우는 사람들에 대한 법적, 도덕적, 전문적 지식을 포함한 책임을 완벽하게 이해하고 있는 자격을 갖춘 유능한 그룹에 의해서만 이루어져야 한다.

요약하면, 이 책은 충분한 자격을 갖춘 치료사들이 손쉽게 참고할 수 있는 도구로서 활용되기 위해 기술되었다. 또한 이 책의 모든 내용은 개인적인 의견이 아니라 최선의 임상에 관한 것들이다.

역자서문 (Reverse Letter Preface)

근육 통증, 신경계 이상, 연관통 등을 유발하는 근막통증유발점에 관한 많은 연구들과 그에 따른 스프레이 스트레칭 테크닉, 주사요법, 마사지 등의 여러 치료방법들은 여전히 현재진행형이다.

이 책은 보다 효과적인 드라이 니들링을 위한 훌륭한 매뉴얼의 역할을 하고 있으며 활동성 근막통증유발점들에서 기인한 통증에 보다 초점을 맞추고 있다.

저자는 드라이 니들링에 정확한 해부학적 지식의 필요성을 강조하며 단일 근육의 역할 보다도 전체적인 운동 사슬 속에서의 근육의 기능을 잘 알고 있어야 한다고 말하고 있다. 또한 해당 근막통증유발점의 양상, 진단에 도움을 주는 증상, 또한 치료사 가이드라인을 제공함으로써 환자의 자세잡기, 니들의 종류, 니들의 방향, 각종 주의사항들을 자세히 설명하였다. 해부학적 지식을 갖춘 치료사들의 효과적인 드라이 니들링을 위한 실습서로서 이 책을 추천하는 바이다.

역자일동

특기 사항 (Special Note)

이 책 전체에 있는 드라이 니들링 관련 사진들은 독자의 편의를 위해서 제공되었다. 니들링의 절차가 매우 비슷하므로 모든 근육들의 사진이 필요하지는 않다. 특히 앞팔의 근육군이 그렇다. 사진을 찍기 위해 선택된 근육과 가장 가까이 있는 근육의 니들의 가이드라인은 거의 같을 것이다. 그러므로 각도나 니들의 방향을 바꿀 때 주의를 해야 하는데, 해부학적 위치를 생각하면서 적절한 깊이를 확인해야 한다는 것을 늘 염두해야 한다. 몇 사진들에서는 니들의 방향을 보다 명확하게 보여주기 위해서 유도관이나 흑색선이 니들을 대체하기도 할 것이다.

자격을 갖춘 교육기관에서 적합한 의료적 훈련을 받지 않고 드라이 니들링을 시행해서는 안 된다. 책을 재미로 보거나 근막 통증유발점을 배우기 위해서 훈련까지 받을 필요는 없다. 이 책을 다른 의료인들 혹은 움직임 치료사들과 공유할 수 있기를 희망한다.

도입 (Introduction)

더 이상 거짓말 할 사람이 없다

통증은 거짓말쟁이다. 그러나, 연구는 우리가 통증에 대해서 생각하는 방식을 바꿔놓았다 (Moseley 2012). 통증은 뇌의 자녀이다. 뇌를 완전히 이해하기 위해서 우리는 통증 가족 전체를 만나야 한다.
말초 조직들은 가까운 친척이며 형제 자매로 간주될 수 있는 반면에, 근육 섬유들과 근육원섬유마디들(sarcomeres)은 사촌들이다. 기계적 수용기, 고유수용체들 및 통각수용기들은 자극을 받는 통증 가족들에 해당된다. 이들은 손윗 형제들을 자극시키는 정보를 취합하며 끊임없이 엄마와 아빠 사이를 오간다. 이러한 여러 구성원들은 진실을 과장하거나 왜곡시키는 경향이 있다.
예를 들어, 엄마와 아빠는 과잉반응 혹은 과소반응을 할 수도 있고 상황을 잘못 해석하여 결과적으로 불균형한 즉 실제에 적합하지 않은 반응을 보이기도 한다. 이는 궁극적으로 이질통(allodynia)이라고 일컬어진다.

만성 통증이라는 상태는 신경활동의 중대한 변화에 의해서 정의될 수 있다. 이러한 변화는 통증 매트릭스 기전에 대단한 영향력을 끼친다. 신경가소성 변화들은 척수, 시상핵, 피질, 및 변연계에서 발생하며 통증의 역치, 통증에 대한 민감도및 환자의 통증 경험 전반을 바꿀 수도 있다 (Woolf 2010).

Staud (2011)의 연구는 척추 분절 감작(spinal segmental sensitization; SSS)을 강화된 척수의 후각(dorsal horn)의 활동에 기인한 것이라고 기술하는데, 이는 손상되거나 감작된 체성 또는 내장 조직들에서 기인한 것으로 말초에서 온 통각수용기 자극의 끊임없는 폭격으로 만들어진다. 전 세계의 수많은 치료사들이 신경에서 기인할 수 없는 독특한 통증 패턴들이 존재한다는 사실을 임상적으로 확인해주고 있다. Travell과 Simons (1992)는 가자미근의 근막 통증유발점들이 엉치엉덩관절로 깊숙하고 강한 통증을 야기하는 것을 보고했다. 가자미근에 있는 부가적 근막 통증유발점들은 얼굴과 턱으로 이례적인 통증을 유발한다. 신경 통로가 아닌 일부 기전들이 그러한 상황에서 일정한 역할을 하고 있는 것은 분명하다. 신경은 아래쪽으로만 통증을 전달하기 때문이다. 단, 얼굴은 예외이다.

감각 교란이 동반된 데서 비롯된 근막 통증유발점의 고정된 역할과 다양한 형태의 만성 통증이 유발할 가능성이 있는 결과들을 알고 있는 치료사들과 의사들은 거의 없다 (Shah and Gilliams 2008). Fogelman과 Kent(2015)는 근막 통증이 충분히 치료될 수 있는 증상임에도 불구하고 의사들에 의해서 제대로 진단되지도 못하고 그에 따라 물리치료도 활발하게 적용되지 못하고 있다고 지적한다. 후각 뉴런의 끊임없는 해로운 교란은 분절 레벨에서 글루타민산염과 물질 P를 분비한다. 시냅스-후 뉴런들에 있는 그들 각자의 수용체들에 결합함으로써, 이러한 화학물질들은 척수 후각에 위치한 세포체들과 함께 가장 풍부한 뉴런인 WDR(wide dynamic range) 뉴런들의 감작을 유도하므로, 인접한 척수 분절들을 더욱 더 감작시킨다. 글루타민산염과 물질 P의 지속적인 분비는 방해 뉴런들의 세포자멸을 이끌어 낸다. 이러한 작은 변화는 지속적인 감작을 유지시키고 차례로 신경의 통증 역치를 낮추며 이전의 불활성 시냅스들을 활성화 시킨다. 이는 통증의 수용 영역이 확장되는 것이며 결과적으로 이질통(allodynia)과 통각과민(hyperalgesia)에 이르게 된다 (Shah and Gilliams 2008).

근막 통증유발점들에 의해서 유지되고 있는 중추신경감작(central sensitization) 그리고 기타 말초신경의 요인들은 시간이 가면서 뒤바뀔 수 있다. 근막 통증유발점에 대한 드라이 니들링은 이러한 관점에서 효과를 보여주었고 그에 따라, 치료적 관여를 할 가치가 있다고 볼 수 있다 (Srbely 등. 2010).

β-endorphine, 물질 P, TNF-α, COX-2, HIF-1—α, iNOS, VEGF와 같은 생화학물질들의 다양한 농도를 측정한 최신 연구에 의하면 통증유발점들의 드라이 니들링은 이러한 해로운 화학물질들의 농도를 용량 의존적인 방식으로 조절이 가능하다고 한다(Hsieh 등. 2011).

통증– 현재, 과거, 미래

통증은 어두컴컴한 면을 가지고 있다. 그래서 때로는 시간이 치유자일 수도 있다. 그러나, 만성 근막 통증 환자들은 시간이나 투약 그 아무 것도 감각변화나 끈질긴 통증을 해결해주지 못할 때 비참함과 절망감을 절실하게 느끼게 된다.

니들의 정확한 사용, 니들 위치잡기, 그리고 니들 방향에 관한 명확한 사진들이 실려있는 이 책은 근막 통증유발점의 드라이 니들링의 임상 적용을 안전하고 효율적으로 수행할 수 있도록 확실하게 도와줄 것이다. 현재와 미래의 통증을 뿌리뽑을 수 있다면 통증은 과거 먼 기억 속으로 머물거나 충분히 치료될 수 있는 레벨로 줄어들 것이다.

1979년 Karl Lewit가 근막 통증을 경감시키는 니들의 효과를 연구한 논문에서 "드라이 니들링은 만성 근막 통증 치료에 있어서 매우 효과적이다. 가장 아픈 점에 정확하게 니들링 함으로써 감각과민 없는 즉각적인 진통을 얻을 수 있다"라고 보고했다.

이 책에서 '통증'의 의미는 실질적으로 통용되는 '통증'과 '감각의 변화'를 포함하는 용어이다.

"X"가 특정 부위를 표시하는 것은 아니다.

독자는 이 책에 있는 그림들에서 근막 통증유발점의 위치를 표시하기 위한 "X"를 볼 수 없다는 것을 알 수 있을 것이다. 그 이유는 근막 통증유발점의 위치를 찾기 위해서 특정 위치에 X 표시를 하는 것이 적절하지 않기 때문이다. X 표시가 특정 근육을 가리키는 흔한 위치를 나타낸다는 관점은 결함이 있어보인다. 이는 근막 통증유발점을 치료하는 전 세계의 치료사들이 입증할 수 있는 사실이다.

근막 통증유발점의 위치를 찾기 위해 X 표시가 된 이미지를 사용하는 것은 탁월한 촉진 기술을 위해서도 추천되지 않는다. 이러한 기술은 어떤 한 근육에 있는 수십만 근원섬유의 어느 곳에라도 위치할 수 있는 근막 통증유발점을 찾는 데에는 필수적이다. 적절한 촉진 기술과 주요한 징후에 대한 지식은 현미경적인 근육원섬유마디에 거주하는 근막 통증유발점들과 관련이 있는 긴장된 근육의 띠(tense band)나 결절(nodule)을 찾는 데 사용된다.

바이오텐세그리티(Biotensegrity)와 드라이 니들링

드라이 니들링의 해부학, 생리학 및 바디워크 등에 큰 영향을 끼친 Stephen Levin 박사는 바이오텐세그리티(biotensegrity)라는 용어를 만든 정형외과 의사이다. Levin박사는 바이오텐세그리티 모델을 모든 생물학적 구조들을 위한 새로운 생체역학이라고 처음으로 홍보했었다. 나는 바이오텐세그리티를 "21세기를 위한 해부학"이라고 기술하고자 한다.

바이오텐세그리티는 최근 몇 해 동안 인간 해부학에 있어서 가장 중대한 발전으로 부각되었는데, 외과의사, 생체 엔지니어 및 움직임 전문가들을 포함한 다양한 치료사들에게 중대한 영향을 끼쳤다. 맞춤 Thiel soft-fix 해부 테크닉들은 새로운 시각과 인체를 구성하는 요소의 연속성에 대한 이해를 제공한다. 근막을 중심으로 인체를 바라보는 신선한 시각은 근막 네트워크 전체에 지속적인 긴장을 제공하는 근막의 역할을 중요하게 생각하지 않을 수 없다.

텐세그리티(tensegrity)라는 용어는 Buckminster Fuller가 만들었는데, "긴장(tension)"과

"온전함(integrity)"이라는 단어를 조합한 것이다. Fuller의 제자인 Kenneth Snelson는 1949년 처음으로 텐세그리티의 압축 구조를 만든 반면, Stephen Levin박사는 "바이오텐세그리티"의 선구자였으며, 1970년대 초 처음으로 이 주제에 관한 출판물을 발표하였다. 나는 임상 해부학자로서 인체 움직임의 기전과 만성 통증에 대한 이해와 새로운 해부학적 지식과 지각을 제공하고자 해부를 통해 텐세그리티 모델과 근막의 역할을 연구해왔다. 이 책에 실려있는 결과물들로 덜 침습적인 외과적 치료와 비외과적인 치료를 이끌어내고 싶다.

Levin은 Fuller의 용어인 텐세그리티에 접두사 bio를 더했는데, 이것은 모든 생물체를 의미한다. 바이오텐세그리티는 Fuller의 텐세그리티 개념들을 생물학적 구조와 생리학에 적용시킨 것이다. 바이오텐세그리티 모델에서 사지는 단단한 인체 분절들의 집합체가 아니다. 상지와 하지는 절반은 단단하며, 비선상이며, 점탄성인 뼈 분절들이다. 이 분절들은 비선상, 점탄성 연결체들로서 서로 연결되어 있으며 연골, 관절낭 및 인대들을 포함한다. 그래서 통합된 비선상, 점탄성인 활동성 운동계 (근육, 힘줄 및 근막)를 가지게 된다.

바이오텐세그리티는 골격이 연조직이 매달려있는 구조를 제공한다는 개념을 반박한다. 그 대신, 바이오텐세그리티에서는 미리 긴장된(스스로 긴장된), 연속적인 근막 네트워크에 그 네트워크 안에 부유하는 불연속적인 압축된 골격까지도 한 데 통합되어 있는 구조라고 보면 된다. 무게중심이 끊임없이 변하면서 그것의 기초는 수평으로 빨리 움직이는 기둥을 고려하기에 너무 커다란 힘을 요구할 것이다. 만약 그 기둥이 유연한, 실제로 마찰이 없는, 관절들에 의해서 경첩으로 묶인 여러 단단한 몸체들로 구성된다면 그 힘들은 계산할 수 없을 것이다.

바이오텐세그리티 세계의 선구자이자 바이오텐세그리티 관심 그룹의 멤버인, Daniele-Claude Martin은 Levin박사와 함께 Fascia : The Tensional Network of the Humna Body (Schleip 등. 2012)의 한 챕터를 집필했다. 그 챕터의 제목은 "바이오텐세그리티 모델의 긴장유발장치로서의 근막"이며, Levin과 Martin은 근막의 긴장에 관하여 다음과 같은 중요한 말을 했다:

"이 개념의 핵심은 근막이 시스템에 끊임없는 긴장을 유발하는 것을 이해하는 것이다. 근막은 모든 생물 조직들의 비선형 특성을 보여준다.

비선형 조직들에서, 스트레스/부하 관계는 절대로 제로에 도달하지 않는다. 이는 선형 물질의 특징이다. 그리고 이 시스템 내에는 항상 내재하는 긴장이 있다. 이것은 텐세그리티의 필수적인 성분인 '끊임없는 긴장'을 유발하는데, 이것은 생물체의 탄력(tone)을 조정하는 것을 돕는다. 근막에는 능동적 수축성 요소들이 있으며 (Schleip 등. 2012), 근막 네트워크는 근육에 깊이 연결되어 있다 (Passerieux 등. 2007). 또한 근육은 내재하는 '탄력'을 갖고 있어서 절대로 완전히 느슨하게 되지는 않으며, 전체 근막 네트워크는 내재된 탄력과 조절될 수 있는 능동적 수축에 의해서 끊임없이 탄력을 유지하고 있다."

근막을 조정하는 것이 니들링을 통해 근막에 어떤 반응을 일으키는 것과 잘 어울린다는 개념은 신경내분비학자인 Helene Langevin이 기술했었다. "결합조직: 인체 전체에 신호를 주는 네트워크인가?"라는 제목의 2006년 논문에서, Langevin은 니들 주위에서 니들을 감싸고 있는 결합조직에서의 기계적 반응을 발견했다. 이 반응의 결과로 발생한 전기 신호는 기계적 에너지 변환 경로를 통해서 주위의 결합조직 세포들로 전달된다. 근조직 긴장에서의 변화는 명백하며, 거기서 결합조직은 니들 주위를 소용돌이 치면서, 긴장과 압력을(바이오텐세그리티) 재배분시킨다.

세포 레벨

세포 레벨에서, Guimberteau (2010) 등은 형광투시 영상을 사용해서 근막이 근육의 수축 비율과 상관 없이 슬라이딩 할 수 있는 물로 차 있는 액포계(vacuolar system)를 가지고 있다는 강력한 시각적 증거를 보여주었다. 결과적으로 근막을 통해서 모세혈관들을 촉진시키고 지원할 수 있음을 의미한다. Sharkey (2015)는 현미경 레벨에서 냉동 사체의 근막 영상을 제공했는데, 이는 이 프랙탈 미세액포 구조를 반영하는 동시에, 텐세그리티 구성요소를 드러내고 있다. 이 구성요소 안에서 프렉탈 요소들이 서로 연관되어 있어서, 인체 전체의 틀(framework)과 망(network)을 만드는 것이다.

이 구조들은 유동체 기반 안에서 모양과 형태를 바꾸거나 유지할 수 있어서, 변형이 되었다가도 바로 원래 상태로 되돌아가는데, 그 동안 동일한 용적을 유지하고 있다. 이것은 근막이 힘의 전달을 위한 매체로 행동하는 데에 필요한 안정되고 유연한 환경을 만들어준다 (Huijing 2009).

바이오텐세그리티의 개념에 기반을 둔 생물학 구조들을 위한 이러한 새 모델은 근막을 긴장성의 연속적인 구조물로 여기고 있다. 텐세그리티 모델에서, 근막에서 온 연속된 긴장력은 하나의 "대양"을 만드는데 이 안에서 스트러트들(struts)이 떠다니는 셈이다 (인체 안에서, 이 "스트러트들"은 뼈들인데, 근막처럼 연속적이나, 실제로는 분리되어 있고, 서로 직접 압축력을 전달하지는 않는다). 이 긴장성 구조물들은 연속적이며 그 긴장력을 다른 모든 긴장성 조직들에게 직접적으로 배분을 하게 되는데, Fuller가 1961년에 기술한 대로이다.

근막의 대양은 바다, 호수, 강, 시내 및 개천이 될 수도 있다. 피부와 뼈는 반대쪽 해안을 나타낸다. 뉴턴의, 그리고 선형 역학적 성질들은 비생물학적인 모든 것들의 건축을 위한 기반이다 (Levin 1995). 이러한 표현은 연속성의 조직이라는 이미지를 지원하는데, 사실상 어디서나 존재하며, 좌측을 우측에, 앞을 뒤에, 위를 아래에 연결하며, 인체 전체를 감싸며 스며든다. 간엽성-기원의 결합조직들은 인체 전체적인 교류 네트워크를 제공한다 (Schleip and Muller 2013).

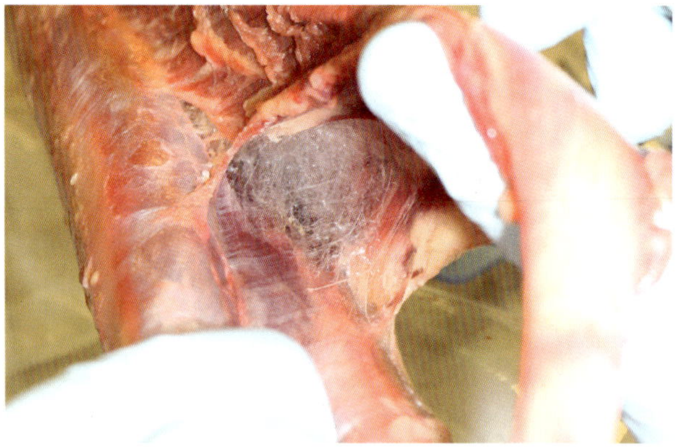

신선한-냉동 사체 표본의 앞쪽 아래팔 조직들에 가해진 잡아당기는 힘은 깊은 근막의 무질서한 프랙탈 배열을 잘 보여준다 (Photo by J. Sharkey 2010).

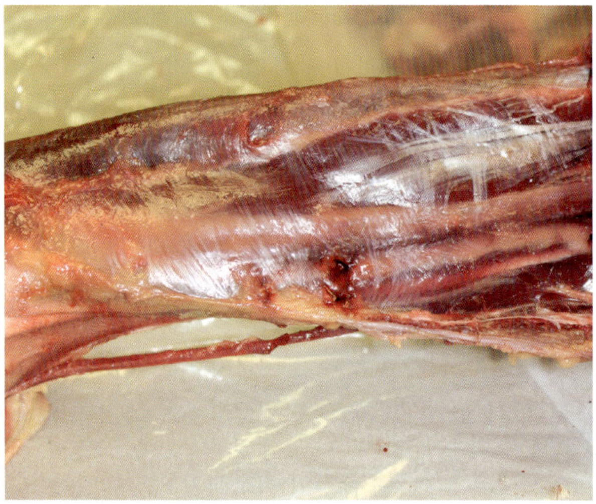

이 놀라운 사진은 무지향성 장력 네트워크를 보여주는데, 바로 근막이다. 근육 섬유들 조차 근막의 특수한 형태다. 하나의 정확한 벡터가 없다는 것이 장력과 압축력을 통한 연속적인 균형 안에서 그 구조의 적응을 최대치로 끌어올린다. 이것이 바로 Jean Claude Guimberteau가 그토록 강조했던 근막 카오스이다 (Photo by J. Sharkey 2010).

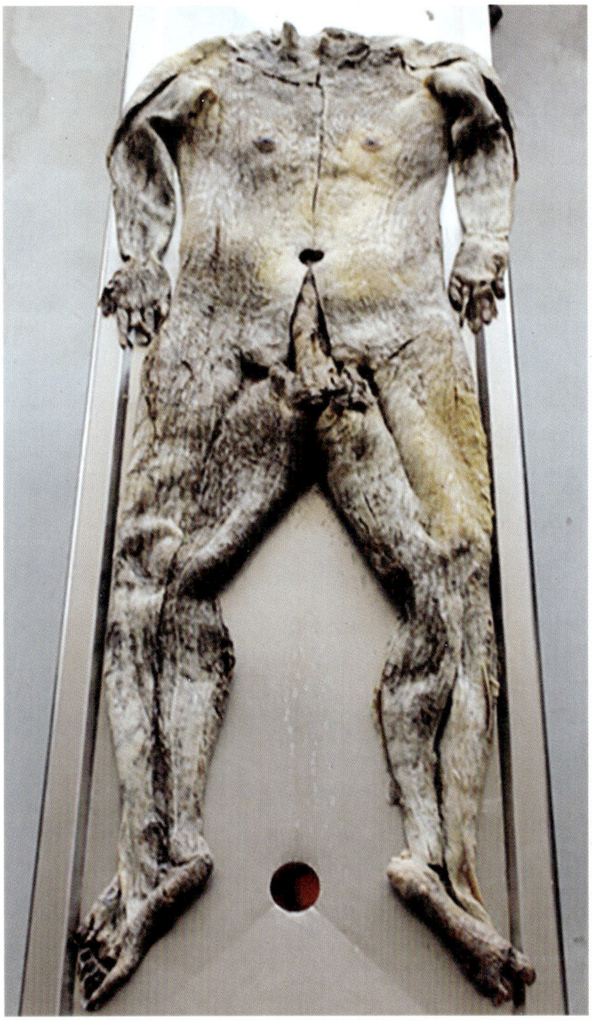

연속적인 구조로 벗겨낸, 이 파워풀한 표층 근막 사진은 드라이 니들링 근막 통증유발점 치료사에게 근막의 연속성과 이 모든 것을 감싸는 조직의 아주 흔한 성질을 상상하게 해 준다 (Photo by J. Sharkey 2010).

근막 통증유발점 드라이 니들링은 근막 탄력을 회복시키기 위한 특정 기전을 제공할 수 있으므로 바이오텐세그리티에 매우 중요하다. 항상성을 회복시켜 줌으로써 근막 통증유발점과 관련되고 또한 연결되어 있는 조직들을 정상화시킨다. 사실상, 근막 통증유발점을 가지고 있는 근육 섬유는 그 자체가 근막의 한 분화이다. 근육 섬유들은 특수 연속체의 일부로서 Stephen Levin과 Graham Scarr가 mesokinetic 시스템이라고 부른 모든 조직들을 포함한다.

무대 만들기

나는 임상 해부학자로서 해부학을 확실하게 이해할 필요성을 다시 강조하고 싶다. 여기에는 표면 해부학, 국소 해부학, 및 전신 해부학이 모두 포함된다. 시간을 충분히 가지고 다양한 길이의 니들에 익숙해져야 한다. 니들이 일단 조직 안에 들어갔다면 니들을 형상화 시키는 능력을 가지는 것이 필수적이다. 해부학에 대한 탁월한 지식을 갖고 있을 경우, 환자에게 해를 끼치고 다치게 하는 것은 실제로 불가능하다고 말하고 싶다. 반면에, 해부학이 서툴 경우, 환자에게 해를 끼치고 다치게 하는 것은 시간 문제이다.

운동 생리학자로서, 나는 Travell과 Simons가 제안했던 방식, 즉 일반적인 근막 통증유발점들이 한 근육의 특정 위치 위에 "X"자를 표시해서 그 위치를 알 수 있다는 것과는 다른 의견을 가지고 있다. 예를 들어, Travell과 Simons의 책1권에서 (Simons, Travell, and Simons 1999, p. 331), Barbara Cummings가 그린 깨물근의 도해들은 특정 근막 통증유발점들의 위치를 표시하기 위해서 여러 두툼한 X자들을 보여 준다. 각 X자의 크기는 모든 이미지를 덮을 정도여서 X들이 전체 근육을 덮고 있는 것처럼 보이기도 하며 이는 하나의 X가 표층에서 심층까지 수만 개의 섬유들을 가리키고 있음을 의미한다.

임상 현장에서 많은 치료사들이 〈Myofascial Pain and Dysfunction〉 (1999)의 279p.에 기술된 것처럼, 등세모근의 위쪽에서 가장 수직으로 뻗어있는 근섬유의 중간에서 통증유발점을 찾을 수 없다고 말하는 것을 자주 듣는다. 이에 대한 해법으로는 적절한 촉진술을 갖추고 근막 통증유발점은 근육의 어느 곳에서나 발생할 수 있다는 것을 확신하는 것 뿐이다. 실제로 이러한 의문을 가졌던 많은 치료사들은 수많은 촉진 끝에 X로 표시된 위치보다도 먼쪽, 바깥쪽 또는 위쪽에서 치료에 핵심이 되는 진짜 원인부위를 찾았다고 보고해 주었다.

Thiel soft-fix 사체 해부 방식을 사용해서, 나는 근육의 섬들이라고 부르는 것을 보여 주었다. 근육 섬들은 작고 분리되어 있지만 규칙적이다. 이는 근섬유들의 조각 또는 가늘고 긴 코드들로 근육 힘줄에서 발견되며 줄을 지어 내달린다. 근육섬들의 이러한 특징 때문에 부착 (attachment) 통증유발점이라고 불리우는 것들을 치료사들이 찾아내고 자극할 수 있는 것이다. 사실상, 근육 섬들은 거의 어느 곳에서라도 발견될 수 있는데, 특히 피하조직에서 더욱 흔하다. 또한 근육 섬들은 어떤 연구자들이 층효과(panniculus effect)라 불리우는 것을 표현하는 말이기도 하다. 절개(dissection)는 해부학의 매우 다른 실제를 제공해 준다. 전통적인 해부학 교과서처럼 질서정연하거나 일정한 것도 아니다.

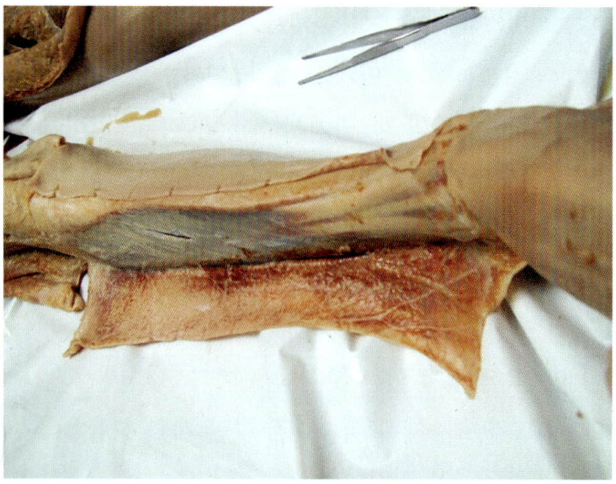

피부가 벗겨진 하지(앞 부분)의 이미지로, 피부 바로 밑에 분리된 근육 섬유들 또는 "근육 섬들(muscle islands)"을 보여준다 (Photo by J. Sharkey 2015).

만성 근막 통증의 치료에서 근막 통증유발점 드라이 니들링을 고려하는 이유?

근막 통증은 근육과 그것의 결합조직에서 생긴다 (Shah and Heimur 2012). Simons, Travell과 Simons (1999)에 따르면, 그리고 이전에 수 많은 연구들에서도(Mense 2010) 근막 통증유발점들은 근골격계 통증의 85%만큼이나 책임이 있거나, 거기에 일정한 역할을 한다. 근막 통증유발점들은 만성 또는 급성의 흔한 근골격계 통증 상태들의 원인으로 흔히 간과되거나 무시되었다. Jay Shah은 활동성 근막 통증유발점들은 통증의 뿌리인 해로운 생화학적 환경을 갖고 있다는 것을 보여주었다. 여기에는 물질 P, 브라디키닌 및 기타 물질들이 포함된다. 많은 투약 기반의 처치들은 사실상 플라시보보다 낫지 않았다는 것을 보여주었다.

Mayoral 등에 의한 (2013) 이중 맹검 드라이 니들링 연구는 근막 통증유발점 치료가 플라시보보다 훨씬 우위에 있다는 것을 보여주었다. 임상에서, 통증 관리 또는 통증의 완벽한 뿌리뽑기는 많은 환자들과 의료진들에 있어서 최우선적인 중심 과제이다. 가려움, 무감각, 화끈거림, 또는 피부 밑에 물이 흐르는 느낌들 같은 감각의 변화들이 통증의 모든 구성성분이라는 것은 주목할 가치가 있다. 이런 것들은 환자들이 일상에서 느끼는 실제 감각들이다. 일부에서는 24시간 매일 느끼기도 한다. 감각의 변화는 통증 분야에 있어서는 통증의 다른 형태로의 변형이다.

앞쪽 위팔에서 밑으로 뻗어가서 손목과 손바닥에서 끝나는 통증은 위팔신경 손상을 뜻한다. 모든 형태의 전통적인 의학적 평가가 내재하는 병태생리학적 원인을 찾지 못했다면, 그 다음으로는 연조직의 근막 통증유발점들이 고려되어야 한다. 근막 통증유발점들은 편두통, 경추성 두통, 동결견 및 이와 연관된 문제들, 손목 또는 발목 터널증후군들, 요통, 삼차신경통, 신경근병증, 무릎과 발목 통증, 및 기타 상태들에서 중요한 기여를 하거나 기존 증상들과 비슷할 수도 있다. 간단히 말해서, 근막 통증유발점들은 어떤 것이라도 서로 유사점들이 많은 것처럼 보일 수도 있다는 말이다. 모든 치료를 시도해 보았으나 어떤 효과도 거의 보지 못한 환자들에게, 근막 통증유발점 드라이 니들링은 분명히 고려할만한 가치가 있다.

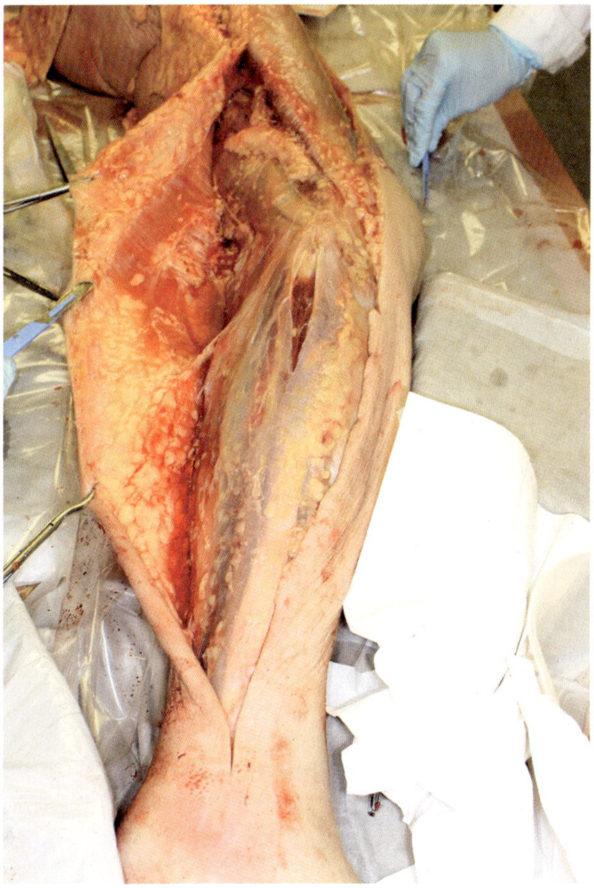

우리 모두가 근육 섬유들이라고 알고 있는 적색 원통 모양의 단백질은 피부 밑 또는 힘줄의 바깥쪽 면에서 근육 섬들로서 발견될 수 있으며, 근막 통증유발점들을 갖고 있을 수 있다 (Image by J. Sharkey 2010).

침치료를 전문으로 하는 의료인들도 근막 통증유발점 드라이 니들링을 할 수 있는가?

비록 그들이 니들을 다루는 훌륭한 기술을 이미 갖고 있다 하더라도, 근막 통증유발점들의 병태생리학, 원인론, 그리고 통증연관 양상들에 관한 지식이 추가적으로 요구될 것이다. 또한 그들은 드라이 니들링 적용 동안 정확성을 확보하기 위해서 근막 통증유발점을 느끼고 찾는데 요구되는 촉진 기술을 개발할 필요가 있다. 근막 통증유발점들은 경혈점, 압통점 또는 아시혈점이 아니며, 인체 전체에 걸쳐서 수 백만의 근육 섬유들의 어디에서나 형성될 수 있기 때문이다.

경혈점들을 근막 통증유발점들과 겹쳐놓은 다음 일치하는 점들을 제외한 모든 것을 제거해 본다면 이 둘 사이의 명백하게 상응하는 관계를 관찰할 수 있을 것이다.

중심 대 부착 통증유발점들

임상 해부학자로서 부착 통증유발점들에 대한 아이디어를 연구한 결과 다음과 같은 제안을 하게 되었다. 절개라는 해부학적 방법을 통해 분리된 근육 섬유들의 작은 무리들이 힘줄 몸체 또는 인체 전체에 걸쳐서 피부의 밑면에 놓여 있는 것을 분명히 보았다. 이 근육 섬들은 그들의 본질상 근막 통증유발점들을 만들 수 있어서, 부착 통증유발점들이라고 생각하게 되었다.

권고: 근육들의 복부에 있는 근막 통증유발점들을 치료한 다음, 부착 통증유발점들을 다시 검사해 보았는데 이것의 이유는 일차적인 원인이 치료된 이후 부착 통증유발점들이 소멸되었는 지를 확인하기 위함이다. 부착 통증유발점들은 종종 일차적인 부모 통증유발점들의 자식이기가 쉽기 때문이다.

심근(Myocardial) 근막 통증유발점들

이 분야에 대한 연구는 더 많이 이루어져야 한다. 예를 들어, 심근 근막 통증유발점들의 존재 가능성과 결과에 관해서 최근의 연구가 전무하다. 추정컨대, 실제로 심근 근막 통증유발점 문제에 불과한 것일 수도 있는 많은 사람들이 관상동맥 문제를 갖고 있다고 확신해서, 불필요한 스트레스/부하로 고통을 받고 있을 수도 있기 때문이다. 심장은 횡문근이므로, 이것이 근막 통증유발점들을 갖고 있는 것이 가능하다고 보는 것이 꽤 합리적인 추정이다. 이러한 미지의 분야에 대한 연구는 대 환영이다.

PART I

이론과 실습

THEORY AND PRACTICE

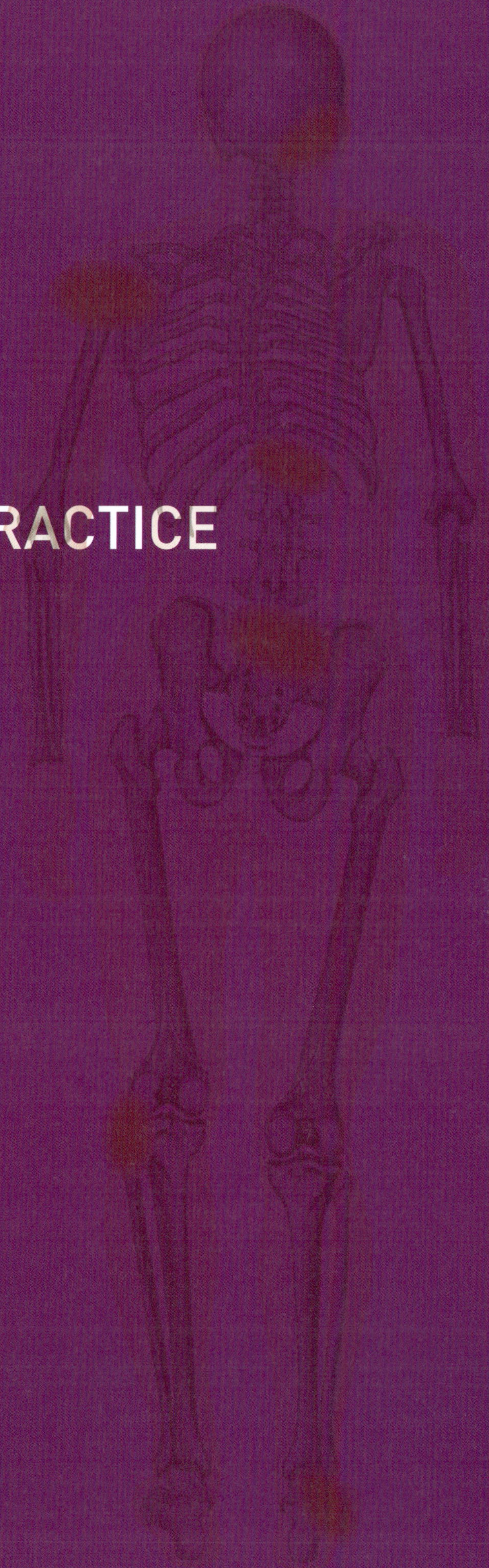

1 근막 통증유발점의 진수

Genesis of the Myofascial Trigger Point

*근막 통증유발점들*은 근육원섬유마디 안에 있는 긴장된 띠(taut band) 안에서 발견되는 과다자극성 국소적 점들이다 (Simons, Travell, and Simons 1999). 빈 근소포체(sarcoplasmic reticulum; SR)는 칼슘 이온들을 저장하는 기능을 하는데, 칼슘 이온들은 세포의 세포질에서 근소포체 안으로 끊임없이 펌프질된다. 근육 섬유들이 수축되지 않을 때, 고농도의 칼슘이 근소포체에 있으며, 낮은 농도는 세포질 안에 존재한다. 특수한 칼슘 출입구가 닫혀져 있을 수 있어서, 칼슘이 세포질로 탈출하거나 움직이는 것을 막아준다. 한 자극이 근소포체의 막을 따라 여행할 때, 이 칼슘 출입구는 열려서 칼슘 이온들이 근소포체 밖으로 달려 나와 근육원섬유마디의 세포질로 들어가는데, 그곳에는 근필라멘트들이 위치해 있다. 이것은 근육 수축으로 이끄는 정상적인 순서에서의 주된 단계이다.

근원섬유들은 세 종류의 근필라멘트들로 구성된다. 두꺼운 단백질인 *미오신*, 얇은 단백질인 *액틴*, 그리고 끈적한 단백질인 *타이탄*. 이 근필라멘트들은 매우 정확한 양상으로 정렬되어 있다. 두꺼운 근필라멘트들 여섯 개의 나선형 근필라멘트들에 의해서 둘러 싸여 있는 반면, 타이탄 단백질들은 미오신을 Z 디스크에 붙게 하기 위한 꼬리들로서 작용한다. 그림 1.1에서, 두꺼운 근필라멘트 각각의 위 아래에서 얇은 액틴 근필라멘트들을 볼 수 있다. 그러나, 실제로 그들은 두꺼운 단백질들 주위를 뱀처럼 감고 있다.

각각의 근육원섬유마디 안에 근필라멘트들이 겹쳐있는데, 두 개의 빗자루 털들이 서로 눌려있을 때와 비슷하다. 현미경으로 볼 때, 양 끝은 중앙보다 더 밝게 보인다. 이것은 두꺼운 근필라멘트들이 중앙에 위치하기 때문인 반면, 얇은 근필라멘트들은 끝 쪽으로 위치해 있다. 그래서 횡문근이라는 이름이 붙여진 것이다. I 밴드는 밝은 부위에 주어진 이름이고 어두운 부위는 A 밴드라고 불린다. I 밴드의 중앙 가까이 Z 라인 또는 Z 디스크라고 알려진 가늘고 어두운 선이 있다. Z 라인은 근육원섬유마디들이 모여있는 곳으로 인접한 근육원섬유마디들의 가는 근필라멘트들이 약간 겹쳐져 있다. 두꺼운 근필라멘트인 *미오신*은 골프채의 머리처럼 튀어나온 머리가 있는 (실제로 머리가 두 개다) 코어를 갖고 있다. 또한 이들은 미오신 교차 *다리들* 이라고도 불리운다. 이 다리들 또는 머리들은 여러 중요한 특징을 갖고 있다.

- 아데노신삼인산염(ATP) 결합 장소
- 액틴 결합 장소
- 머리가 얇은 단백질들을 움직일 수 있어서, 수축을 만드는 회전 동작을 하게 해 준다.

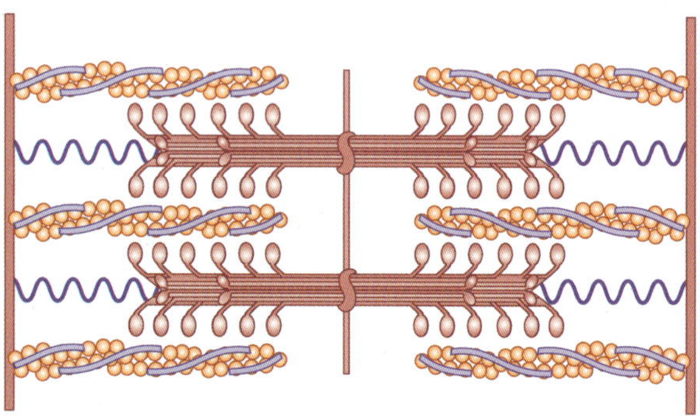

그림 1.1: 슬라이딩 필라멘트 이론 (이것은 글라이딩 필라멘트 이론임에 틀림없다)

액틴 분자들 긴 사슬들의 구형 모양을 주목해야 한다. (*G 액틴*이라고도 불림). 얇은 단백질인 액틴은 서로의 주위를 감는 두 개의 사슬로 (*H와 G 단백질들*) 이루어진다. *트로포미오신*이라 불리는 더 작은 연관 단백질은 차례로 액틴 주위를 싸고 있다. 그러나 또 다른 단백질인 *트로포닌*은 그 자신을 특정한 간격을 두고 트로포미오신에 부착시킨다. 이러한 단백질들은 전자현미경적으로 서로서로 끌어당기므로, 일단 트로포닌이 움직이면 이것은 차례로 그것과 함께 부착된 트로포미오신을 움직일 것이다. 여기에 중요한 점이 있다. 트로포미오신은 액틴 상에 있는 결합 장소를 덮고 있으며, 트로포미오신이 트로포닌에 작용하는 전기적으로 대전된 단백질들에 의해서 끌어당겨질 때, 그 부위들은 전자기적으로 대전된 두꺼운 미오신의 교차 머리들(또는 다리들)로부터 자유로워진다. 이것이 바로 근육이 수축하는 방식이다.

수축–함께 모으기

근육이 정상적으로 일을 할 때, 그들은 신경 자극을 필요로 한다. 이것이 수축으로 들어가는 바로 첫 단계이다. 이 신경 자극은 근섬유막을 따라 여행해서 T 관들로 간다. 거기서 신경 자극은 근소포체로 가서, 칼슘 출입구들을 여는데 활성화되며, 근필라멘트들이 들어있는 근육원섬유마디들 속으로 칼슘이 퍼지게 해 준다. 칼슘은 이제 그 자체가 트로포닌 분자에 결합해서, 단백질 모양을 바꿔서 그것이 움직이게 만들며, 그런 다음 부착된 트로포미오신을 움직인다. 이제 트로포미오신은 움직였고, 미오신 결합 장소들은 자유로워져서, 미오신 머리들이 액틴에 붙어서 그것을 당기게 해 준다. 머리들이 액틴에 접촉하는 동안, 미오신 교차 다리들은 경첩의 형태로 회전하고, 이와 같이 근필라멘트 액틴을 당긴다. 이것은 한꺼번에 일어나지 않는다. 다만, 줄다리기 팀이 밧줄을 당기는 것과 비슷하다. 당기는 동작은 동기화된 방식으로 일어난다. 일부 미오신 머리들은 다른 것들이 분리되는 동안 붙는다. 동심 수축을 이루기 위한 공통의 노력이다. 외적인 힘이 당기는 동작을 극복하느냐 아니면 사람이 의식적으로 그 근육이 극복되게 하느냐에 따라, 그 결과는 그 근육이 늘어나면서 근필라멘트들을 당기는 것이다. 이것은 편심 수축으로 알려져 있다. 근육들은 오로지 당길 수만 있다는 것을 기억해야 한다. 그들은 밀지 못한다는 뜻이다.

근육들이 효율적으로 일을 하기 위해서, 에너지가 요구된다. 이 에너지는 ATP가 파괴되어 공급된다. 칼슘이 근필라멘트들이 있는 데서 남아 있는 한, 근육원섬유마디들은 단축된 채로 있을 것이다. 정상적인 환경에서, 신경 자극이 멈출 때, 근소포체의 막은 더 이상 칼슘을 통과시키지 않으며, 칼슘 출입구들은 이제 역으로 작용해서, 칼슘이 근육원섬유마디에서 다시 근소포체로 탈출하게 만든다. 칼슘이 트로포닌에서 분리되는 동안, 이것은 이제 미오신 결합 장소들을 덮고 있는 트로포미오신을 그것이 쉬고 있는 곳으로 다시 당긴다. 그 다음 트로포미오신은 다시 한 번, 교차 다리들이 얇은 액틴 단백질을 닿지 않게 막아서, 수축이 생기지 않게 막는다.

근육 수축에 관한 위의 기술에서, 독자가 알 수 있는 것은 칼슘이 수축의 불을 켜고, 끄는 "열쇠"이며, 어떤 이유로든 칼슘 이온들은 근육원섬유마디로부터 탈출할 수 없다 (또는 Gerwin, Dommerholt 및 Shah(2004)에 따르면 손상된 근소포체는 칼슘 수축들의 홍수를 유발한다고 한다). 그 때 근필라멘트들은 단축된 채로 남아 있다는 것이다. 기능장애인 종판 활동(endplate activity)이 발생하며, 흔히 익숙하지 않은 활동을 하다가 발생하는 좌상 같은 다른 연조직 장애를 유발한다. 저장된 칼슘은 그 장소에서 분비된다. 아세틸콜린(ACh)이 이 시냅스에서 칼슘으로 대전된 출입구(calcium-charged gates)를 통해서 분비되어서, 이 신경전달물질이 풍부하게 계속 존재하게 만든다. 이 상황을 유지하기 보다 강화하기 위해서 보다 많은 에너지가 요구될 수도 있으며, 그래서 근육 섬유들은 단축되어서, 장력을 증가시킨다. 이것은 산소가 줄어들게 만들고 혐기성 대사(anaerobic metabolism)를 증가시켜서, 운동 종판들의 연결부-뒤쪽 막의 비정상적인 탈분극을 만든다.

그 결과로 허혈이 생기고 산소/영양분 부족을 만드는데, 국소적 에너지 위기를 동반한다. 과잉 칼슘을 제거하기 위해서 에너지(ATP)가 필요하다. 뒤이은 조직 긴장으로 인해서 ATP 효율성이 줄어드는데, 이것은 차례로 국소적 혈액 공급을 제한한다. 끈질긴 고칼슘 레벨이 ACh 분비를 유지시킨다. 해로운 사이클이 만들어진다.

ACh 전달은 근원섬유 성분들인 액틴과 미오신을 단축된 위치로 미끄러지게 만들어서, 구축의 형성을 만든다 (구축; 불수의적, 활동 전위가 없다). 구축을 지속시키는 것보다 과도한 칼슘을 제거하는데 더 많은 에너지가 요구되므로, 구축이 지속된다.

구축은 신경지배 부위에서 발생하는 화학반응에 의해서 지속된다. 활동 전위들에 의해서가 아니다. 그들은 수축(수의적, 활동 전위를 동반한다) 및 경련(불수의적, 활동전위를 동반한다)과 구분되어야 한다. 액틴/미오신 필라멘트들은 (섬유 중앙에 위치한) 운동 섬유 종판 주위의 인접 부위에서 완전히 단축된 위치(약해진 상태)로 미끄러진다. 근육원섬유마디들이 단축됨에 따라, 촉진이 가능한 특징을 가진 통증유발점의 구축 결절(contracture nodule)이 형성된다. 이 혹의 어느 한 쪽에 있는 그 섬유 안에서 근육원섬유마디들의 나머지는 늘어나서, 촉진 가능한 긴장된 띠(taut band)를 만든다. 다른 특징들은 긴장된 띠 안의 결절의 특정 압통점이며 누르면 아픈 결절에 압력이 가해질 때 환자는 통증 또는 감각변화를 알게 된다.

부가적으로, 다음과 같은 상태들도 나타날 수 있다.

1. 국소 연축 반응(local twitch response; LTR)의 시각적/촉각적/자율신경성 증거
2. 통증유발점과 관련된 목표 부위에서 통증 또는 변형된 감각
3. EMG 상에서 볼 수 있는 통증유발점 핵에서의 자발적 전위 활동
4. 통증으로 완전한 스트레칭이 제한되며 감소된 동작 범위

5. 통증유발점을 갖고 있는 근육의 허약의 양성 반응

6. 피부 습도(건 또는 습), 온도(냉 또는 열), 또는 질감(거친)의 변화

7. 촉진된 조직들의 과도한 압통으로 인한 환자의 "점프 사인" 또는 탄성

근막 통증유발점들은 종종 촉진하는 손가락 밑에서 로프 같은 띠를 만지는 느낌이 난다. 이 띠를 찾아서 확인하는 것은 탁월한 촉진 기술과 중요한 징후들에 대한 지식을 요구한다. 근육을 늘어난 상태로 두면 로프 같은 띠를 과장시킬 수 있어서 손가락으로 찾는데 분명히 도움이 될 것이다. 근수축으로 인한 매듭은 여러 요인에 따라서 작거나 클 수 있는데, 여기에는 이를 구성하는 근막 통증유발점들의 숫자, 근조직의 농도 또는 액체유입의 정도 등이 관여되어 있다.

한 근육에 다수의 근막 통증유발점들이 있을 경우, 근육이 늘어나거나 근막 통증유발점이 압박을 받을 때 통증이 있다. 통증은 문제 근육의 동작 범위 끝(end range of motion; EROM)에서 생겨서, 편안한 움직임을 제한한다. 각 근육 안에 있는 근막 통증유발점은 구별될 수 있는 통증 패턴을 발생시킨다. 때때로 이러한 패턴들은 근막 통증유발점들과 가까이 있기도 하고 동시에 여러 다른 근육들에 걸쳐 나타나기도 한다. 그 양상들은 근막 통증유발점들을 갖고 있는 근육을 전혀 포함하고 있지 않을 수도 있는데, 근막 통증유발점들이 통증을 유발하고 감각을 바꿀 수 있기 때문이다. 긁을 수 없는 지속적인 가려움증을 상상해 보자. 사라지지 않는 귓속의 잡음을 상상하자. 당신은 증상들을 일으키는 근막 통증유발점들을 찾아서 치료해야만 한다. 근막 통증유발점들은 다양한 증상들을 흉내낸다. 각각의 근막 통증유발점은 알아챌 수 있는 그 자신만의 패턴을 가진다. 통증 또는 감각 변화가 그것이다. Simons, Travell과 Simons (1999)는 활동성 근막 통증유발점들과 잠재 근막 통증유발점들의 차이를 강조했다. 활동성 근막 통증유발점들에서 발생한 감각의 변화와 통증은 환자가 "그들의 통증"으로 알 수 있다. 반면에, 잠재 근막 통증유발점들은 통증을 일으키는데 이것은 반드시 환자가 인지할 수 있는 것은 아니지만, 환자의 문제에 어떤 식으로든 기여할 수 있다. 잠재와 활동성 근막 통증유발점들은 운동 기능장애, 손상된 근육 활성화 양상(Lucas 등. 2004, 2009), 허약 및 근육 불균형을 야기시킨다. 잠재 근막 통증유발점들이 활동성 근막 통증유발점들로 발전할 수 있다는 것을 아는 것이 매우 중요하다. 이 책 안에서 통증 패턴들은 근막 통증유발점을 표시하기 위해서 다른 교과서와 책에서 볼 수 있는 "X"자를 쓰지 않았다. 근막 통증유발점들이 어떠한 근육 섬유의 어느 곳이라도 생길 수 있다는 것을 아는 것이 중요하다.

드라이 니들링은 신경장애 기원의 만성통증을 위한 효과적인 치료이며 부작용이 거의 없다고 알려져 있다. 이 테크닉은 통증, 기능성 적응, 및 신경근 결함을 만드는 근막 통증유발점의 신경근육 기능장애를 없애는데 타의 추종을 불허한다.

유례없이, 이 교과서는 적합한 자격을 갖춘 모든 치료사들에게 안전하고, 효과적이며, 적절한 임상적 적용을 종합적인 접근법의 일부로서 제공하는데, 그 이유는 한 가지 방식만으로는 치료적 성공을 위해 요구되는 모든 것을 만족시킬 수 없기 때문이다. 국소 근막 통증유발점 병리를 치료하는 수단으로서 드라이 니들링 하나만을 사용하는 것은 완벽한 재활이 요구하는 바에 부족할 수밖에 없다는 의미이다.

만약 어떤 근육이 민감하여 단축되어 있거나 활동성 근막 통증유발점들을 갖고 있을 경우, 환자는

감각변화와 통증이 섞여있음을 느낄 수 있다. 누르거나 니들링을 할 때, 환자는 종종 "그들의" 통증(활동성 통증유발점)을 느낄 수 있다. 치료사가 증상들의 진정한 원인을 찾으려고 시도할 때 이것은 도움이 되는 진단학적 표식이다.

새로운 가설

나는 근막 통증유발점들과 근육 경련 사이의 명확한 차이를 만드는 동안 새로운 가설을 세우고 싶다. 근육 경련은 신경성입력(단일시냅스반사활, monosynaptic reflex arc)과 ATP를 요구한다. 임상 해부학자로서 나는 근육이 사후 경직(rigor mortis)이라 불리우는 수축된 상태를 가진다는 사실을 알고 있다 (라틴어로 rigor는 "뻣뻣함," 그리고 mortis는 "죽음"을 뜻한다). 내 가설은 다음과 같다. 전부는 아니지만, 일부 근막 통증유발점들은 뻣뻣한 수축이다. 이는 신경성 입력과 ATP를 필요로 하지 않는 전자기적 독립체이다. 이것은 현미경적 레벨에서 생기는 문제인데, 거기서 관여된 근육원섬유마디들은 잘 할 수 있도록 진화된 것만을 하고 있다. 수축이 그 예이다. 이러한 비정상적 형태의 수축을 구분짓기 위해서 이것은 따로 구축(contracture)이라고 불리운다. 전부냐 혹은 아니냐(all-or-none)의 원리는 모든 근육원섬유마디들은 수축하느냐 혹은 수축하지 않느냐의 문제이다.

근막 통증유발점 경우에서, 근막 통증유발점들 무리 안에서 대략 100개의 근육원섬유마디들이 구축 상태로 있다. 현미경적 레벨을 벗어나서 생기는 것들은 자세 이완(positional release), 연조직 이완 등의 수기 치료를 요한다. 현미경적 레벨에서 극성 변화를 일으키기 위해서라면 니들은 오로지 근막 통증유발점 가까이 있어야 한다는 것을 제안하고 싶다. 이것은 연축 반응을 일으킨다. 이 가설을 밝히고 확인하기 위한 지속적인 연구가 필요하다. 일단 정상적 전자기 활동이 회복되었다면, 장력 및 압박력 또한 정상으로 되돌아 오며, 정상적인 세포 활동도 회복된다.

2 근막 통증유발점 드라이 니들링의 기준과 가이드라인들

Standards and Guidelines in Myofascial Trigger Point Dry Needling

해부학적 우수성

치료사는 해부학적 세부사항에 꼼꼼한 관심을 가져야만 한다. 니들을 자입하기 전에, 치료사는 손상을 유발할 수 있는 신경 구조들을 (또는 다른 것들) 피할 해부학적 랜드마크들을 확인하고 재확인해야만 한다. 니들의 사용은 침습적인 치료방법으로 환자나 치료사 모두에게 감염의 위험을 줄 수 있다. 치료사들은 지역, 주, 국가, 또는 국제적 모범 운영사례를 따르는 것이 중요하며, 약간의 추가적인 기준점과 가이드라인들이 이 장 안에 제시되어 있다.

일반적인 기준점과 가이드라인들 – 치료 전

- 드라이 니들링을 하기 전에 환자의 사인이 있는 동의서를 받아라.
- 모든 치료를 하기 전에 비누와 미지근한 물로 손을 적절히 씻어서 깨끗하게 해야 한다.
- 손톱은 부드럽고 짧아야만 한다.
- 일회용 페이퍼타월이 추천된다.
- 니들을 다룰 때, 그리고 니들을 제거한 후 자입된 부위에 압박을 적용할 때 일회용 글로브를 항상 사용해야 한다.
- 치료가 적용될 부위의 피부는 깨끗해야 한다. 그러나, WHO의 권고안에 의하면 이것은 소독될 필요는 없다.
- 유도관 내에 들어있는 일회용 니들이어야 하며 유통기한 전에 사용되어야 한다.
- 다양한 굵기의 니들을 준비해서 치료의 해부학적인 위치와 환자의 요구를 반영해야 한다.
- 피부 안으로 자입될 니들의 끝부분을 어디에도 닿지 않도록 해야 한다.
- 치료사는 자신이 속한 국가의 당국에서 제공하는 가이드라인과 기준을 따라야 하며, 이러한 기준들이 마련되어 있지 않을 경우, 국제적 모범 사례들을 따라야 한다.
- 환자에 대한 치료가 적절한지, 어떠한 위험 인자가 있는지 그리고 그 절차에 대한 포괄적 설명을 위해서는 치료사는 어떤 치료에 앞서서 환자의 건강 전반에 걸친 기본 검진을 실시해야 한다.
- 가장 심각한 4가지 증상들을 목표로 삼아라. 알려진 그리고 의심스러운 지속 인자들 모두를 찾아라. 알려진 것들은 조절하고 의심스러운 것들은 조사해라. 테스트 (수면 연구 같은 것), 운동 처방 (올바른 호흡법을 포함) 그리고 식이 변화를 포함시켜라.
- 드라이 니들링을 제공하는 치료사들은 응급 조치에 자격을 갖춰야만 하며 (최초 대처자), 비록 필수적은 아니지만, 나는 제세동기를 포함하는 코스를 추천한다.

일반적인 기준점과 가이드라인들 – 치료 후

- 혈액에 감염된 니들을 위한 폐기 규정에 따라, 일회용 니들은 주사기 폐기 처리함에 폐기해야 한다.
- 특정 폐기물들은-솜, 거즈 등- 적절한 방식으로 폐기해야 한다.
- 성인 환자가 치료를 끝내고 일어서기 전에 치료대에서의 적당한 시간을 주어야 한다.
- 근막 통증유발점 드라이 니들링으로 눈물이 난 경우라면, 적당한 시간이 지난 후 운전을 하라고 조언한다.
- 환자에게 치료를 받은 다음 며칠동안 편하게 지내고, 반복적이거나 스트레스를 주는 움직임들을 피하라고 권고한다. 환자는 치료 후 변화에 적응하기 위해서 에너지를 요할 것이다. 드라이 니들링은 약간의 근육통을 일으킬 수 있는데, 지연 발생 근육통과 유사하며, 이것은 하루에서 사흘까지 지속할 수 있다. 치료사들은 환자가 이것을 알고 있는지 확인해야 한다.
- 치료를 받은 후 며칠 동안은 냉찜질, 뜨거운 목욕 또는 샤워, 사우나를 피해야 한다.
- 치료 후에 시원한 물은 추천될 수 있다.

일반적인 기준점과 가이드라인들 – 치료 도중

- 환자가 편안한지를 확인하는 적절한 단계를 두어라.
- 최상의 치료 결과를 얻기 위해서, 한 번의 치료 시 너무 많은 근육들을 치료하지 않는 것이 좋다. 한 번의 치료에서 3-5개의 근육들을 치료할 것을 추천한다. 그러나 이것은 수백 개의 근막 통증유발점들을 구성할 수 있다는 것을 염두에 두어라. 환자는 치료 결과로서 변화들을 촉진시키는 역량을 가져야만 한다. 어떤 경우에는 덜 하는 것이 더 나은 결과를 가져오기도 한다. 치료사들은 여러 비침습성 방식으로 치료를 보완할 수 있다.
- 글로브를 끼지 않은 손은 근막 통증유발점을 찾고 주요한 해부학적 랜드마크들을 찾을 때에는 사용될 수 있다. 그러나 보다 안전한 적용을 위해서는 즉 니들을 다루거나 사용할 때 그리고 감염 위험이 있을 때에는 반드시 글로브를 착용해야 한다.
- 니들을 제거했을 때는 출혈을 막기 위해서 적절한 시간 동안 허혈압박을 해야만 한다.
- 피부에 있는 혈액은 알코올 솜으로 닦아야만 한다. 사용한 솜은 적절하게 폐기되어야 한다.
- 치료 도중에 환자와 대화를 나누는 것이 권고되는데 이는 환자로부터 피드백과 정보를 나누기 위함이다.
- 환자의 얼굴표정, 숨을 참는 행동 혹은 이를 악무는 등의 행동을 살펴야 한다.
- 환자를 앉은 자세에서는 치료하지 않도록 해야 한다. 치료과정에서 기절의 위험이 있기 때문이다.

글로브 착용

내가 이 책을 쓰는 동안 드라이 니들링을 수행할 때 글로브를 껴야만 한다는 권고에 관한 피드백을 독자로부터 받은 적이 있었다. "글로브를 끼고서 드라이 니들링을 수행하는 것은 현실적으로 불가능해요." 글로브를 끼면 운동학적 자각이 감소되어서 니들을 능숙하게 다루기에 어색할 수도 있다. 여러 의견이 있을 수 있지만 치료사들에게 가장 안전한 권고안을 제공하는 것이 저자의 책임이므로 촉진 자각과 피드백이 글로브 착용으로 다소 줄어들더라도 니들링 시행에 있어서 글로브 착용은 필수임을 강조하고 싶다.

근육에서 니들을 빼낼 때 가장 흔한 부작용은 출혈이므로, 치료사의 피부가 환자의 혈액과 접촉할 가능성으로부터 치료사를 보호하기 위한 가장 적절한 장벽이 바로 치료사의 글로브이다. 이처럼 최소한이나마 치료사의 피부에 추가적인 층을 제공하고 니들에 찔리는 위험성을 훨씬 감소시켜주므로 글로브는 니들링에 있어서 반드시 추천되어야 한다.

근막 통증유발점 드라이 니들링의 위험과 주의사항

1. 일부 환자들은 니들에 알러지 반응을 겪을 수 있다.

2. 졸도(혈관억제 실신). 이 반응은 정서적 스트레스와 통증에 대한 공포로 발생할 수 있다.

3. 혈종(근육 피멍). 니들링 후 적절한 허혈성 압박이 일반적으로 발생할 수 있는 혈종을 매우 감소시킬 것이다.

4. 환자의 보철용 임플란트와 다른 임플란트 장치의 유무 여부는 치료 전에 반드시 알고 있어야 하는데, 그 이유는 감염의 위험이 있기 때문이다. 이러한 환자에게 드라이 니들링은 금기이다.

5. 신경 손상 또는 신경 차단은 드물지만 일어날 수 있다.

6. 정맥 또는 동맥 손상은 드물지만 일어날 수 있다.

7. 척수 또는 뇌에 대한 손상은 드물지만 일어날 수 있다.

8. 내장기관 일부로의 니들 자입 또는 뼈를 관통하는 것도 드물지만 일어날 수 있다.

9. 모든 감염질환의 경우, 드라이 니들링은 피해야 한다.

10. 니들링 이후 근육경련이나 통증이 증가될 수도 있고 근육성 부종 역시 발생할 수 있다.

근막 통증유발점 드라이 니들링은 모든 성인 환자들에게 적합한 것은 아니다. 어떤 이유로, 환자가 절차에 대한 동의를 할 수 없을 경우나 그들이 어떤 이유로든 혼란스러워 보인다면, 드라이 니들링은 절대로 적용되서는 절대 안 된다. 부종 또는 림프부종 징후를 위해 환자의 피부를 확인해야 하는데, 그 이유는 드라이 니들링의 적용이 감염의 위험성을 증가시킬 수 있기 때문이다. 사실상, 이 치료를 정상적으로 받아 왔던 환자들조차도 이 치료를 피하는 것이 좋겠다는 조언을 받는 날이 있을 수도 있다. 각각의 환자에게 이 테크닉의 적합성을 고려해보고, 각각의 경우를 개별적으로 그 자체의 장점에 의거해서 판단해야만 한다. 적용에 앞서서 환자들에게 치료 전체의 절차, 치료과정 그리고 치료 후의 기대효과 등을 설명하는 것은 환자의 이해를 돕는 데에 도움이 될 것이다. 드라이 니들링은 전 세계의 수많은 치료사들이 긴 시간을 통해 적용해온 방법들이다. 적절한 자격을 갖춘 치료사들로부터 제대로 치료를 받는다면 이 치료방법은 매우 안전하다고 볼 수 있다.

근막 통증유발점 드라이 니들링의 금기증

1. 벌어진 상처 또는 까진 피부에 사용해서는 안 된다.

2. 암 환자의 경우, 치료를 시행하기 전에 암 관련 주치의로부터 공식 문서를 통해 니들링 치료를 받아도 될 것인가에 대한 허락을 받아야만 한다.

3. 동맥류

4. 혈종. 절대로 누르거나, 마사지하거나, 스트레칭하면 안 된다.

5. 동맥경화증. 혈전 형성 위험성 때문에, 이 질환 관련 주치의로부터 문서로 된 승인을 받아야 하고, 모든 투약에 관한 정보가 제공되어야 한다.

6. 골다공증. 관통의 위험성 때문에 드라이 니들링을 사용하는 테크닉은 특히 위험하다 (예를 들어, 니들링에 주의를 기울이지 않으면

견갑골의 두 개의 작은 구멍들을 통해 니들이 폐를 관통할 수도 있다.)

내장 통증을 배제해라–"의심스러울 때, 의뢰해라"

내장 통증은 점진적으로 발전하며, 그것의 초기 단계들은 은밀할 수 있어서 찾아 내기가 까다롭다. 내장에는 감각 신경 지배 분포가 낮으며, 중추신경계 내에서 내장 입력 정보의 광범위한 차이 때문에, 특정한 내장 기관 기원에 상관이 없이, *진성 내장 통증(true visceral pain)*이라 불리는 것은 모호하고, 분산되어 있으며 그리고 잘 정의되지 않은 감각이다.

이런 종류의 통증은 일반적으로 정중선에서 인지되는데, 흉골 하부 또는 상복부 부근이다. 내장 통증이 심장, 식도, 위장, 십이지장, 담낭, 췌장 등 기인한 부위와 상관 없이 초기 단계의 내장 통증은 위와 같이 일반적으로 알려진 동일한 부위에서 인지된다.

이 부위에 가해진 국소적 압박 같은 추가적인 자극은 통증을 악화시키지 않는다. 진정한 내장 통증은 쉽게 간과될 수 있는데, 부분적으로 환자가 통증을 명확하게 묘사할 수 없기 때문이다. 그것은 종종 불편함, 불쾌감, 압박감 같은 모호한 감각으로 묘사된다. 일반적으로 통증은 아래와 같은 뚜렷한 자율신경 증상들을 동반한다. 창백함, 다량의 발한, 메스꺼움, 구토, 혈압 및 심박 변화, 위장관 장애(예, 설사), 및 체온 변화. 강력한 감정들(불안, 괴로움 때로는 죽음에 임박한 것 같은 느낌 등이 포함된다)이 그것이다. 내장 병소는 때때로 통증과 불편함이 거의 없이, 주로 자율신경적, 감정적 반응을 통해서 표현되기도 한다. 특징적인 예는 통증 없는 심근경색인데, 이것은 위장 팽만감, 압박, 조임 또는 숨이 막힌 듯한 감각을 만들어낼 수도 있다.

일반적으로, 초기 단계에서 내장 통증의 강도는 내장 손상 범위와 관계가 없다. 환자가 정중선에 모호한 감각 문제가 있을 때 항상 내장 통증을 의심해야 한다. 나이가 많은 환자의 경우라면 훨씬 더 복잡한 경우일 수도 있다.

내장 통증이 계속 발전됨에 따라 (몇 분에서 몇 시간을 넘게), 이것은 피부분절(dermatomes)로 연관될 수 있는데 이것의 개입은 관여된 내장 기관과 같은 레벨에 있는 척수로 들어간다. 이것은 뇌에 의해서 관절, 근육, 또는 날카롭고, 국소적이며, 깊숙한 체성 통증으로 표현되는 신경 통증으로 잘못 해석될 수 있다. 예를 들어, 간 병소는 상부 우측 어깨에 연관통을 만들 수 있다. C7-C8 척추신경의 자극 같은 말초신경 병소는 넷째와 다섯째 손가락의 통증으로 (자신경) 나타난다. 이런 종류의 통증은 통각과민증(hyperalgesia) 또는 통각저하증(hypoalgesia)을 수반할 수 있다.

환자에게 자세히 질문하는 것은 치료 그리고 그들의 불편함의 정도를 명확하게 알기 위해서 반드시 필요하다. 치료 전의 평가에서 치료사는 통증의 특징, 통증 방사 또는 연관 경로 그리고 능동적 저항 또는 수동적 움직임에서의 통증의 형태와 의존성 여부를 알아내야 한다. 신경학적 징후, 피부 민감성, 통증과 연관통 뿐만 아니라 열감, 냉감, 얼얼함, 가려움 및 기분의 두드러진 변화를 포함한 여러 증상들에 관한 피드백 등은 이 모두가 통증 전쟁에 있어서 매우 중요한 탄약에 해당된다. 이러한 정보는 환자가 적절한 의료진에게 의뢰되는 것을 분명하게 만들어 줄 것이다. 치료에 앞서 뭔가 의심스러운 점이 있다면 그들의 주요 질환의 주치의에게 반드시 의뢰해야 한다. 치료사로서의 전문적인 접근법과 환자의 건강에 관한 관심은 치료사인 당신에게 신뢰를 보태줄 것이다.

환자가 다시 니들링 치료사를 찾아올 경우, 병리적인 문제가 없음을 인정한다는 주치의의 서식을 지참해야만 한다. 이러한 형식을 잘 갖추면서도 시간을 지체하지 않는 것이 환자들에게 최선일 것이다.

시작하기 전에 – 10가지 가이드라인들

다음에 있는 최우선적인 안전 가이드라인들이 검진 후 그리고 니들링 전에 적용된다.

1. 해부학적 랜드마크를 확인해라. 다시 한 번 확실한지 확인해라.

2. 다음을 위해서 촉진 기술을 사용해라. a) 자율신경 반응을 찾기, b) 손가락으로 근막 통증유발점을 탐색하기

3. 보호용 글로브를 착용해라.

4. 다시 한 번 해부학적 랜드마크를 확인한 다음 유도관 안에 들어있는 니들을 치료될 부위 위에 놓고 니들을 유도관에서 놓아주어라.

5. 단호하고 빠르게 탁 쳐서(tap) 니들을 자입한 후 어떤 반응이 있는지 관찰해라.

6. 안-바깥(in-and-out) 직선 동작으로 통증유발점을 치료해라.

7. 호흡을 통해 환자가 치료상황을 조절할 수 있게 해라. 숨을 들이쉴 때는 코로 천천히, 숨을 내쉴 때는 입을 오므리는 방식으로 호흡을 하게 해라.

8. 어떤 한 근육 안에 있는 모든 통증유발점을 비활성화시켜라. (제일 위와 안쪽에 있는 근육들을 우선 치료해라) 그리고 어떤 한 치료에서 근육들을 다섯 개 이상 치료하지 말아라.

9. 니들을 제거한 다음, 그 조직에 허혈압박을 가하고 니들을 다시 유도관 뒤쪽으로 되돌려 놓아라.

10. 모든 사용한 니들들과 오염된 물품들을 안전하게 폐기물 처리함 또는 기타 적절한 폐기통에 버리되 치료사의 손과 가까이에 위치시켜야 한다

식이 영향에 관한 몇 가지 당부

적절한 양의 미네랄과 비타민이 건강한 근육과 조직에 필수적이다. 만성 통증을 가진 많은 환자들은 비타민과 미네랄의 결핍을 많이 보이고 있다. 비타민 B1, B6, 그리고 B12와 함께 비타민C와 엽산이 통증 전쟁에서 중요하다. 칼슘, 마그네슘, 철, 칼륨 등도 매우 중요하다.

많은 사람들이 자주 혼란스럽다고 느끼는 것은 잘 먹고 정상적인 식이 습관을 갖고 있는데도 중요한 미네랄과 비타민이 부족하다는 지적을 받을 때이다. 이 문제는 식사에 있지 않고 그들의 개인적인 건강관련 취향 때문일 수도 있다. 흡연, 음주, 카페인 섭취. 예를 들어, 흡연은 비타민C를 전멸시키며, 반면에 구강 피임제는 비타민B6 레벨에 영향을 준다. 제산제는 많은 이들에게 만성피로를 유발할 수도 있다.

비타민 및/또는 미네랄 결핍은 유난히 추워 타기, 설사, 하지불안증, 두통, 수면장애 및 통증유발점 통증을 가져올 수 있다. 피로감, 근육경련 및 우울 같은 증상들도 포함될 수 있다. 대사장애들도 검사해야 하는데 특히 갑상선 문제와 저혈당이다. 비타민/미네랄 결핍이 있는 환자는 적절한 식이와 건강 습관의 실천이 병행되어야 한다.

니들 적용

패키지에서 유도관을 꺼낸 다음, 유도관을 피부에 대고 니들을 유도관으로부터 놓아줘라. 목표 근육 위의 조직 속으로 니들을 재빨리 탁 쳐라. 니들이 피부 바로 밑으로 제대로 자입되었는 지를 확인해라.

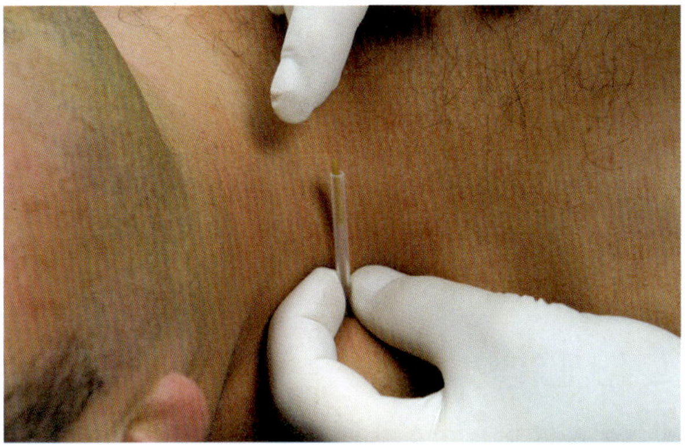

(a) 패키지에서 유도관을 꺼낸 다음, 유도관을 피부에 대고 니들을 유도관으로부터 놓아줘라. 목표 근육위의 조직 속으로 니들을 재빨리 탁 쳐라. 니들이 피부 바로 밑으로 제대로 자입되었는 지를 확인해라.

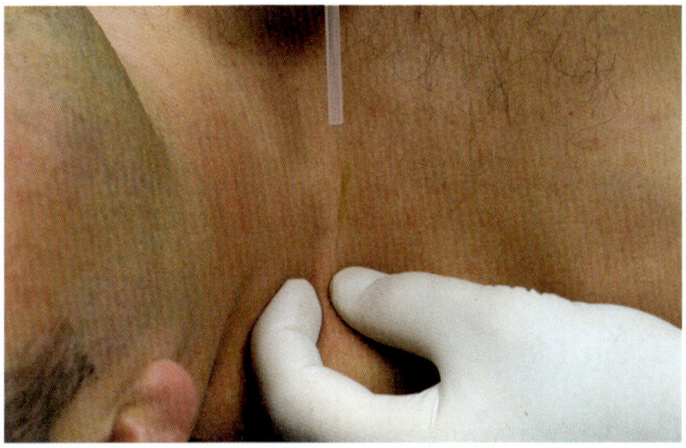

(b) 유도관을 뺀다.

유도관을 빼서 손가락 사이에 두어라. 안-바깥의 직선 동작을 사용해서 니들을 목표지점으로 향하게 해라.

경련반응을 이끌어내고 계속해서 모든 경련반응들을 없애라. 만약 환자가 화끈거리거나 이상한 통증을 보일 경우, 즉시 니들을 빼내고 환자가 긴장을 풀고

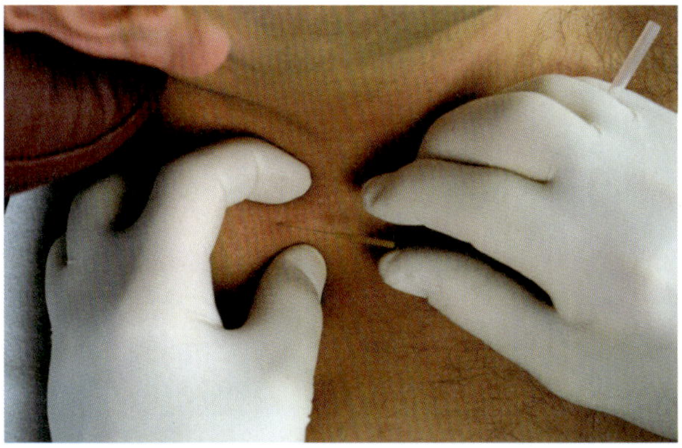

(c) 유도관을 넷째와 다섯째 손가락 사이에 끼워라. 안-바깥의 직선 동작을 사용해서 니들을 목표로 향하게 해라. 경련반응을 이끌어내고 계속해서 모든 경련반응들을 없애라. 만약 환자가 화끈거리거나 이상한 통증을 보일 경우, 즉시 니들을 빼내고 환자가 긴장을 풀고 준비가 되었을 때 니들을 재위치 시켜라. 자입이 되어있는 상태에서 니들을 절대 구부리지 말아라. 그리고 니들을 완전히 자입하면 안 되며, 니들의 손잡이를 꽉 잡지는 말아라.

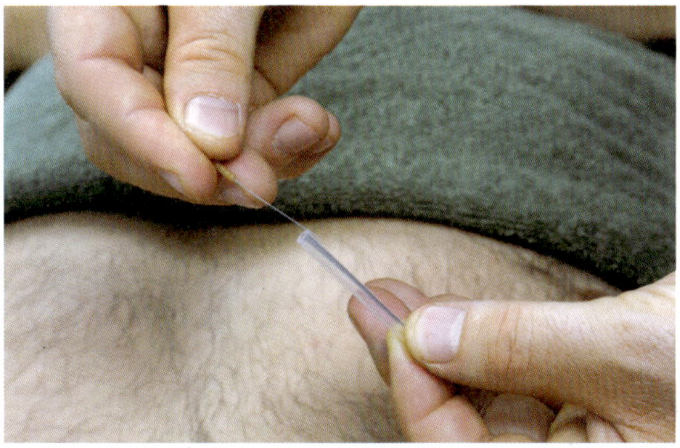

(d) 니들을 손잡이 반대쪽 끝으로 유도관에 다시 넣는 것은 <u>절대로 하면 안 되는데,</u> 그 이유는 이것은 치료사가 니들에 찔릴 위험성이 매우 크기 때문이다. 즉, 니들은 <u>손잡이를 먼저</u> 유도관 안으로 되돌려야만 한다. 니들링 적용 동안 글로브를 착용하고 있어야 한다.

준비가 되었을 때 니들을 재위치 시켜라. 니들을 절대로 구부리지 말아라. 자입이 되어있는 상태에서 니들을 절대 구부리지 말아라. 그리고 니들을 완전히 자입하면 안 되며, 니들의 손잡이를 꽉 잡지는 말아라.

니들을 손잡이 반대쪽 끝으로 유도관에 다시 넣는 것은 절대로 하면 안 되는데, 그 이유는 이것은 치료사가 니들에 찔릴 위험성이 매우 크기 때문이다. 즉, 니들은 *손잡이를* 먼저 유도관 안으로 되돌려야만 한다. 니들링 적용 동안 글로브를 착용하고 있어야 한다.

안-바깥 직선 동작으로 니들을 목표로 향하게 해라

니들이 이미 근육 안에 있을 때 니들을 구부리거나 방향을 바꿔서는 안 된다는 사실을 기억해라.

건강과 안전을 위한 고려사항들

드라이 니들링을 하면 안 되는 사람은?

- 임상적으로 비만이거나 체지방이 안전 레벨 이하인 사람은 드라이 니들링을 하지 말아라. 비슷하게, 급성 의학적 상태(예, 간질), 또는 임산부, 마약을 하거나 피로한 환자들은 니들링을 하지 말아라. 니들 공포자 또는 내키지 않고, 거절하거나 동의를 얻기 어려운 사람은 근막 통증유발점 드라이 니들링을 하면 안 된다.

- 신경, 혈관 및 림프종 부위는 피해야 한다. 출혈 경향 또는 혈전 장애 또는 혈액-희석제(항응고제) 투약 중인 환자는 의료진의 엄격한 안내 하에 있지 않을 경우 드라이 니들링을 피해라. 면역계에 이상이 있는 환자들은 감염되기가 더욱 쉬우며, 혈관질환 및 인공관절과 임플란트 환자도 마찬가지이다. 이러한 경우, 의사의 조언을 구해라.

- 심장박동기 환자는 드라이 니들링을 피해야 한다.

- 암 환자는 드라이 니들링을 받으면 안 되는 반면, 간질 환자는 더욱 더 주의를 요하는데 강한 감각 자극에 대한 낮은 내성 때문이다.

- 감염, 궤양, 골다공증, 외상/열상, 동맥류 또는 악성종양이 있을 때 드라이 니들링을 하면 안 된다.

- 정신 장애를 가진 환자들은 드라이 니들링을 위한 잠재적인 지원자가 되지 못할 수도 있다. 감정 스트레스 및 불안은 드라이 니들링을 안전하지 못하게 만든다. 그러한 경우, 의사의 자문을 구해라.

환자에게 알리기

드라이 니들링은 침습적 테크닉이다. 니들은 피부를 뚫고 조직 안에 얕거나 깊게 놓이며, 이것은 연관된 위험을 가진다. 치료사로서의 책임은 환자에게 관련된 위험성을 명확히 알려주며 그들의 몸에 니들을 꽂기 전에 문서로 허락을 받는 것이다. 환자는 니들링의 즉각적 또는 장기간 나타날 수 있는 부작용에 대해서 알아야만 한다. 환자들은 치료를 거절하거나 언제라도 치료를 멈추게 할 권리를 갖고 있다.

환자의 책임

각각의 성인 환자는 치료사에게 정확하고 정직하게 정보를 제공할 책임을 가진다. 환자들은 치료사에게 그들이 갖고 있는 혈액으로 전염될 수 있는 어떠한 상태 또는 혈액 항응고제를 요구하는 상태에 관해서 알려야만 하는데, 그렇지 않을 경우 니들링으로 인해서 악영향을 받을 수도 있다.

니들 자입 동안의 통증

니들을 자입할 때의 통증은 치료사의 손이 무뎌서 그럴 가능성이 있는데, 보통 경험 부족에서 기인한다. 니들의 두께와 길이는 목표 근육 또는 인체 부위에 따라 적절해야만 한다. 예를 들어 손, 발 및 얼굴은

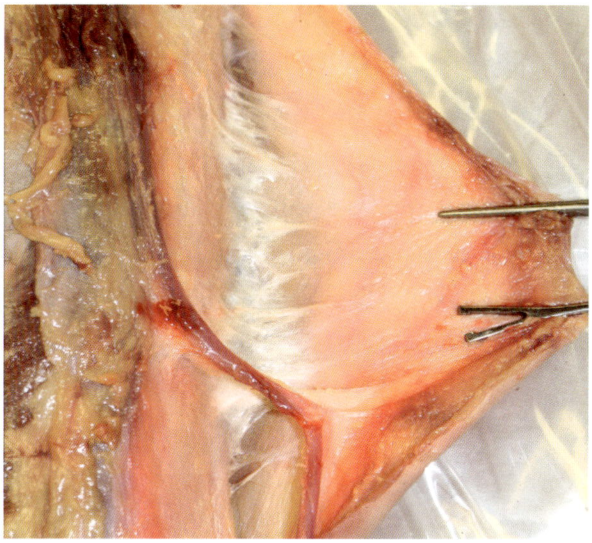

혈관과 신경들의 상당수는 피부 바로 밑에서 볼 수 있으며, 해부학에 대한 충분한 지식을 통해서 피해 갈 수 있다 (J. Sharkey 2008에 의한 사진).

매우 예민해서 아주 작은 게이지의 니들이 적합하다. 무디거나 구부러진 니들은 절대로 사용해서는 안 되며 환자에게 불필요한 통증을 일으킬 것이 뻔하다. 또한 통증은 매우 민감한 환자에게서 보다 쉽게 발생할 수 있다.

대부분의 경우에서, 적절한 수준의 조절된 스피드로 니들을 기술적으로 피부를 통과해서 자입한다면 더 깊은 조직은 별 통증없이 관통할 수 있을 것이다. 자격을 갖추고 적절히 경험을 쌓은 치료사로부터 경험을 쌓는 것이 필수적이다. 제대로 된 치료사라면 다른 후배 치료사들이 적절한 세기의 힘을 사용할 수 있도록 올바른 테크닉을 가르칠 것이다.

신경과 혈관 피하기

신경과 혈관은 문자 그대로 인체의 모든 부위에 존재하므로 하나든지 전부든지 그 어떤 것도 완벽하게 피하는 것은 불가능하다. 가장 커다란 혈관과 신경들은 여러 방식으로 찾을 수 있다. 이것 때문에 표면 해부학과 전신 해부학에 대한 지식이 매우 중요하다.

중요한 정맥들은 종종 눈으로 분명히 볼 수 있지만, 더 깊숙한 곳에 있는 동맥들은 촉진에 의해서 정확하게 알 수 있으므로 신경의 경우에서처럼, 피해야 한다. 혈관과 신경은 신경혈관 다발들로서 함께 주행하는데, 그들은 인체의 격막 구획들(septal divisions)과 근막 전선관들(fascial conduits)을 통해서 빠르게 흐른다.

유도관 사용하기

이 책은 니들의 부드러운 유도와 빠른 관통을 위해서 유도관의 사용을 추천한다. 니들 유도관을 사용하는 것은 치료사가 니들을 피부 위에서 잘 잡고 있게 해주며 그런 다음 두 번째 손가락의 패드를 사용해서 제 자리로 가게 탁 치는 것이다 (니들 자입을 보여주는 사진들을 보아라).

니들 자입 후의 통증

니들이 자입되고 있는 동안 여러 문제들이 생길 수 있으며, 환자는 통증을 느낄 수 있다. 환자들은 이 사실을 미리 알아야만 하며 그래야 통증이 생겼을 때 더 잘 준비할 수 있다. 니들이 자입될 때 통증이 발생하는 가장 명백한 이유는 니들이 신경조직을 접촉했기 때문이다. 이럴 경우에는 니들을 피부 표면의 바로 아래까지 다시 빼서 자입방향을 다시 조정해야 한다. 니들을 자입하면서 니들을 제대로 움켜쥐는 것도 중요하다. 그렇게 하지 않으면 니들이 삽입된 조직 내에서 뒤섞이거나 비틀릴 수도 있기 때문이다. 결론은 니들링이 끝날 때까지 니들을 역회전하거나 니들 손잡이 꼭대기를 부드럽게 두드리는 기법을 유지하고 있을 필요가 있다는 것이다. 치료사는 니들을 피부로부터 빼내는 동안 어떤 것이 니들을 잡고 있나 혹은 '텐팅(tenting; 니들 제거에 대한 증가된 저항으로 조직과 피부가 눈에 띄게 위로 올라오는 것)'의 유무를 살펴야 한다. 환자에게 천천히 치료하며 호흡을 조절하게 해야 하는데 날숨에서 입술을 오므리고 숨을 내쉬게 해라. 치료사는 니들을 절대로 구부리면 안 된다.

니들의 움직임은 안으로든 밖으로든 직선이어야 한다.

치료를 받는 동안 환자가 움직일 경우, 니들에 영향을 줄 수 있다. 그러므로 이러한 가능성을 줄이기 위해서 미리 주의를 주어라. 치료사는 예기치 않은 반사 동작에 대한 준비를 미리 해야 하며, 환자는 조심스럽게 포지션을 잡아야 한다.

니들링 후의 통증

근막 통증유발점 드라이 니들링을 시행한 후 24시간 내에 쑤시는 듯한 느낌을 가질 수 있다. 이것은 일반적으로 지연성(delayed onset) 근육통처럼 느껴지는데, 마치 근육이 익숙하지 않은 운동 또는 신체 활동을 했을 때와 같다. 그 부위에 차가운 팩이나 차가운 물을 적용하면 (얼음은 적합하지 않다) 특정한 불편함은 분명히 줄어들 것이며, 이러한 불편함은 보통 하루 이상을 가지 않는다. 냉과 열을 교대로 적용하는 처치 또한 유용할 수 있는데, 시작과 끝은 찬 것을 적용해라.

3 중추신경감각과 영구적 요인의 제어

Central Sensitization and Control of Perpetuating Factors

만성통증증후군들은 의미있는 신경가소성의 변화, 뉴런 활동의 변경 그리고 통증 매트릭스 구조에 영향을 미치는 흥분과 적응을 보여준다. 이러한 구조에는 척수, 시상핵, 피질부위, 편도체 및 중뇌수도주변부 회백질이 포함된다. 본질적으로, 중추신경감작은 정상적인 신경학적 활동의 증폭으로 특징지어진다 (Giamberardino 등. 2011a).

해로운 구심성 활동이 후각을 연속적으로 폭격을 하면, 글루타민산염과 물질P를 분비시킨다. 이것은 차례로 WDR(wide dynamic range)에서 불활성 상태로 있었던 시냅스들을 활성화 시켜서, 중추신경감작을 만든다. 정상적인 환경이라면 통증 관리와 제어의 면에서 신경활동의 억제와 촉진 사이에는 균형이 존재한다 (Willard 2008).

이것은 척수분절감작(spinal segmental sensitization; SSS)을 만드는데 이는 끊임없는 구심성 폭격에서 발생한 후각의 과도한 활성의 상태나 손상되거나 감작된 조직에서 기인한다 (근막 통증유발점들, 기타 연조직이나 결합조직의 외상 또는 담석으로 인해 염증이 생긴 쓸개와 같은 내장 구조물). SSS의 진단은 피부분절의 이질통(dermatomal allodynia), 통각과민(hyperalgesia), 촉진시의 연조직의 통증과 압통 그리고 근막 통증유발점의 관찰을 포함한다 (Giamberardino 등. 2011b).

과민증(hypersensitivity)은 처음에는 국소 분절 레벨에서 일어난다. 그러나 인접 척수 분절들의 감작(넘쳐흐름) 즉 TSS(temporal sensory summation; 척수 후각에 전달되는 통각의 증가율, 시간

가중)에서 기인된 마무리(wind-up)상태는 광범위한 분절의 감작을 촉진시키고 결국 인체 전반에 걸친 말초통증을 유발한다. TSS는 후각에서 증가된 C-섬유 입력에서 기인되며 이 때문에 만성통증 환자들은 통각과민 상태를 유지시킬 수 있다 (Staud, 2011).

WDR 뉴런들을 활성화 시키고 감작시킨 자극들은 척수시상로로 올라가서 고위 뇌 중심에 도달하는데, 거기서 시상과 변연계가 활성화 된다 (앞쪽 대상회, 섬 및 편도체). 변연계는 근육통을 제어하는데 관여되지만 공포, 불안 및 고통(distress)까지도 제어한다. 그러므로, 통증 증후군에 영향을 주는 변연계의 증가된 활동은 공포 또는 만성통증 증후군들과 관련된 정서적 스트레스에 기여를 한다 (Niddam 등. 2007).

중뇌 수도관주위 회백질(periaqueductal gray; PAG)에서의 하강 활동을 위한 연결 점으로 활동을 하는 문복측 연수(rostral ventral medulla; RVM)는 많은 수의 on/off 기능을 가진 세포들을 갖고 있는데 이것은 통증 레벨을 늘리거나 줄일 수 있다. 부상의 실제 단계에서, "on" 세포들은 보호 기전을 제공한다. 심각한 통증이 생겼으니 더 큰 손상을 유발하는 부적절한 움직임이나 활동을 막아야 한다는 기전이 바로 이것이다. 만성통증 기전에서 "on" 세포들은 활동성으로 남아 있으며, 거기에 촉진과 억제 사이의 균형을 유지하는 "on", "off " 세포들이 균형을 이루고 있는 것이 아니라 "on" 세포들이 우세한 것처럼 보인다 (Willard 2008). 부가적으로, 정상적으로 하향하는 통증-억제 신호들이 방해를 받으면, 근육 조직은 더 많은 감작을 일으킨다 (Niddam 등. 2007).

척수 촉진

척수 촉진은 해로운 말초 통각수용기 폭격의 결과로 척수 뉴런 활동이 늘어나는 것이다. 정상적인 환경에서 이 해로운 자극들은 국소적 기전 또는 대뇌피질에서 뇌간으로 가는 하향 경로에 의해서 조절된다. 비정상적 폭격은 세포자멸사 및 분절 감작을 만든다 (Bishop, Beneciuk, and George 2011). 결과적으로, 척수 안에 있는 뒤쪽, 앞쪽 및 측면의 뿔회로(horn circuits)는 더 낮은 강도의 자극들에 의해서 더욱 더 곧바로 활성화된다.

척수 촉진은 다음과 같이 특징지어진다. 1) 증가된 전각(ventral horn) 출력은 증가된 근육 탄력을 만들며 (분절 레벨에 일치해서), 2) 증가된 측각(lateral horn) 출력은 증가된 통각수용기성 활동을 만들며 (반사 기전) 그리고 3) 증가된 후각(dorsal horn) 활동으로 신경펩타이드 생산이 늘어나게 되어, 이환된 조직들에 염증 활동을 늘릴 수 있다. 그 결과로 증가된 통각과민증, 국소 조직 압통 및 과잉통증 등이 나타나며 이는 인접한 척수 분절들에 영향을 준다 (Camanho, Imamura, and Arendt-Nielsen 2011).

Note : 많은 의사들과 일반 치료사들도 만성통증 환자들의 근막 통증유발점들의 역할을 고려하지 못하는 경우가 자주 있다. 그 결과, 그들은 내재하는 중요한 영구적인 인자들을 치료하지 못하게 된다.

많은 치료사들은 근막 통증유발점들을 일으키는 기전을 고려하지 않고 단지 그것들을 비활성화시킨다. 그러한 경우, 환자들은 일시적으로 경감이 될 수도 있으나, 절대로 해결되지 않는 재발하기 쉬운 통증을 계속 가지게 된다. 치료사들은 이질통(allodynia)의 증상, 통각과민증, 통증 압력 민감도 및 운동신경/감각신경의 반사(기본 반사 테스트, 피부분절 평가 및 부분적 근지구력 측정) 등을 평가함으로써 척수 분절 감작 및 척수 촉진 증상들을 찾을 수 있다. 연속적인 척수의 통각수용기의 폭격은 말초 민감성을 증가시키고 중추신경감작을 유도한다 (Shah and Gilliams 2008).

활동성 및 잠재 근막 통증유발점들은 증상이 있거나 무증상인 조직들 모두에서 발견된다. 치료되지 않고 방치된 nociceptive 폭격의 결과로서 후각 뉴런들은 신경가소성 변화를 나타낼 수 있다. 피질의 변화는 통증을 증폭시켜서 섬유근육통, 만성 피로 증후군 및 근육통성 뇌척수염 등의 만성통증 질환에서 알 수 있듯이(Camanho, Imamura, and Arendt-Nielsen 2011), 깨부수기가 어려운 통증 사이클을 만든다. 많은 사람들은 스트레스가 삶의 정상적인 일부라는 것을 인정하지 않는다. 그것은 우리 몸이 스트레스를 다루고 극복하는 방식이며 우리의 감각기관에 남겨진 효과에 대처하는 방법이다. 또한 각자의 세계관에 반하여 무언가를 쌓아가는 방식이다. 결국, 이것은 긍정적 스트레스 또는 부정적 스트레스로 끝이 난다. 이는 스트레스에 맞서 싸우거나 도망치는 시스템에서 어느 한 곳을 선택하여 스트레스에 직면하거나 회피하거나 혹은 굴복하는 능력의 일부를 의미한다. 스트레스를 해결하지 못할 경우, 교감신경 활성도는 높아지고 코티솔은 증가된다. 근육 긴장이 없는 상태(resting muscle tone)가 지속되면 근막 통증유발점들이 형성되기 쉬워진다. 근막 통증유발점들은 압박, 장력, 디스크 기능장애, 후관절 장애, 혈관 압박, 대사 스트레스, 생체역학 스트레스, 자세 스트레스들에 의해서 기인된 신경학적 결손을 가진 조직에서 더 쉽게 발생한다.

근육들이 근막 통증유발점들을 만들 때, 그들은 혈관, 신경학적 그리고 관절/생체역학적 구조들을 국소적으로 압박시키므로 그 조직의 정상 기능을 해친다. 연관된 신경과 먼 부위에 있는 모든 조직들은 이환되기가 쉬울 것이다. 드라이 니들링은 신경학적 전도와 혈관분포를 개선시켜 조직의 정상 기능을 회복시키기 위해 근긴장을 이완시킬 수 있다. 드라이 니들링을 시행할 경우 적절한 연조직 수기법을 사용해야 하며 적합한 신체 활동이 병행되어야 한다.

증상 관리 비결

근막 통증유발점들을 치료할 때 다음에 있는 10가지 중요한 측면을 고려해야만 한다.

1. 주요한 징후를 보고 통증점들에서 근막 통증유발점들을 구분해라. 징후는 촉진할 수 있는 혹, 긴장된 띠, 점프 사인, 경련 반응, ROM의 아픈 끝느낌(end-feel), 연관통 및 자율신경 반응들을 포함해야만 한다.

2. 가장 위쪽 그리고 안쪽에 있는 근막 통증유발점들을 먼저 치료해라.

3. 어깨세모근은 좀처럼 그 스스로 근막 통증유발점들을 만들지 않는다. 그 대신, 대부분들이 베이비(baby) 또는 위성(satellite) 근막 통증유발점들이다. 그러므로 어깨세모근의 기능적 유닛 안에 있는 연관 근육들을 먼저 치료해라.

4. 상부 등세모근은 근막 통증유발점들의 "그랜드 센트럴 스테이션"이며 목, 어깨, 상부 등 및 두통의 주된 원인 제공자이다.

5. 활동성 근막 통증유발점들은 유능한 치료사에 의해서 자극 받을 때, 환자가 인지할 수 있는 연관통 또는 감각 변화를 만들어낸다.

6. 잠재 근막 통증유발점들은 일반적으로 환자가 인지하지 못하는 통증 또는 감각 변화를 만든다. 이러한 근막 통증유발점들은 원인을 제공할 수도 있지만 환자 문제의 진정한 원인은 아니다.

7. 근막 통증유발점들은 어떠한 근육 섬유에서도 생길 수 있으며 (Sharkey 2008) 단지 한 근육의 중심에만 또는 아주 많은 근막 통증유발점 차트들에 그려진 "X" 표시 위에만 생기는 것이 아니다(오히려 혼동을 주고 있다). 영구적인 요인들을 찾아서 없애거나 바꿔야 한다.

8. 근막 통증유발점들을 찾는데 탁월한 촉진 기술이 필요하다.

9. 압박 및/또는 염증을 포함한 신경 손상을 배제하기 위해서 상부 또는 하부 사지 장력 테스트를 시행해야만 한다.

10. 감각 변화 또는 해결되지 않은 통증을 겪고 있는 어떠한 환자는 일차 또는 이차 원인 또는 제공자로서의 배제된 근막 통증유발점을 가지고 있을 가능성이 있다.

개시, 악화 그리고 영구적인 요인들

근막 통증유발점을 영구적으로 만드는 것들을 영구적인 요인이라 부른다. 처음에 근막 통증유발점을 활성화 시키는 것은 이것을 악화시키거나 유지시키는 것과는 다를 수도 있지만 그것들은 모두 보통 영구적인 요인들이라 불리운다. 어떤 증상을 조절하는 비결은 되도록 더 많은 영구적인 요인들을 조절하는 것이다.

적절한 의학적 병력은 통증 양상들이 안정되고 있는지 아니면 악화되고 있는지를 나타낸다. 만성근막통(chronic myofascial pain; CMP)은 꾸준히 진행되지 않는다. 증상을 악화시키는 위성 근막 통증유발점들의 생성 그리고 새로운 증상들의 출현은 영구적인 요인들이 활동하고 있다는 증거이다. 증상을 조절하려면 우선 이 요인들을 찾아서 조절해라.

이 요인들을 조절하는 방법은 다음과 같다. 세포들이 산소와 영양분에 접근하는 것을 줄이고, 세포 대사산물의 제거를 방해하거나, 신경전달물질인 아세틸콜린(ACh)에 부정적인 영향을 주고 결국 근육 기능에 지장을 주는 것도 영구적인 요인에 포함된다. 근막 통증유발점들의 형성을 돕는 어떤 것이 바로 영구적인 요인이다. 예를 들어, 그 부위로 혈액이 흐르는 것을 감소시키는 어떤 것은 산소와 영양분의 공급을 줄임으로써 에너지 위기를 더한다. 에너지 수요를 늘리고 (외상, 과로), 에너지 공급을 감소시키고 (적절하지 않은 영양, 인슐린 저항), CNS를 감작시키고 (통증, 소음), 산소 공급을 줄이고 (울혈), 감작 물질들의 분비를 증진 (알러지, 감염), 또는 종판소음의 증가 (증가된 ACh 분비, 줄어든 아세틸콜린에스테라제) 등도 이러한 요인일 수 있다.

영구적인 요인들: 길고 짧은 전쟁

우리는 통증과 전쟁을 하고 있다. 적군 보병은 역행호흡(paradoxical breathing), 인체 불균형, 근막 또는 결합조직 오용 및 관절 기능이상을 포함하는 기계적 스트레스인자들 같은 영구적인 요인들이다. 대사성 요인에는 에너지 대사장애 그리고 통증 및 수면 부족 등의 조건들이 포함된다. 환경 요인에는 오염물질, 투약, 외상 및 감염 등이 포함된다.

심리학적 요인들 또한 조사해야 할 중요한 영역이다. 라이프스타일 요인들을 위한 치료는 비용은 제일 적게 들지만 유지하기가 까다롭다. 더욱 복잡한 것은 영구적인 요인들 각각의 안에 또다른 요인들을 포함하고 있다는 사실이다. 인지 치료 및 마음챙김은 우리와 우리 환자들이 통증에 관해서 생각하고 그것에 관해서 인지하는 방식을 바꿀 수 있도록 도와주는 유용한 방법들이다.

예

역행호흡(paradoxical breathing)

역행 호흡은 비정상적인 가슴 움직임을 기술하는데 사용되는 용어로, 환자의 가슴이 들이쉬기 동안 바깥쪽 또는 앞쪽으로 움직이는 대신 (전혀 움직이지 않거나) 안쪽으로 움직인다. 환자가 기능적으로 호흡을 하지 못하고 얕은 호흡을 하기 쉽다는 것을 의미한다. 역행 호흡은 흔한 영구 요인이지만 환자가 호흡 리듬에 문제가 있을 경우 쉽게 확인할 수 있다.

올바른 리듬을 평가하려면, 한 손을 환자의 복부에 대라. 환자가 숨을 들이쉬는 동안, 폐가 팽창한 후 복강이 펼쳐지면서 배가 부풀게 된다. 숨을 내 쉴 때, 환자의 배는 다시 안으로 되돌아가야 한다. 이것이 생길 때, 이것은 그들의 호흡 근육들이 건강하다는 것을 나타낸다. 환자는 요구되는 공기를 받아들이고 남은 공기를 내뱉기 위한 생리학적 범위를 통해서 움직일 수 있다.

만약 숨을 들이 마시는 동안 환자의 가슴이 안으로 움직이고, 숨을 내쉬는 동안 바깥으로 움직일 경우 이것이 역행 호흡이다. 이 일관성이 없는 호흡은 입호흡을 포함하는데, 이것은 비효율적이며 얕은 것이다. 역행 호흡은 환자의 몸이 필요한 산소를 얻지 못하는 것을 나타낸다. 이것은 감기 같은 울혈 시기 동안 잠정적으로 생길 수 있는데, 그런 다음 습관적으로 유지되거나 아니면 가로막에 근막 통증유발점들이 형성되었거나, 다른 호흡 근육들로 인해서 이렇게 기능이 방해된다.

적절한 호흡 테크닉에 대한 훈련과 자각은 중요하지만, 실제 처치과정에서는 부분일 뿐이다. 코를 통해서 충분한 공기가 들어 오느냐, 아니면 울혈이 있느냐? 만약 그렇다면, 그 이유는? 알러지, 저강도의 부비강염(종종 곰팡이 감염에 의한다), 또는 다른 문제의 가능성을 확인해 보아라. 또한 근막 통증유발점 평가가 필요한데, 그 이유는 근막 통증유발점들이 울혈을 일으킬 수가 있고, 호흡 근육들 안의 그들의 존재는 이 근육들이 제대로 일을 하지 못하게 만들기 때문이다. 근막 통증유발점들을 위한 평가는 목갈비근 그리고 톱니근들 같은 부가적 호흡 근육들을 포함한다.

인체 불균형의 예시

0.5cm의 구조적 다리 길이 차이는 몸을 심각하게 기울게 만든다.

그러나, 사람들에게서 가장 흔한 것은 특히 근막 통증유발점들을 가진 사람들에게서의 골반 비틀림이다. 거기서 한쪽 넙다리는 골반 속으로 높게 당겨져서, 기능적으로 짧아진 다리를 만든다. 이 경우, 짧아진 다리의 뒤꿈치에 높이를 더하면 문제는 더 심각해진다.

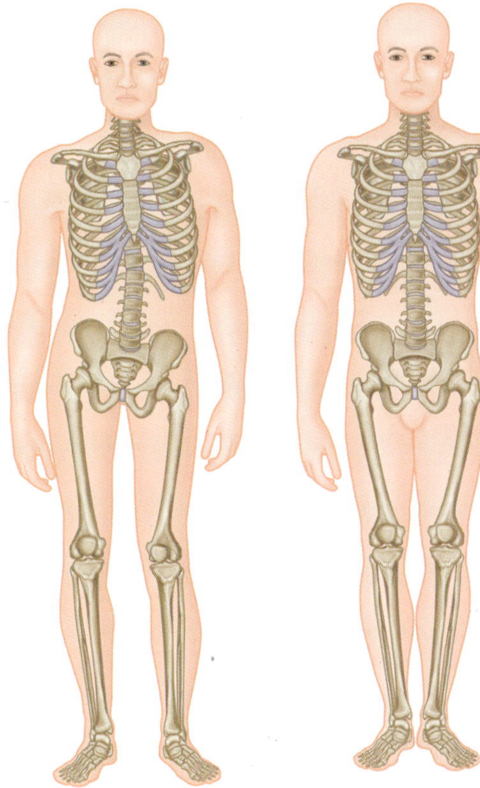

그림 3.1: 구조적 다리 길이 차이는 인체를 심각하게 기울일 수 있다.

진정한 다리 길이 차이는 전신의 어느 한 쪽에서의 비례적 짧음과 반대쪽에서 보상이 있는지를 확인하기 위한 실마리가 된다. 깊숙한 위치의 인대와 힘줄을 포함하는 수평 코어 안정근들이 건강한 길이로 있지 않을 때, 나선형으로 보상 효과가 만들어 질 수 있는데, 나선형 척추측만증(rotoscoliosis)이라 불리운다. 이것은 척주 주위 조직들이 비틀리는 것으로 어느 곳에서나 생길 수 있는데, 그 결과로 발, 발목, 힙 및 어깨가 틀어지게 된다. 한 부위는 우측으로 돌아가고 다른 부위는 좌측으로 돌아가서 보상한다. 인체는 조화와 균형을 찾지만 이 보상성 비틀림은 수 많은 부위에 기능성 과다가동성 또는 제한을 만들 수 있다.

또 다른 고려 사항은 한쪽만 작은 편측 골반(hemipelvis)이다. 우측과 좌측 반골반은 어울려야만 한다. 한 쪽에서 반골반이 더 작을 때, 환자가 평탄한 면에 앉는다면 한 쪽 힙의 위쪽 만곡은 다른 쪽보다 더 높아지게 된다.

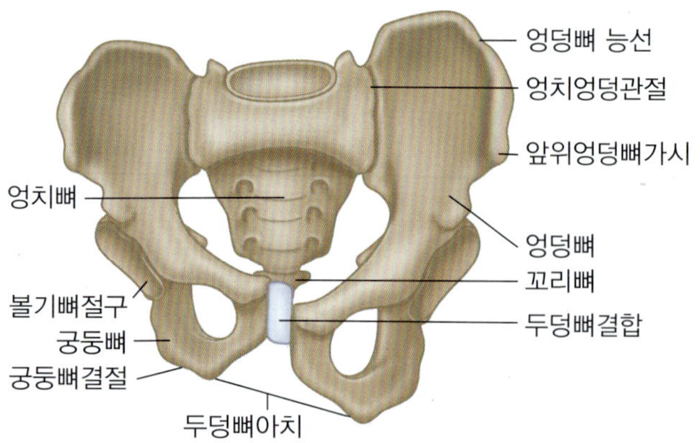

그림 3.2: 편측골반(hemipelvis)

다른 근육들이 보상하기 위해서 애를 쓰는 동안 척추측만증과 골반 회전이 나타날 수 있다. 허리네모근은 비대칭인 편측골반에 의해서 크게 영향을 받으며, 그러는 동안, 목빗근과 목갈비근들은 기울어진 가슴 근육들에서 오는 과부하를 조정하려고 애를 쓴다.

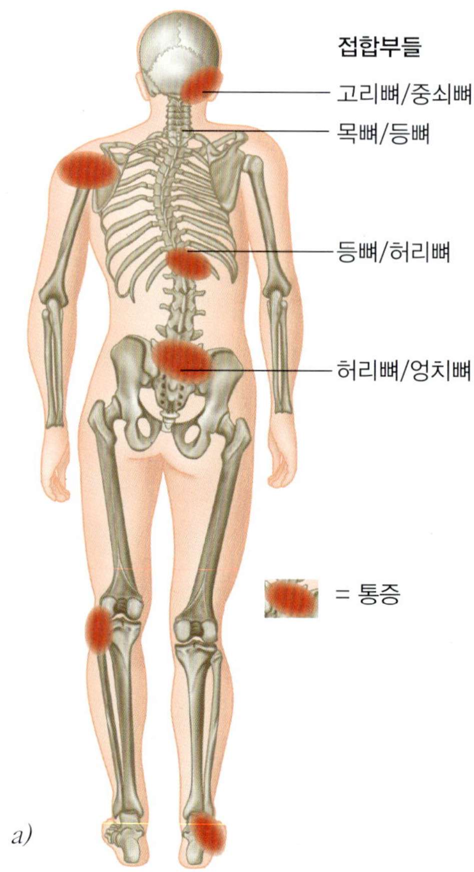

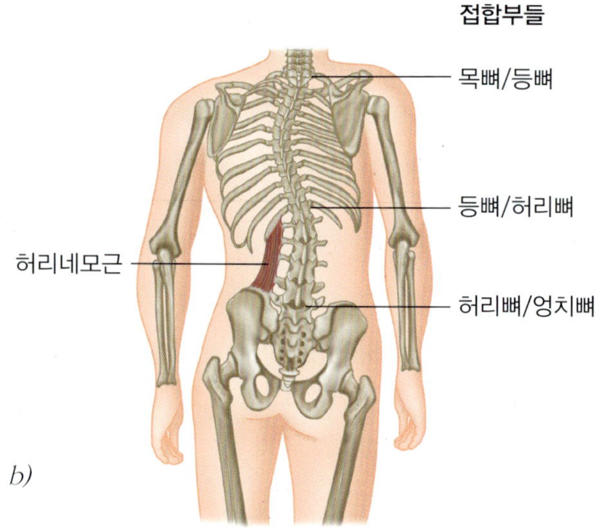

그림 3.3: 기능성 척추측만증의 보상

근육 오용

오래 계속되는 근육 섬유 수축, 반복적인 저강도 과부하 및 근육 스트레스(고강도 근육 수축)를 일으키는 어떠한 자세 습관은 근막 통증유발점들을 만들 수 있다 (Edwards 2005). 자세는 호흡에 영향을 주며 전정 기능이상과 교류할 수 있어서 증상들을 악화시킨다 (Yates, Billig 및 Cotter 2002). 서고, 앉고, 자는 자세에 대한 면밀한 관찰이 필요하다.

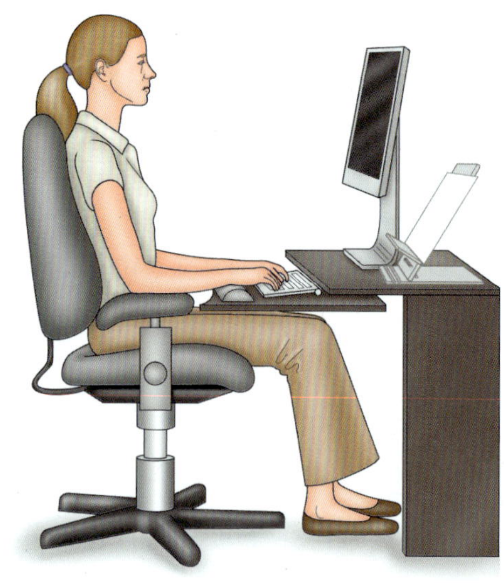

그림 3.4: 일과 관련된 활동에서 오는 자세성 문제를 피하기 위해서 인체공학적인 컴퓨터 스테이션을 써라.

어떠한 목 베개는 같은 곳에 있는 근막 통증유발점들에 스트레스를 주지 않고 목 만곡을 받쳐주기 위해서 그것에 딱 맞아야만 한다. 목과 어깨가 치료에 반응함에 따라 베개의 크기와 모양이 바뀔 수도 있다.

일단 올바른 신경근육계가 균형을 이뤘다면 많은 나쁜 자세 습관들은 찾아서 교정할 수 있다. 여기에는 머리를 내민 자세, 팔을 무릎에 대고 있기, 다리 꼬기, 몸을 옆으로 기울이기, 약한 근육들을 받히기 위해서 팔을 교차시키기 등이 포함된다. 종종 나쁜 자세 습관들은 근막 통증유발점들 또는 후관절의 병리와 같은 영구적인 요인들을 찾는 열쇠가 된다.

가장 쉽게 예방할 수 있는 영구적인 요인 중 하나는 부적절한 신체활동 즉 운동이다. 과도긴장성 근육들을 먼저 해결하지 않고서 근막 통증유발점들을 가지고 있거나 억제된 근육을 강화시키는 것은 거의 불가능하다. 처음에는 근육 유닛들 사이의 신경근육 균형을 회복시키는 것이 (단축된 경련성 근육을 우선 목표로 해라) 매우 중요하다. 그런 다음 힘이 아니라, 신경근육의 효율에 힘써라. 억제된 근육의 힘을 기르는 것은 순서 상 나중에 온다.

관절 기능이상

관절 기능장애는 근막 통증유발점들과 상호작용을 할 수 있다. 관절 위치에 영향을 주는 어떤 역학적인 스트레스는 골관절염(osteoarthritis; AO) 발병을 진행시킬 수도 있다 (Solomon, Schnitzler 및 Browett 1982). 근막 통증유발점들을 치료하는 것은 신경근육 기능과 조화를 개선시키며, 신경근육 기능을 개선시키는 어떤 것은 OA의 진행을 막거나 늦출 수 있다 (Loeser와 Shakoor 2003). 어떠한 관절염 치료와 예방 프로그램은 함께 존재하는 근막 통증유발점들의 치료를 포함할 필요가 있다 (Cummings 2003).

근막 통증유발점들이 고르지 않은 근육 수축을 일으킬 수 있다. 고르지 않은 수축은 측두하악관절 기능장애(TMJD)를 일으키거나 원인을 제공할 수 있으며 뼈 배열 이상을 일으킬 수 있다 (Koolstra와 van Eijden 2005). 고르지 않은 근육 수축은 턱 관절 디스크 부식을 일으키기에 충분하다 (Liu 등. 2000).

척추뼈들과 근막 통증유발점들은 상호 영향을 준다. 활동성 근막 통증유발점들은 목 척추-디스크 병소들과 연관된다 (Hsueh 등. 1998). 근막 통증유발점들로 인하여 주위를 싸고 있는 연조직들이 고르지 않게 수축되면, 척추뼈는 배열이 약간 틀어질 수 있다. 이러한 배열이상은 척추사이 디스크들을 자극한다. 척추사이 디스크 조정, 그리고 그들과 연관된 인대성 부착 보상들은 인체의 각진(angular) 동작에서 변화들을 일으키는데 그것은 경추의 아래쪽과 위쪽 척추사이 디스크들에 스트레스를 더 주게 된다 (Kumaresan, Yoganandan, and Pintar 1999).

관절에 비해 연조직은 진단이나 치료에 있어서 종종 무시되는 경우도 많다. 디스크 악화는 동작과 근육 보상을 더욱 바뀌게 만들어서 이것은 후관절들, 근육들 및 인대들에 추가적인 병소를 만드는 원인을 제공할 수 있어서 만성 통증 상태를 만든다 (Brisby 2006). 그러나, 영상 촬영에서 보이는 디스크 기형 또는 뼈가시는 통증의 원인이 아닐 수도 있다. 연조직 평가 없이 시행된 수술은 실패할 수도 있다 (Dubousset 2003). 그 결과로의 외과적 흉터, 유착 및 수술 후 연조직의 팽팽함(tightening)은 인접 척추에 추가적인 스트레스를 줄 수 있어서 근막 통증유발점들을 형성하게 이끈다.

PART II

주범을 만나다

MEET THE CULPRITS

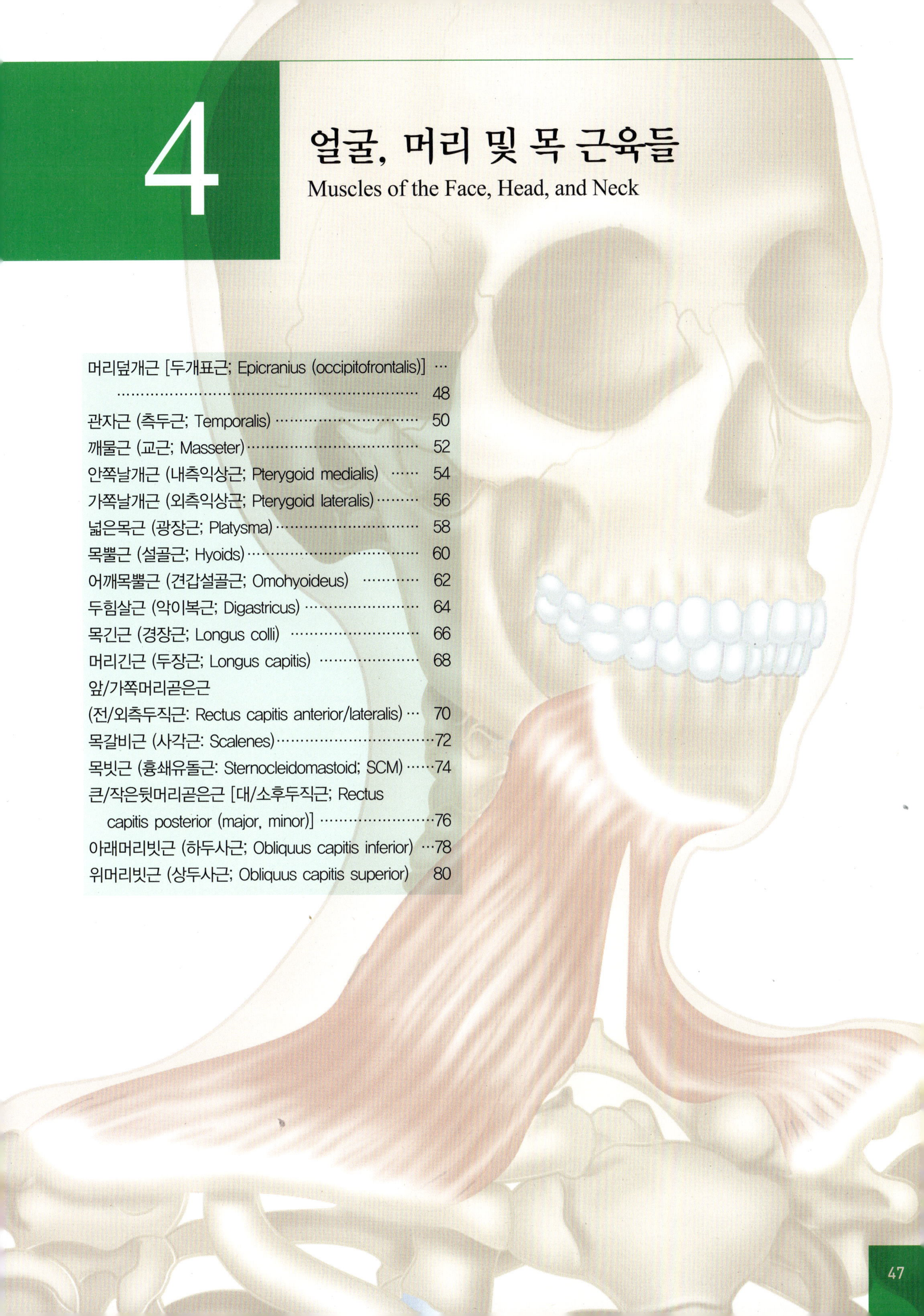

4 얼굴, 머리 및 목 근육들

Muscles of the Face, Head, and Neck

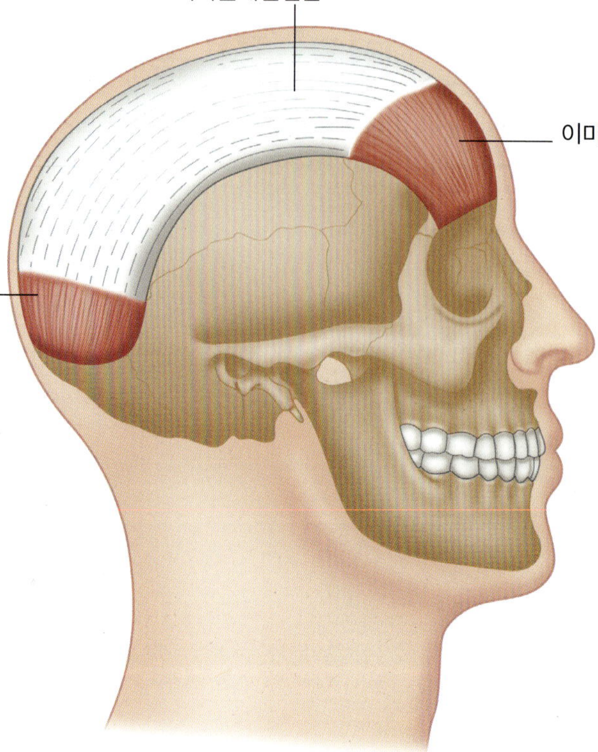

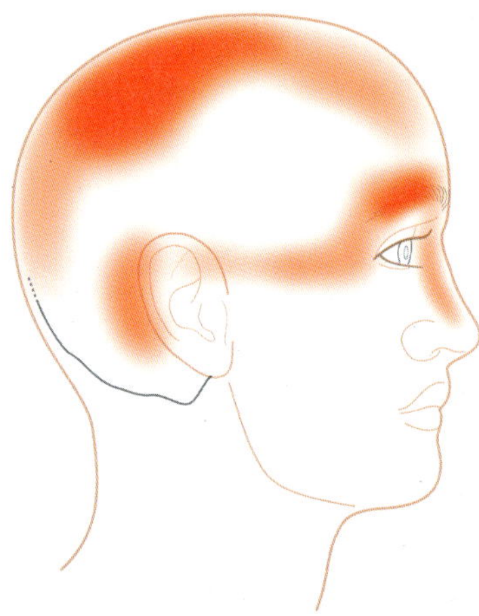

머리덮개근

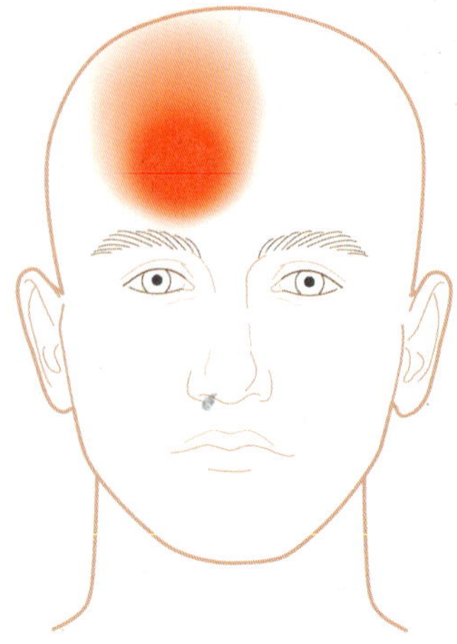

이마근

라틴어: *occiput*, 뒤통수; *frons*, 이마

기시

뒤통수근: 뒤통수뼈 위쪽 목덜미선의 바깥쪽 2/3, 그리고 관자뼈(측두골)의 꼭지돌기(유양돌기)

이마근: 머리덮개널힘줄

종지

뒤통수근: 머리덮개널힘줄

이마근: 눈과 코 위의 근막과 피부

동작

뒤통수근: 머리덮개를 뒤쪽으로 움직인다. 눈썹을 올리고 이마에 주름을 짓기 위해서 이마근 근복(frontal belly)을 보조한다.

이마근: 머리덮개를 앞쪽으로 움직인다. 이마 피부를 수평적으로 주름지게 한다.

신경

안면신경(7번 뇌신경, CN VII)

운동사슬

머리덮개근은 본질적으로 두 개의 근복(muscle gasters)이며 이 사이에는 머리덮개널힘줄이라 불리우는 강한 근막이 연결되어 있다. 햄스트링 (예: 넙다리두갈래근) 또는 발바닥근막의 근육 경련이 이 부위를 뭉치게 만들 수 있고 궁극적으로는 머리와 목에 긴장 또는 두통을 유발할 수 있다. 후방 선(back line)의 운동사슬에 위치한 어느 부위의 긴장이라도 머리덮개널힘줄을 단축시킬 수 있고 그 결과 긴장성 두통이나 경추의 과신전(hyperextension)이 일어난다. 이것은 걷거나 달릴 때 시야 높이를 맞추기 위해서 뒤쪽으로 기울어진 골반을 만들 수도 있어서 근막 통증유발점이 발생하기 쉬운 몸이 되는 것이다.

근막 통증유발점

통증은 같은쪽에 있는 이마 위의 이마근에서 위쪽으로 향한다. 뒤통수근은 안구 속으로 또는 눈 뒤로 통증을 유발할 수 있다. 통증은 귀 뒤나 코 안으로 즉 아래 방향으로도 이동할 수 있다. 소리와 빛에 대한 민감성이 증가하면 통증의 강도가 훨씬 증가한 것으로 느끼게 된다는 보고도 있다. 머리 안쪽(inside head)에 극심한 통증이 있다고 호소하는 환자가 있었다. 검사를 해 보니, 뒤통수근의 근막 통증유발점들이 인지가능한 통증(recognized pain)을 반복적으로 만들어내고 있었다.

치료사 가이드라인

환자 자세잡기

똑바로 누워 이마근에 접근한다. 뒤통수근은 머리를 반대쪽으로 돌리거나 엎드리게 한다.

니들 종류

0.25 – 0.30 mm × 30 mm 니들

니들 방향

편평 촉진(flat palpation)을 사용해서 감지할 수 있는 긴장된 띠(taut band) 안에 있는 근막 통증유발점을 찾아서 잡아라. 피부와 접선을 이루듯 니들을 자입하고 방향은 근막 통증유발점을 향하게 한다. 이들은 매우 가늘고 얇은 근육이며 45°로 자입하면 해당 근육에 가장 잘 접근할 수 있다.

주의사항

특별한 주의사항이 없다.

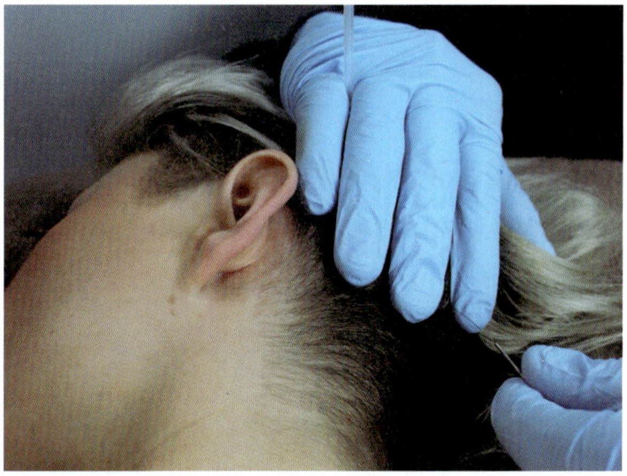

뒤통수근, 옆으로 눕거나 똑바로 누워서, 머리를 반대쪽으로 돌린다.

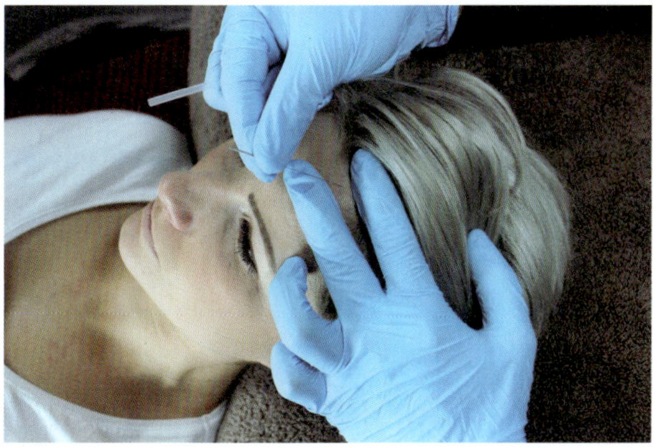

이마근, 똑바로 눕는다.

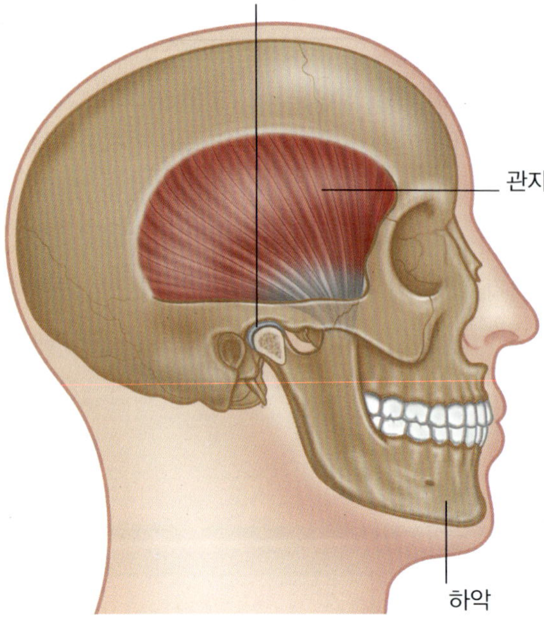

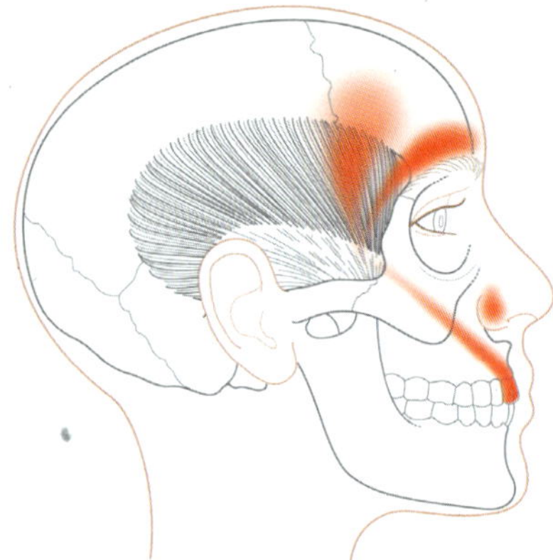

하부 앞쪽 부착 TrP.

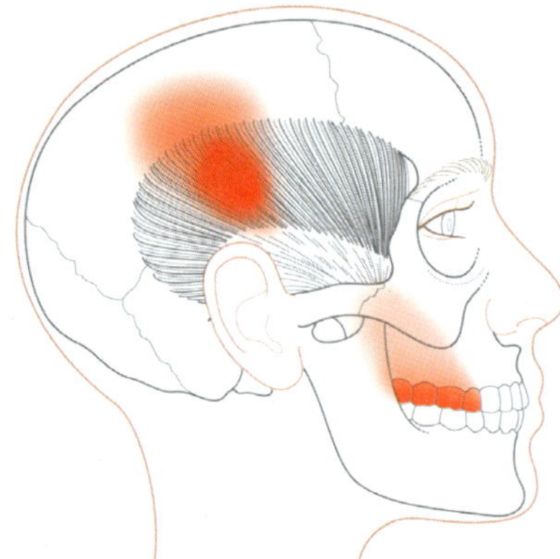

하부 뒤쪽 부착 TrP (귀 앞 부위).

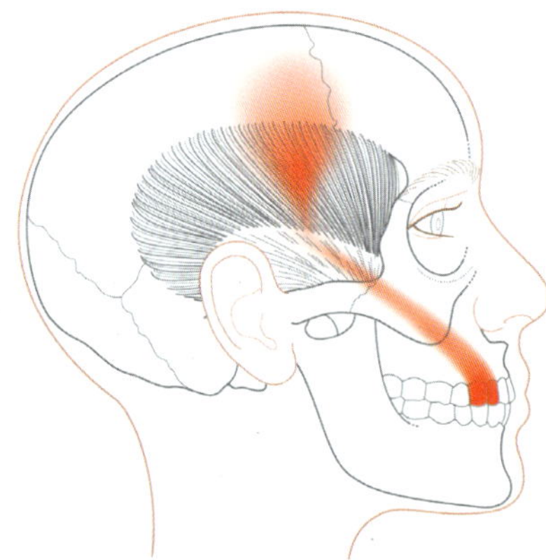

하부 중앙 부착 TrP.

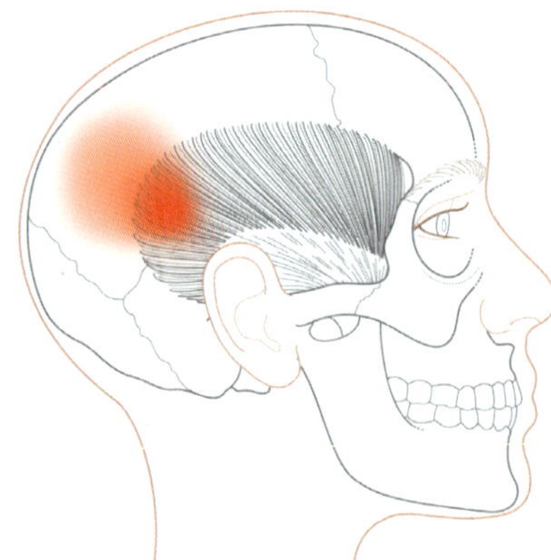

중심 관자근 TrP (귀 뒤 점).

라틴어: *temporalis*, 머리의 옆과 관련된

기시

관자근막의 깊은 면, 그리고 전체 와(entire fossa)
와의 바닥은 광대뼈, 이마뼈, 마루뼈, 나비뼈 및
관자뼈로 구성된다.

종지

하악 갈고리돌기의 깊은 면들과 안쪽/바깥쪽
꼭대기, 그리고 하악지의 앞쪽 가장자리

동작

턱을 다물고(하악을 올리고), 하악의 좌우편차
(side-to-side deviation)를 보조하며, 치아를 꽉 다물게
한다. 귀를 위쪽으로 당겨 머리덮개를 가로지르는
긴장을 만든다.

신경

삼차신경(5번 뇌신경, CN Ⅴ)의 하악분지에서 오는
앞쪽 및 뒤쪽 깊은관자신경(deep temporal nerve)

운동사슬

관자근과 깨물근은 협력근(synergist)이다. 과도하게 발달된 상부 등세모근은 이 두 근육들에 문제를 일으킨 원인을 제공해 왔음에도 그동안 간과되어져 왔었다. 단축된 관자근은 치아를 꽉 깨물게 만드는데, 이것은 치아를 둘러싸고 있는 감각성 고유수용기에 손상을 줄 수 있다. 관자근 기능이상은 균형 손실, 어지러움, 메스꺼움, 난청, 이명, 삼차신경통 및 시각 문제를 일으킬 수 있다. 목, 얼굴 및 머리 근육들은 코어(허리골반-힙 복합체)만큼 전체 근육 기능에 중요하다. 껌 씹기 같은 습관은 반복적인 스트레스와 부하를 일으킬 수 있다.

근막 통증유발점

억제된 깨물근이 이 근육에게 가질 수 있는 사슬 영향을 알아야만 한다. 관자근과 깨물근은 필요한 장력을 더 많이 제공하기 위한 노력으로 근막 통증유발점들 발달시킬 수 있다. 머리를 앞으로 내민 자세는 가장 눈에 띄는 자세이기 쉽다. 통증은 같은쪽 이마를 넘어 위쪽으로 지나간다. 통증은 귀 바로 위와 뒤통수의 목덜미선으로 넘쳐간다. 깨물근은 모든 두통 환자들에게서 고려되어야 한다. 상하악 치아와 잇몸의 통증은 이 근육의 가장 흔한 통증 양상이다. 또한 깊숙한 통증이 눈썹 위 그리고 간혹 머리의 같은쪽과 뒤에서 나타난다. 이러한 연관통 양상에 기반하여 다른 근육을 치료할 때, 이와 관련이 있는 부위라면 근육운동 사슬(myokinetic chain)의 일부로서 시행되어야 한다.

치료사 가이드라인

환자 자세잡기

똑바로 또는 옆으로 눕는데, 머리를 반대쪽으로 돌린다.

니들 종류

0.14 – 0.16 mm × 15 mm 니들

니들 방향

관자 박동을 찾아서 피해라. 편평 촉진(flat palpation)을 사용해서 감지할 수 있는 긴장된 띠(taut band) 안에 있는 근막 통증유발점을 찾아서 고정시켜라. 니들을 자입해서 얕은 각도로 관자와(temporal fossa) 쪽을 향해라.

주의사항

이마뼈와 마루뼈로 갈라지는 부위의 관자동맥을 촉진해라. 얕은 각도로 니들을 자입하는 것을 추천하는데, 깊숙한 앞/뒤 관자동맥들을 피하기 위함이다.

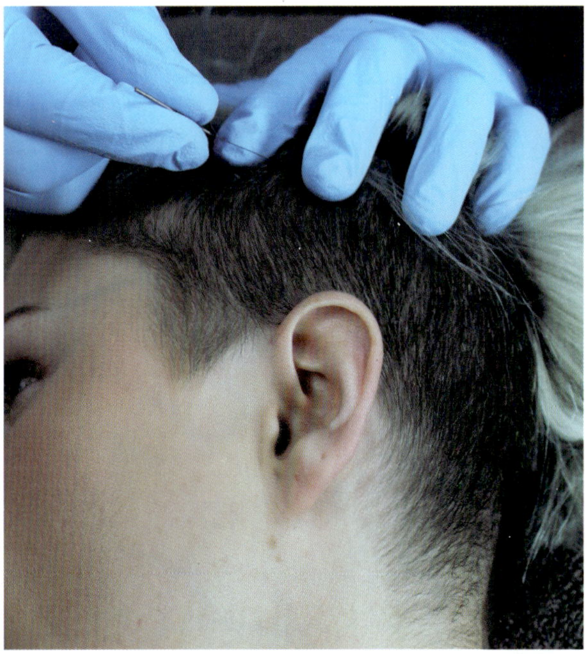

관자근, 머리를 반대쪽으로 돌려 똑바로 누운 자세

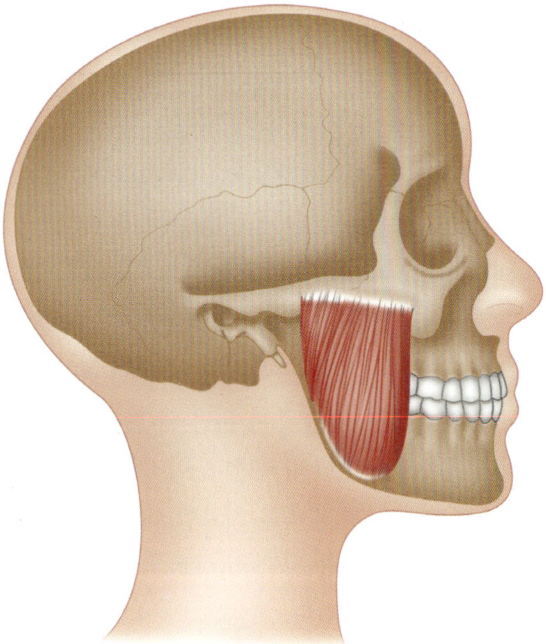

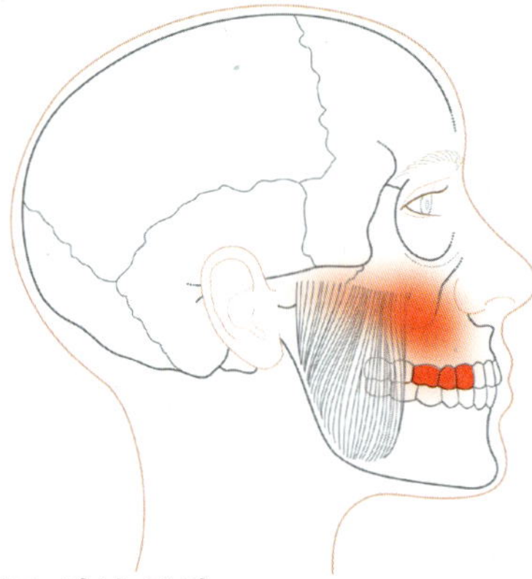

얕은 깨물근 상부 부착 TrPs.

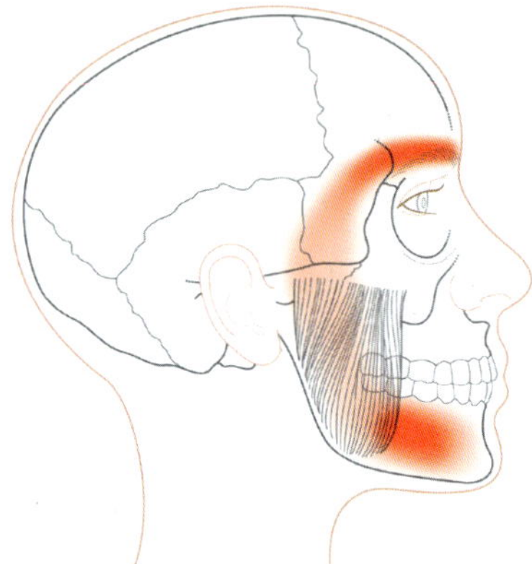

얕은 깨물근 하부 부착 TrPs.

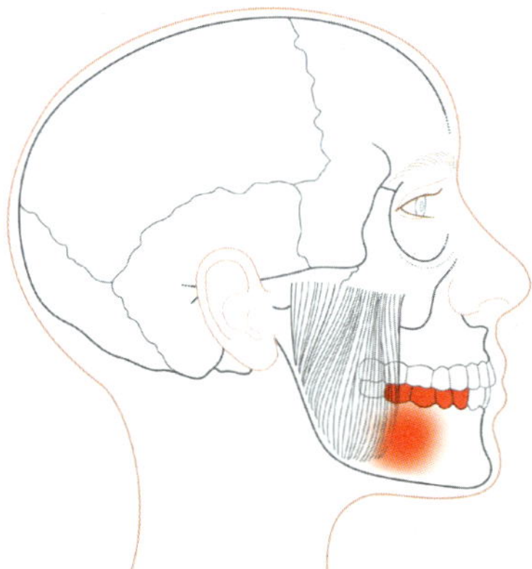

얕은 깨물근 중앙 TrPs.

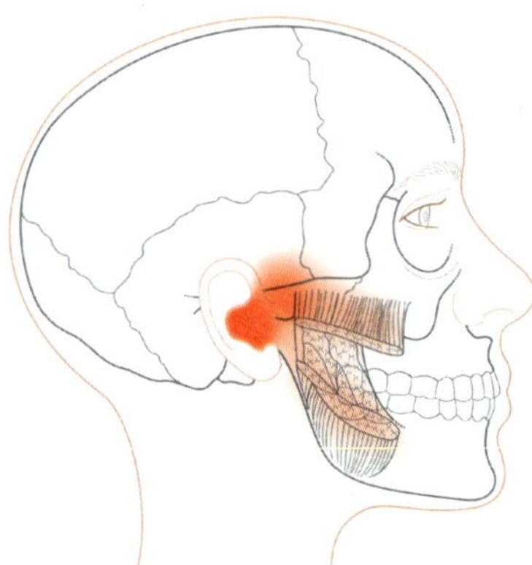

깊은 깨물근 상부 뒤쪽 TrPs.

그리스어: *maseter*, 깨무는 것

기시

얕은 부위(superficial portion): 상악의 광대돌기, 그리고 광대 아치의 앞쪽 2/3

깊은 부위(deep portion): 광대 아치의 표면

종지

하악 각(angle), 그리고 하악지(ramus)의 바깥면 (얕은 부위) 그리고 하악의 갈고리돌기

동작

턱을 닫음, 하악을 올리고 턱을 약하게 앞으로 당긴다.

신경

삼차신경(5번 뇌신경, CN Ⅴ)의 하악분지

운동사슬

머리를 앞으로 내미는 자세는 하악으로 하여금 깨물근이 부당한 스트레스를 받는 포지션에 위치하게 한다. 턱끝목뿔근, 어깨목뿔근 및 두힘살근 같은 길항근(antagonist)은 모두가 잘못된 테크닉으로 복근을 과도하게 훈련한 결과, 경련성이 된다. 이것은 차례로 깨물근을 억제할 수 있는데, 결과적으로 근막 통증유발점이 형성되어서 근육은 뻣뻣해지고 긴장된 상태에 놓이게 된다.

뒤통수밑근육군(suboccipital muscles)과 관련된 변화는 머리와 얼굴 근육들의 항상성(homeostasis)에 영향을 끼친다. 측두하악관절의 위치가 바뀌면 경추 포지션도 바뀔 것이다. 측두하악관절의 정확한 정렬을 위해서는 국소적으로는 깨물근과 날개근의 치료, 전체적으로는 코어의 효율을 개선하는 것까지 병행되어야 한다.

근막 통증유발점

깨물근은 복잡한 근육이며 통증은 눈썹, 상악, 하악(앞쪽) 그리고 위아래 어금니까지 나타날 수 있다. 치통이 있는 사람이라면 치과로 바로 달려갈 것이다. 명백한 병소가 없을 경우, 환자의 최대 관심사는 통증의 근본 원인으로 근막 통증유발점들에서 온 연관통의 가능성은 없는지를 의심해 볼 것이다.

기타 관련된 감각들은 비행기 탑승 때처럼 압력이나 온도에 따른 민감성의 변화를 포함한다. 통증과 감각 변화는 측두하악관절과 내이(inner ear)에 증상을 만들어낼 수 있다. 깨물근의 근막 통증유발점들은 두통의 중요한 원인제공자임을 기억해야 한다.

치료사 가이드라인

환자 자세잡기

똑바로 또는 옆으로 눕는데, 머리를 반대쪽으로 돌린다.

니들 종류

0.14 – 0.16 mm × 15 mm 니들

니들 방향

얼굴의 주요한 박동 부위 혹은 겉으로 쉽게 보이는 혈관 조직들을 탐색하되, 니들링을 해서는 안 된다. 편평 촉진을 사용해서 감지할 수 있는 긴장된 띠(taut band) 안에 있는 근막 통증유발점을 찾아서 고정시켜라. 상악이나 하악을 향하도록 니들을 자입하되, 환자의 입은 다물게 하고 치아 표면을 닿을 듯하게 하면 된다.

주의사항

특별한 주의사항이 없다.

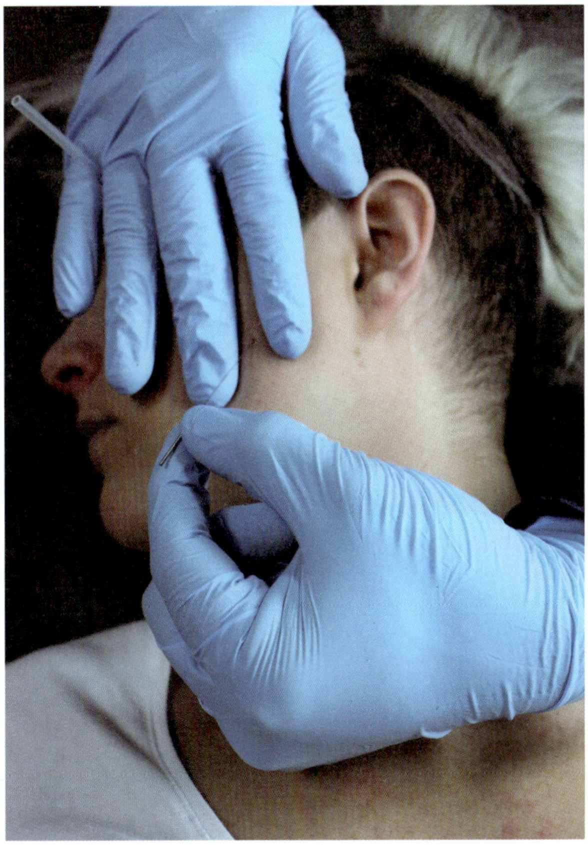

깨물근, 똑바로 누워, 머리를 반대쪽으로 돌린 자세

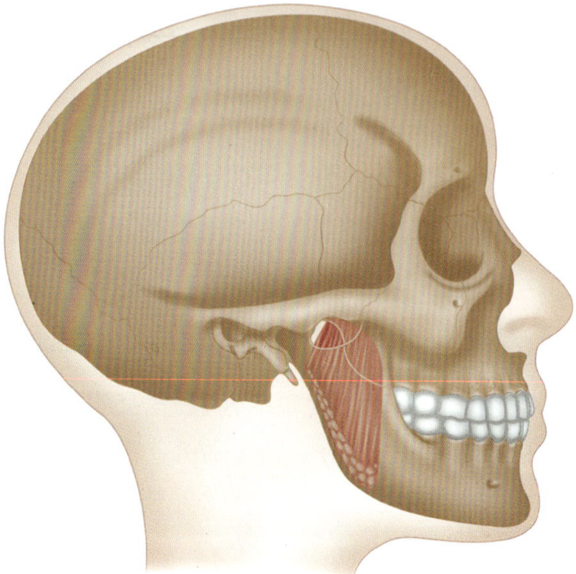

그리스어: *pterygoeides*, 날개 모양. 라틴어: medialis, 중간에 관련된

기시

깊은 머리(long head): 외익상판(lateral pterygoid plate)의 안쪽면, 위쪽 치아의 뒤쪽

얕은 머리(superficial head): 위턱뼈융기(maxillary tuberosity)

종지

하악의 안쪽 각

동작

하악을 올리고 턱을 닫는 동작을 하며, 가쪽날개근(pterygoideus lateralis)이 턱을 좌우로 움직이는 것을 돕는다.

신경

삼차신경(5번 뇌신경, CN Ⅴ)의 하악분지

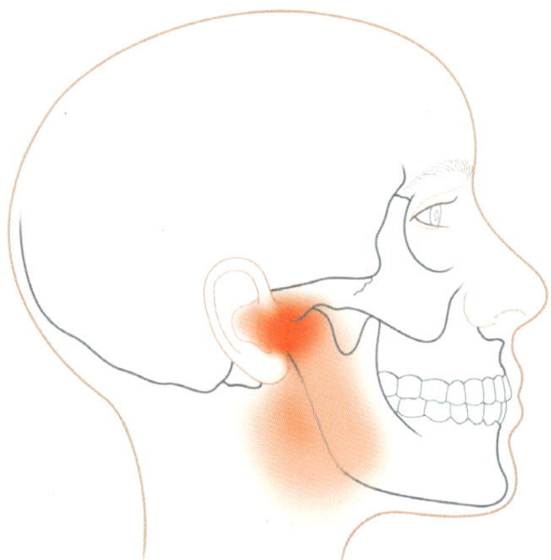

운동사슬

다리 길이 불일치는 역학적인 스트레스를 만들며, 목에 있는 근육들 특히 목빗근의 근막 통증유발점 형성과 관련이 있다. 목빗근은 일차적인 근막 통증유발점들이 생길 수 있는 부위로서 결국 날개근에 위성(baby or satellite) 근막 통증유발점을 발생시킨다. 그러므로 저항운동과 정적인 스트레칭으로 이 근육들을 강화하려는 노력을 기울일 필요는 없다. 이것은 단기간으로 증상들을 없애줄 수 있지만 장기간으로 볼 때 분명히 여러 문제들을 발생시킬 것이다. 근막 통증유발점들의 제거에 초점을 맞추는 것이 필수적이지만 전신 운동 사슬 움직임을 포함하는 적절한 신체 활동이 동반되어야 한다.

근막 통증유발점

측두하악관절과 상악동 깊숙한 곳으로 통증을 유발할 수 있다. 이러한 근막 통증유발점들은 관절염(arthritis)이나 부비강염(sinusitis)으로 가장 자주 오인된다. 이명의 원인 요인으로도 보고되었다. 혀와 입 뒤쪽에서 통증을 느낄 수도 있어서 삼킴동작이 어려울 수도 있다.

치료사 가이드라인

환자 자세잡기

똑바로 또는 옆으로 눕는데, 머리를 반대쪽으로 돌린다.

니들 종류

0.14 – 0.16 mm × 15 mm 니들

니들 방향

얼굴 박동을 찾아서 피해라. 감지할 수 있는 긴장된 띠(taut band) 안에 있는 근막 통증유발점을 찾아서 고정하고 있어라. 그 근육에 접근하게 하기 위해서, 환자가 입을 벌려 두 손가락을 치아 사이에 끼고 있는 동안 니들을 자입한다. 어떤 이유에서 환자가 입에서 손가락을 뺄 경우, 입을 다물기 전에 치료사는 서둘러 니들을 뺄 충분한 시간을 확보해야 한다.

주의사항

얼굴의 주요한 박동 부위 혹은 겉으로 쉽게 보이는 혈관 조직들을 탐색하되, 니들링을 하면 안 된다.

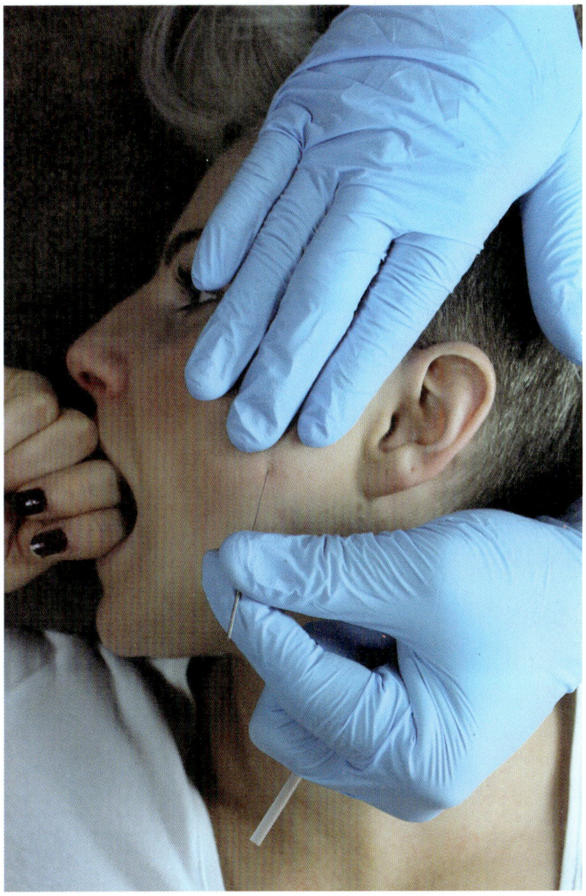

안쪽 날개근, 똑바로 누워, 머리를 반대쪽으로 돌린 자세

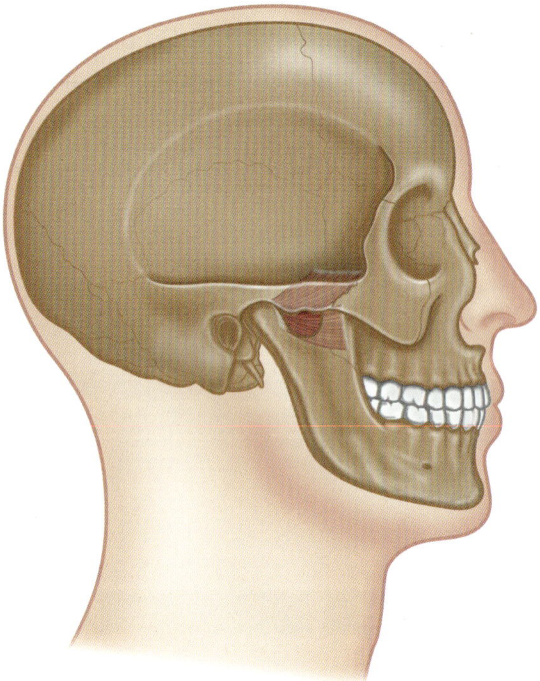

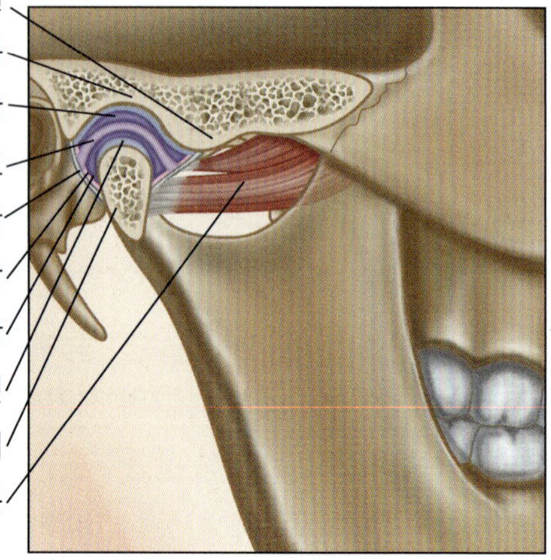

그리스어: *pterygoeides*, 날개 모양. 라틴어: lateralis, 측면과 관련된

기시

위쪽 머리: 나비뼈 큰날개의 옆면

아래쪽 머리: 나비뼈 외익상판(lateral pterygoid plate)의 옆면

종지

측두하악관절의 관절낭과 관절 디스크 그리고 하악의 목(neck)

동작

입을 벌리고, 하악을 앞으로 당기고, 좌우 운동을 하게 한다.

신경

삼차신경(5번 뇌신경, CN Ⅴ)의 하악분지

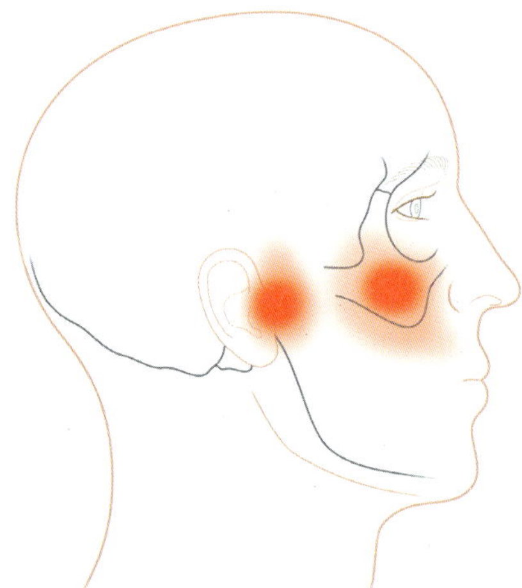

운동사슬

편측골반(hemipelvis) 불일치를 포함한 다리 길이 불일치는 역학적인 스트레스를 만들며, 목에 있는 근육들 특히 목빗근에 근막 통증유발점을 형성한다. 목빗근은 일차 근막 통증유발점들로서 결국 날개근에 위성 근막 통증유발점들을 만든다. 그러므로 저항운동과 정적인 스트레칭으로 이 근육들을 강화하려는 노력을 기울일 필요는 없다. 이것은 단기간으로 증상들을 없애 줄 수 있지만 장기간으로 볼 때 다른 문제들을 유발할 것이다. 근막 통증유발점들의 제거가 필수적이겠지만 전신 운동사슬의 움직임을 포함한 적절한 신체활동이 반드시 병행되어야 한다.

근막 통증유발점

측두하악관절과 상악동 깊숙한 곳으로 통증을 유발할 수 있다. 이러한 근막 통증유발점들은 관절염(arthritis)이나 부비강염(sinusitis)으로 가장 자주 오인된다. 이명의 원인 요인으로 보고되었다. 혀와 입 뒤쪽에서 통증을 느낄 수도 있어서, 삼킴동작이 어려울 수도 있다.

치료사 가이드라인

환자 자세잡기

똑바로 또는 옆으로 눕는데, 머리를 반대쪽으로 돌린다.

니들 종류

0.14 – 0.16 mm × 15 mm 니들

니들 방향

얼굴 박동을 찾아서 피해라. 감지할 수 있는 긴장된 띠(taut band) 안에 있는 근막 통증유발점을 찾아서 고정하고 있어라. 그 근육에 접근하게 하기 위해서, 환자가 입을 벌려 두 손가락을 치아 사이에 끼고 있는 동안 니들을 자입한다. 어떤 이유에서 환자가 입에서 손가락을 뺄 경우, 입을 다물기 전에 치료사는 서둘러 니들을 뺄 충분한 시간을 확보해야 한다.

주의사항

얼굴의 주요한 박동 부위 혹은 겉으로 쉽게 보이는 혈관 조직들을 탐색하되 니들링을 하면 안 된다.

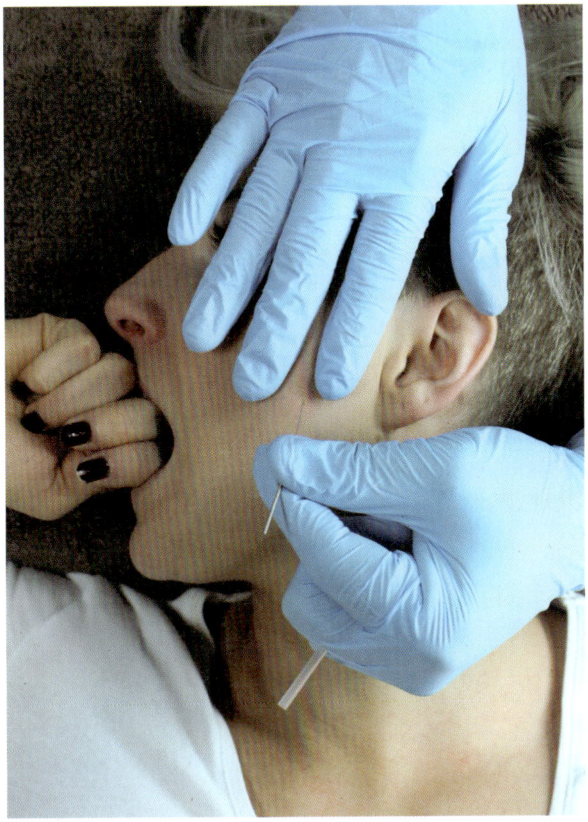

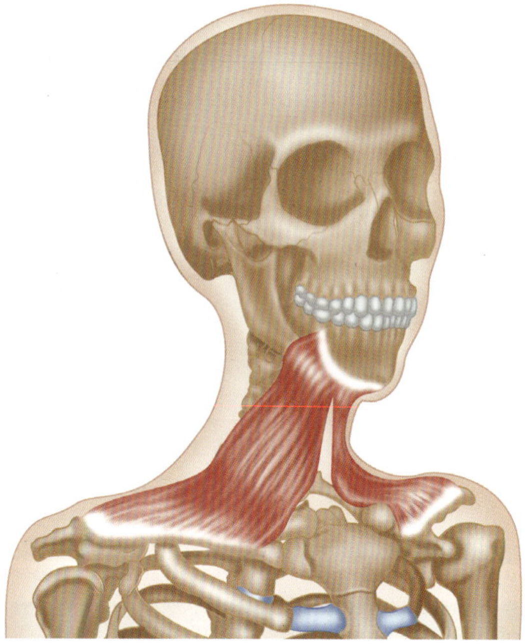

그리스어: *platys,* 넓은, 편평한

기시

목의 피부와 얕은 근막 그리고 가슴의 상부1/4, 그리고 때때로 어깨 바깥쪽

종지

연관 근육들을 포함한 턱의 피부 밑 근막(subcutaneous fascia)

동작

입을 벌리는 것을 도우며 힘을 쓰거나 무서울 때 짓는 표정을 만든다. 아랫 입술을 입의 구석에서부터 아래쪽으로, 양 옆으로 당긴다.

신경

얼굴신경(7번 뇌신경, CN Ⅶ)의 목분지

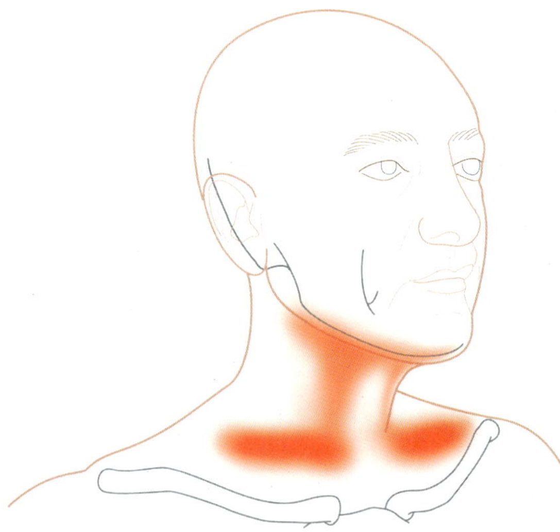

운동사슬

넓은목근은 피부계통(integumentary system)의 근육으로 말이 성가시게 구는 곤충을 털어내는 동작을 취할 때 사용되는 근육이 바로 이것이다. 이 근육의 과다긴장은 입은 아래쪽으로, 가슴부위 피부는 앞쪽으로 잡아당긴다. 갑상선을 덮고 있는 조직들이 분비선 기능(glandular function)에 영향을 줄 수도 있으므로 분비선에 기능장애가 있을 때에는 검사를 해야 한다. 전문가에게 의뢰할 것을 추천한다. 이 근육은 신경근육의 비효율성과 따로 단련하기가 어렵다는 이유로 쉽게 피로가 쌓일 수 있고 그 결과 좌상(strain)에 이를 정도로 상태가 나빠질 수 있다. 단축되고 긴장된 깨물근은 넓은목근을 저해할 수 있어서 특히 밤에 심해지는 이갈이를 야기할 수 있다.

근막 통증유발점

상부 가슴과 턱 아래에서 느껴지는 따갑게 찌르는 통증은 이 피부 계통의 근육 안에 있는 근막 통증유발점들의 결과일 수 있다. 넓은목근 섬유들은 얼굴의 관련 근육들과 상부 가슴 벽 안에서 섞이는데, 입둘레근, 빗장밑근 및 가슴근들이다. 근막 통증유발점들은 목구멍 앞쪽의 뻣뻣함과 눈꺼풀의 깜빡거림을 증가시킬 수 있다.

치료사 가이드라인

환자 자세잡기

똑바로 또는 옆으로 눕는데, 머리를 반대쪽으로 돌린다.

니들 종류

0.25 – 0.30 mm × 30 mm 니들

니들 방향

치료사는 손가락 사이로 니들링의 목표가 되는 부위의 조직을 얇게 집어올리는 접근법을 사용해야 한다. 이 근육은 피부계통의 근육이라는 사실을 명심해야 한다. 이것은 피부 시스템 근육이라는 것을 명심해라.

주의사항

자입각도는 얕아야 하며 피하조직을 넘어서까지 니들링을 하지 않도록 해야 한다.

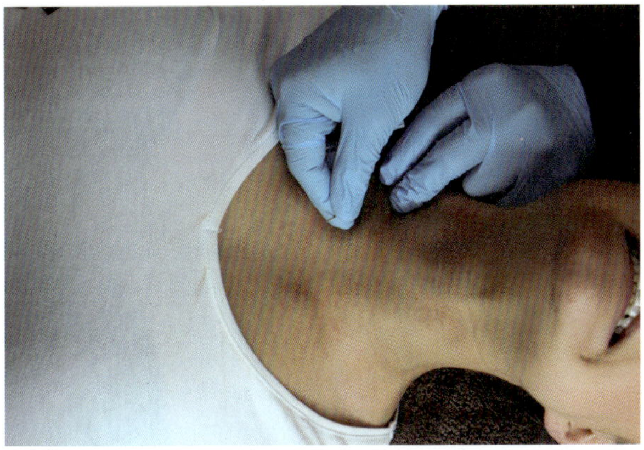

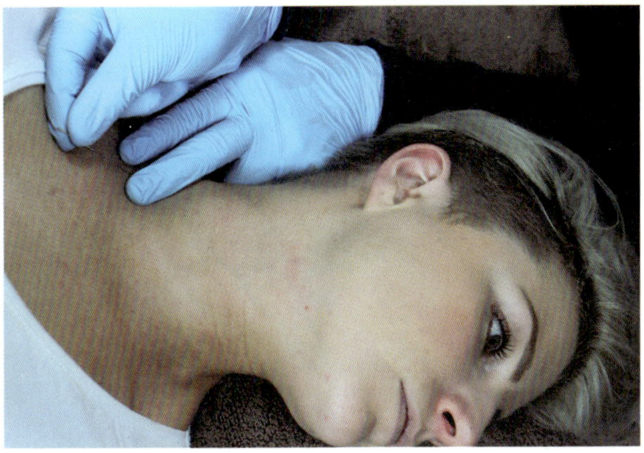

넓은목근, 똑바로 누운 자세

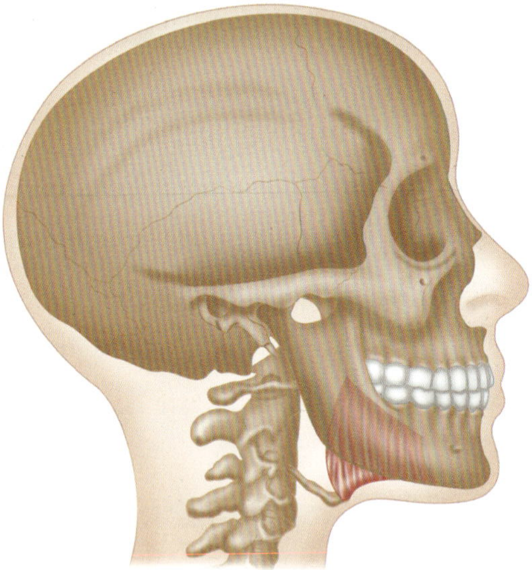

턱목뿔근

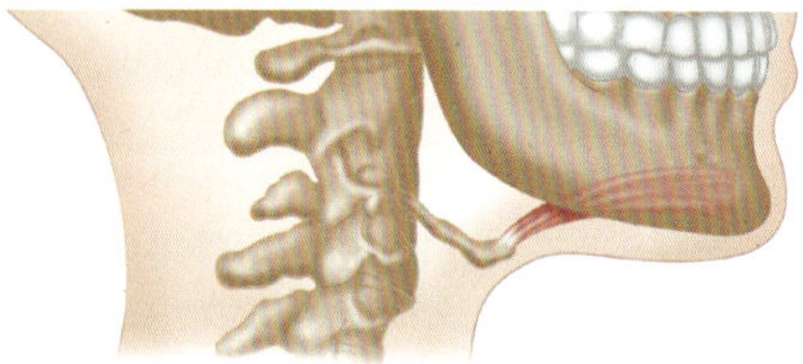

턱끝목뿔근

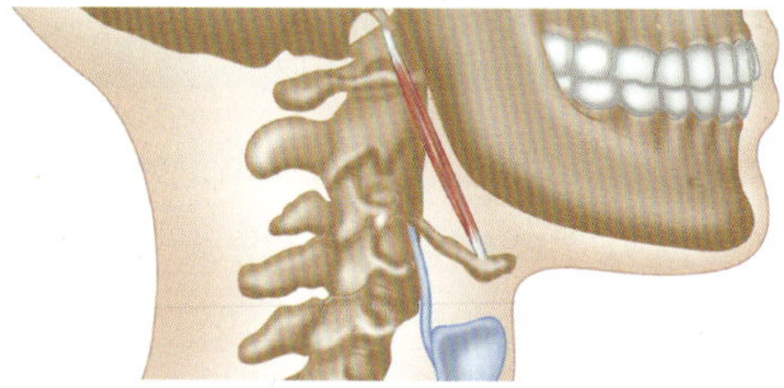

붓목뿔근

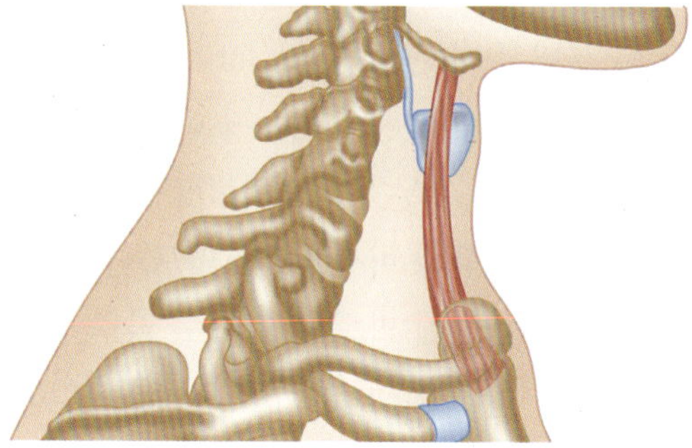

복장목뿔근

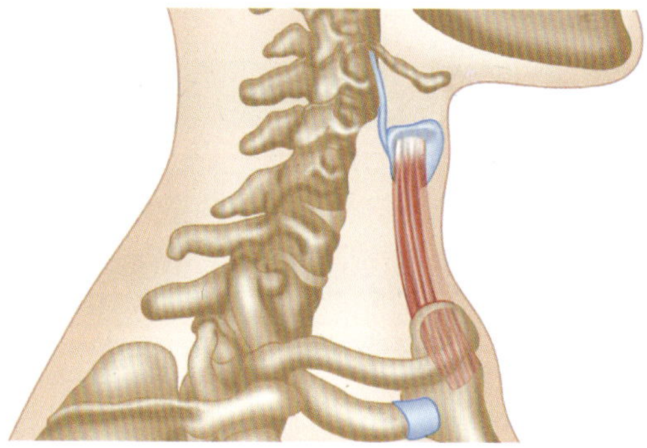

복장방패근

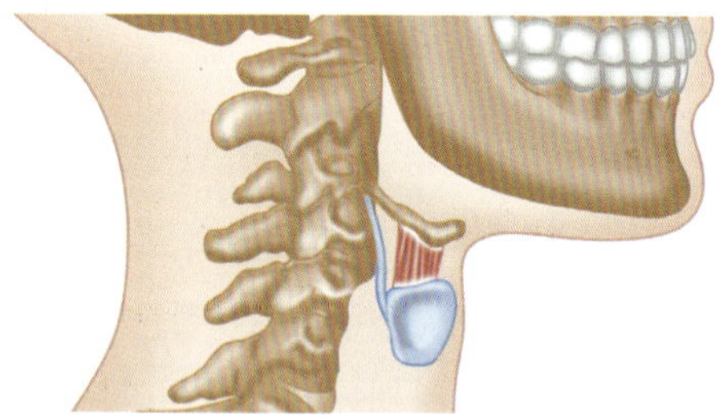

방패목뿔근

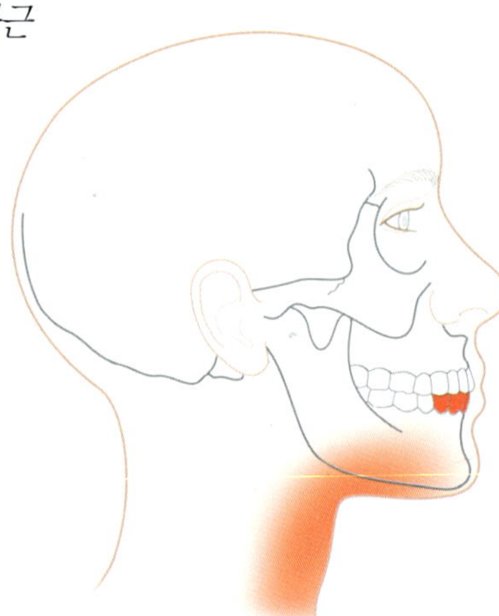

그리스어: *hyoeides*, 그리스어 문자인 입실론(υ) 같은 모양

기시

목뿔근 그룹의 많은 근육들은 하악, 관자뼈, 복장자루, 빗장뼈, 첫 번째 갈비뼈의 갈비연골, 그리고 방패연골에 부착을 하고 있다.

종지

목뿔뼈

동작

이 근육들 모두는 목뿔뼈가 제 위치를 유지하도록 돕는다. 특히, 그들은 다른 근육들이 일부 기능을 수행하고 있을 때, 목뿔뼈를 안정시키기 위해 이 근육들은 종종 뻣뻣해진다.

신경

목신경고리 C1–C3

운동사슬

턱목뿔근, 복장목뿔근, 어깨목뿔근, 턱끝목뿔근, 복장방패목뿔근, 방패목뿔근, 붓목뿔근 및 두힘살근 (간접 부착) 들은 모두 반드시 누워서 하는 윗몸 일으키기(sit-ups)를 할 때 목뿔뼈를 잡고 있기 위해서 수축한다. 그들은 목뿔뼈에 붙어있는 혀가 입 천장에 생리학적 휴식 위치에 있을 때만 이것을 효율적으로 할 수 있다.

근막 통증유발점

근막 통증유발점들이 목뿔근들 안에서 생길 수 있어서 더 아래쪽 앞니와 경추 전체로 통증을 야기하는데, 주로 앞쪽 목 통증으로 나타난다. 잘못된 훈련으로 경련성 목빗근과 뒤통수밑근과 짝을 이룬 배가로근, 배속빗근의 기능이 억제되면 목뿔근에 근막 통증유발점들이 생길 수 있다.

치료사 가이드라인

환자 자세잡기

똑바로 또는 옆으로 눕는데, 머리를 반대쪽으로 돌린다.

니들 종류

0.14 – 0.16 mm × 15 mm 니들

니들 방향

치료사는 손가락 밑으로 니들링의 목표가 되는 부위를 촉진하는 방식으로, 조직을 얇게 집어올리는 접근법을 사용해야 한다.목뿔근의 위 또는 아래에 있는 특정 근육 쪽으로 니들을 향하기 위해서는 각도를 약간 바꿀 필요가 있다. 사진은 그 중 하나의 접근법을 보여준다. 목 앞쪽 부위에서 니들을 깊숙이 자입하지 않도록 신경을 써야 한다.

주의사항

자입각도는 얕아야 하며 피하조직을 넘어서까지 니들을 깊숙히 찌르지 않도록 유의해야 한다.

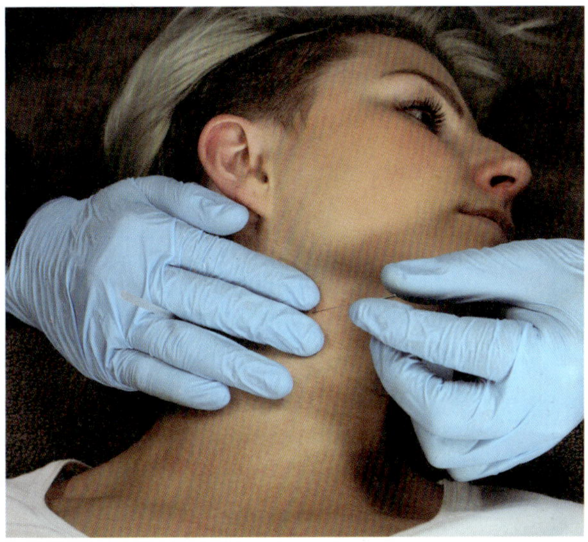

목뿔근들, 누운 자세에서 똑바로 누워 머리는 돌린 채로 두어야 이 근육에 대한 접근이 용이하다.

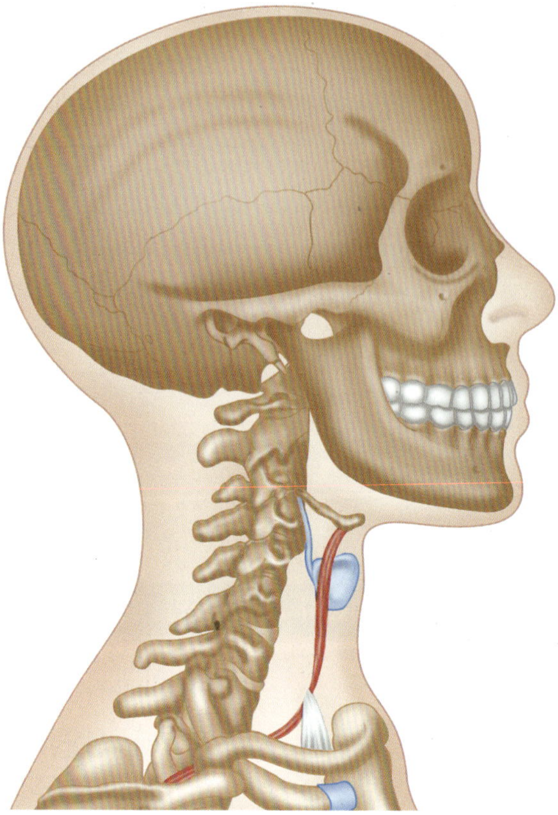

우측 어깨목뿔근

그리스어: *omos*, 어깨; *hyoeides*, 그리스어 문자인 입실론(υ) 같은 모양

기시

뒤쪽 근복(posterior gaster): 관자뼈 꼭지돌기의 꼭지돌기 절흔

앞쪽 근복(anterior gaster): 하악의 아래쪽 모서리

종지

목뿔뼈로 가는 공통힘줄에 의해서

동작

목뿔뼈를 누른다.

신경

목신경고리 C2–C3

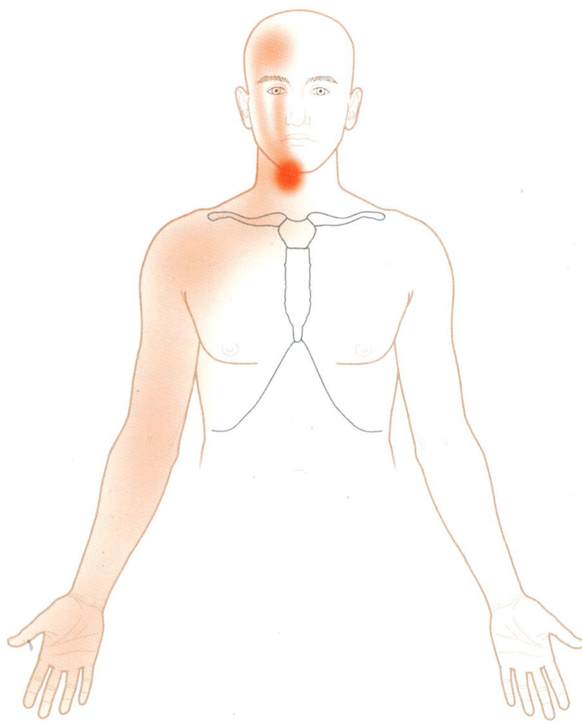

우측 어깨목뿔근 연관 양상

운동사슬

어깨목뿔근은 문자 그대로 폐를 집어 올리는데, 그것의 위쪽 가로인대가 폐의 꼭대기에 근막으로 부착이 되어 있기 때문이다. 목뿔근들은 강요된 흡기(forced inspiration)에서 중요한 근육들이다. 만약 이 근육들이 필요한 힘을 제공하지 못한다면 어떤 개인이라도 유산소 운동을 개선하기는 어려우며 신체 활동 때문에 스트레스와 강도가 증가되어 호흡을 하는 데에 쉽게 어려움을 느낄 것이다. 어깨목뿔근은 반대쪽으로 머리를 기울이는 것과 어깨뼈를 내리는 것을 편심적(eccentrically)으로 감속시킨다.

근막 통증유발점

환자들은 종종 목이 아프거나 삼키는 것이 어렵다고 한다. 경험적으로 이 근육은 통증을 어깨 그리고 같은 쪽의 머리 위로 전달한다. 목뿔뼈 자체의 압통도 주목할 만하다. 어깨, 목, 팔 및 손뿐만 아니라 어깨, 빗장뼈 위, 하악 및 관자 부위의 통증은 어깨목뿔뼈에서 기인할 수도 있다. 이것은 구토 또는 근육의 여러 격렬한 사용에서 의해서 기인한 일차적 통증일 수도 있다.

주의사항: 근막 통증유발점들은 이차적일 수도 있는데 류마토이드 근염, 강직성 척추염, 비강직성 류마토이드 척추염, 통풍성 근염 또는 기타 장애 들의 결과로 생기는 것으로, 이 질환들은 진단에 있어서 우선 배제되어야 한다.

치료사 가이드라인

환자 자세잡기

똑바로 또는 옆으로 눕는데, 머리를 반대쪽으로 돌린다.

니들 종류

0.14 – 0.16 mm × 15 mm 니들

니들 방향

치료사는 손가락 밑으로 니들링의 목표가 되는 부위를 촉진하는 방식으로, 조직을 얇게 집어올리는 접근법을 사용해야 한다. 목뿔근의 위 또는 아래에 있는 특정 근육 쪽으로 니들을 향하기 위해서 각도를 약간 바꿀 필요가 있다. 사진은 하나의 가능한 접근법을 보여준다. 목 앞쪽 부위에서 니들을 깊숙이 찌르지 않도록 신경을 써라.

주의사항

자입각도는 얕아야 하며 피하조직을 넘어서까지 니들을 깊숙히 찌르지 않도록 유의해야 한다.

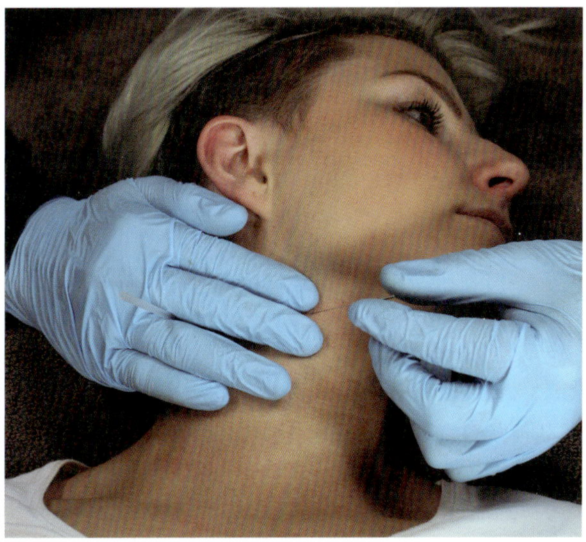

어깨목뿔근, 똑바로 누워 머리는 반대쪽으로 돌린 채로 두어야 한다.

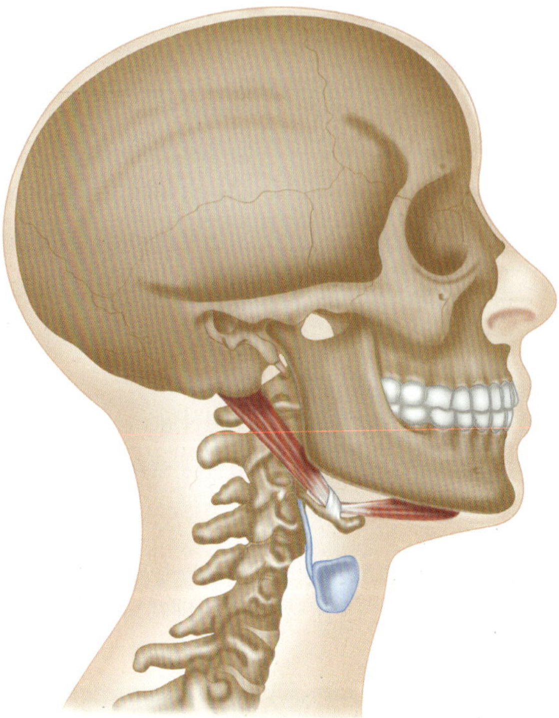

라틴어: *digastricus*, 두 개의 근복(muscle belly)을 가진

기시

앞쪽 복부(anterior belly): 하악 결합부 가까이, 하악의 아래 모서리의 안쪽 면에 있는 두힘살근 오목(digastric fossa)

뒤쪽 복부(posterior belly): 관자뼈 꼭지돌기 절흔

종지

목뿔뼈 몸체, 그것의 중간 건(intermediate tendon) 위로 있는 근막 걸대(fascial sling)에 의해서

동작

목뿔뼈를 올린다. 하악을 내리고 뒤로 당긴다.

신경

앞쪽 : 삼차신경 (5번 뇌신경, CN Ⅴ) 하악지의 턱목뿔신경

뒤쪽 : 안면신경(7번 뇌신경, CN Ⅶ)

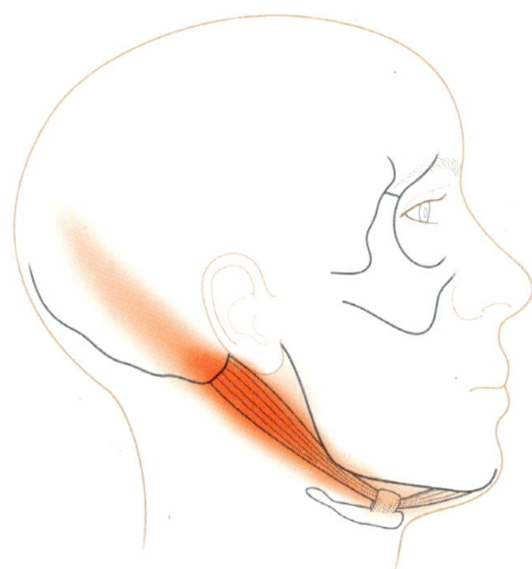

왼쪽 뒤쪽 두힘살근 TrP 연관 양상

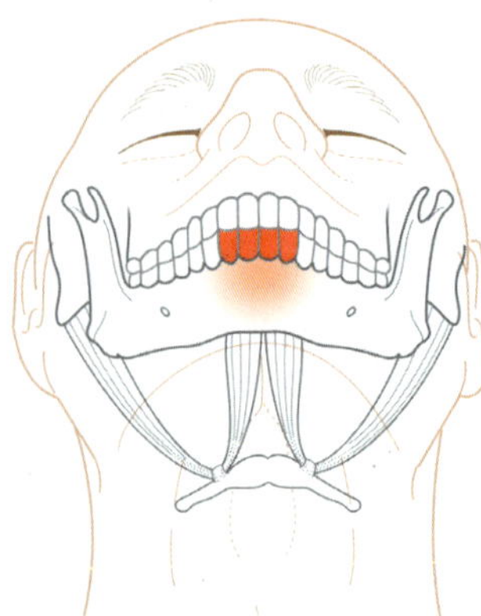

앞쪽 두힘살근 TrP 연관 양상

운동사슬

두힘살근은 크런치 또는 윗몸일으키기 같은 움직임을 하는 동안 적절한 장력을 만들도록 허락해야 한다. 혀가 그것의 생리학적 휴식 위치에 있지 않을 때, 두힘살근은 이 장력을 만들지 못해서, 목빗근이 뻣뻣해지고 단축된다. 이것은 머리를 앞으로 내민 자세를 만들고 운동 사슬을 따라 아래로는 근막 통증유발점들을 만든다.

근막 통증유발점

통증은 앞쪽 치아와 앞쪽 턱뼈에서 느껴지며, 목빗근의 상부로 (간혹 뒤통수뼈 기저부로) 그리고 턱 밑의 목에서 느껴진다. 두힘살근 근막 통증유발점들은 뒤통수이마근(occipitofrontalis muscle)의 위성 근막 통증유발점들과 귀로 가는 연관통에 책임이 있다고 알려져 있다.

치료사 가이드라인

환자 자세잡기

똑바로 또는 옆으로 눕는데, 머리를 반대쪽으로 돌린다.

니들 종류

0.25 – 0.30 mm × 30 mm 니들

니들 방향

치료사는 손가락 사이로 니들링의 목표가 되는 부위를 촉진하는 방식으로, 조직을 얇게 집어올리는 접근법을 사용해야 한다. 꼭지돌기 쪽으로 니들을 향하거나, 턱끝 가시(mental spine) 반대쪽 방향으로 한다. 다른 연관 근육 섬유들이 (예, 턱목뿔근) 매우 가깝게 있어서 찔릴 수도 있다.

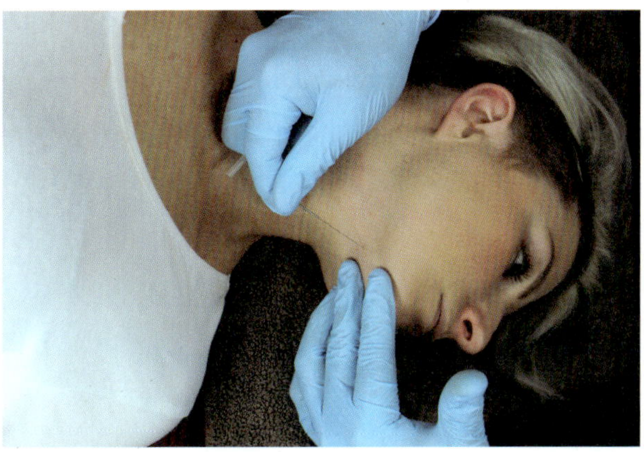

목뿔근, 똑바로 누운 자세

주의사항

얕은 각도로 자입한다.

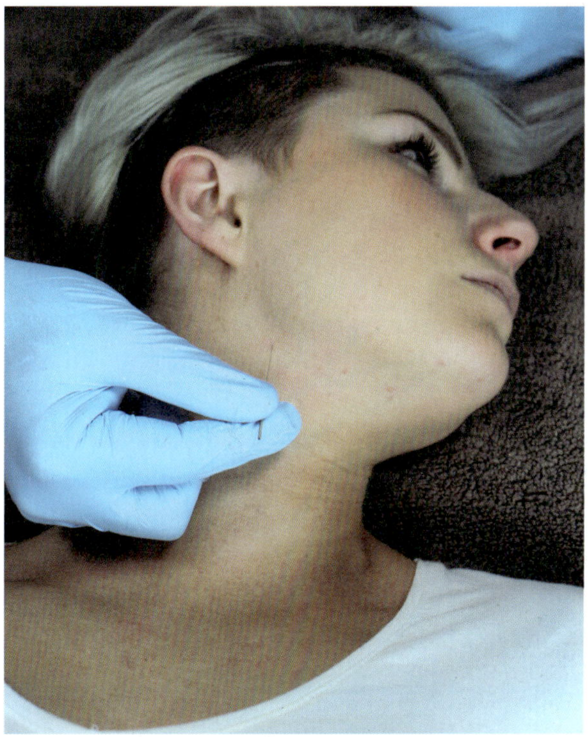

목뿔근(뒤쪽), 똑바로 누운 자세

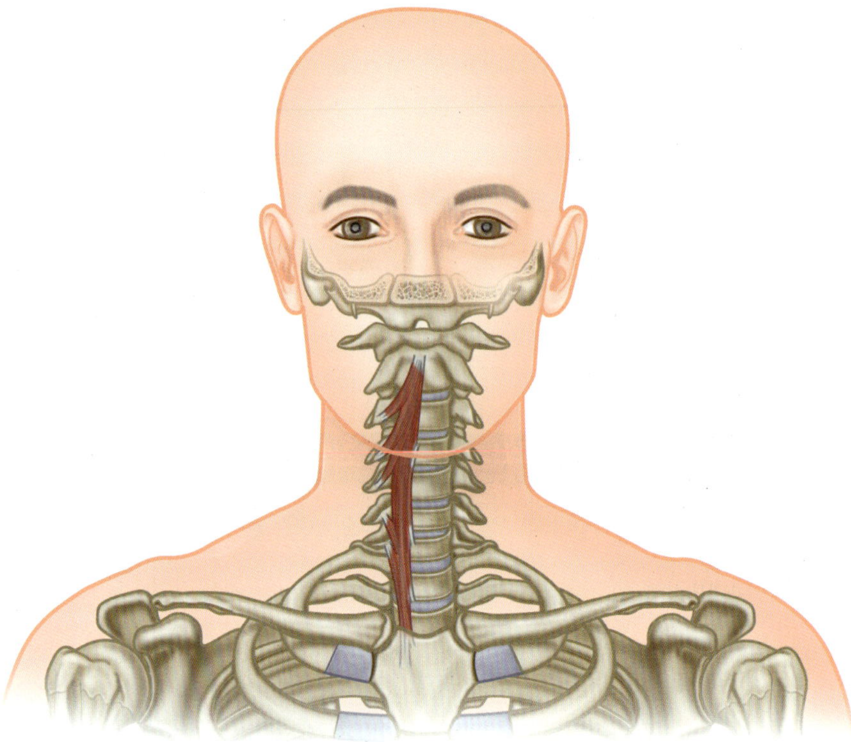

라틴어: *longus*, 긴; *colli*, 목

기시

긴목근은 상부 경추와 흉추들 모두의 앞쪽 옆면에 놓여있는 세 개의 부위로 이루어져 있다 (위빗, 아래빗, 수직). 기시는 3, 4, 5 경추의 가로돌기에서부터 시작된다. 처음 두 개의 경추의 앞쪽 면(anterior aspect)에 부착되어 있고 처음 세 개의 흉추의 앞쪽 표면(anterior surface)을 포함하고 있다.

종지

고리뼈 앞쪽 결절, 그리고 C5, C6 가로돌기들의 앞쪽 결절들

동작

양측성으로 경추를 구부리며, 편측 수축은 반대쪽으로 회전 및 측면으로 목을 굴곡하는 것을 보조한다.

신경

경추신경 C2–7의 앞가지들

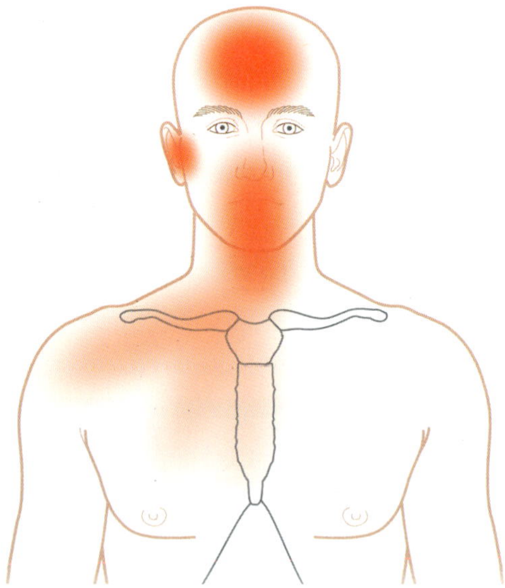

운동사슬

긴목근은 부적절한 목 움직임 때문에 단축되고 긴장되어, 목갈비근뿐만 아니라 허리근을 짧아지게 만든다. 이것은 차례로 가로막의 기능에 영향을 주므로 근막 통증유발점들을 만들게 된다. 그 결과, 목, 등, 허리의 통증을 유발한다. 긴목근은 양측성으로 목의 신전을 감속시키며, 편측성으로는 동측 회전과 바깥쪽으로 목을 신전하는 동작을 감속시킨다.

근막 통증유발점

공통 증상들은 삼킴 동작의 문제, 앞쪽 목, 입, 귀 및 머리의 통증 그리고 목에 덩어리가 있는 느낌 등이다. 환자들은 인후가 아프다고 불평하기도 한다. 나는 이환된 쪽 상부 가슴을 가로질러 동측 삼각근으로 통증이 전달되어 가슴을 가로지르는 뭉친 느낌의 근막 통증유발점을 경험했었다. 또한 환자들은 또한 앞쪽 빗장뼈를 가로지르는 혹은 혀로 올라가는 통증을 호소하기도 한다. 짧은 경련성 허리근은 긴목근과 목의 관련 근육들 안에 근막 통증유발점의 발달에 중대한 영향을 끼칠 수 있다. 국소 통증은 동측의 눈까지 올라가는 척추 레벨에서의 깊고 얕은 급성 감각변화까지 유발하는 것으로 보고되고 있다. 긴목근은 목빗근 통증의 진정한 원인일 수 있으며 목빗근 통증 문제를 치료하는데 긴목근은 고려할 필요가 있다.

치료사 가이드라인

환자 자세잡기

똑바로 또는 옆으로 눕는데, 머리를 반대쪽으로 돌린다.

니들 종류

0.14 – 0.16 mm × 15 mm 니들

니들 방향

치료사는 손가락 밑으로 니들링의 목표가 되는 부위를 잡고 있어야 하고, 조직을 얇게 집어올리는 접근법을 사용해야 한다.

주의사항

이 근육은 숙달된 촉진 기술과 탁월한 해부학적 지식을 요구한다. 이 부위에 있는 구조들은 많은데 총경동맥, 내경정맥, 미주신경 및 깊숙한 목 림프절들을 포함한다. 치료사는 니들 자입을 위한 공간을 마련하기 위해서 기도와 연관 구조들을 반대쪽으로 움직여야만 한다. 조심스럽게 천천히 치료하며 아래쪽에서 위쪽 방향, 그리고 안쪽에서 바깥쪽 방향으로 니들을 움직여야 한다.

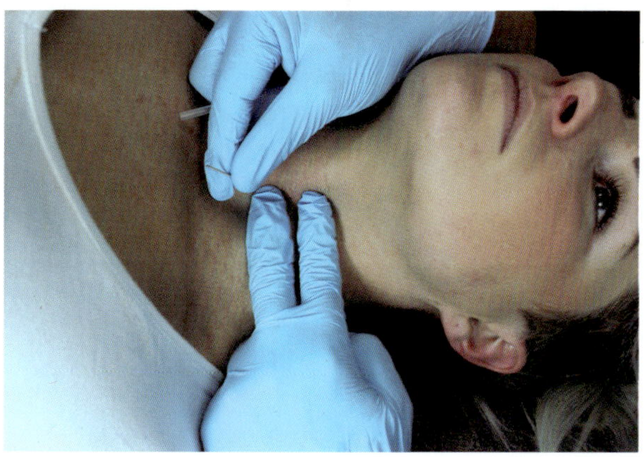

긴목근, 똑바로 누워 기도를 바깥쪽으로 움직인다.

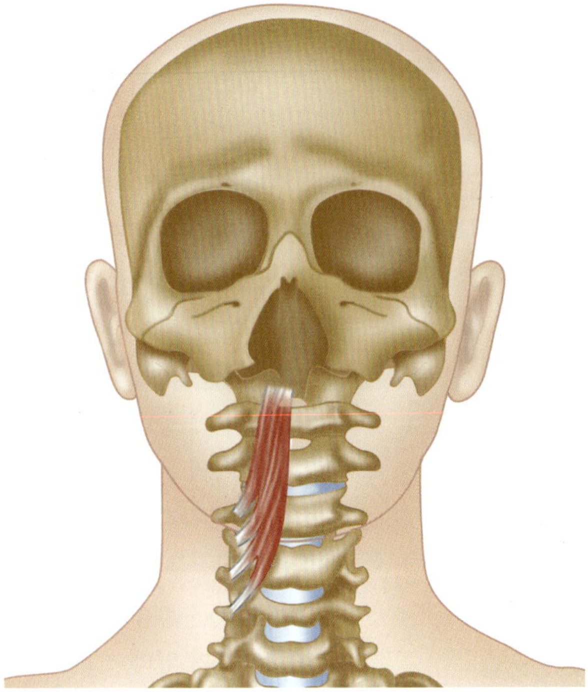

라틴어: *longus*, 긴; *capitis*, 머리

기시

3, 4, 5, 6 경추 가로돌기의 앞쪽 결절들

종지

뒤통수뼈 바닥부의 아래쪽 면

동작

목과 경추의 상부를 굽힌다.

신경

경추신경 C1–4의 앞가지들(ventral rami)

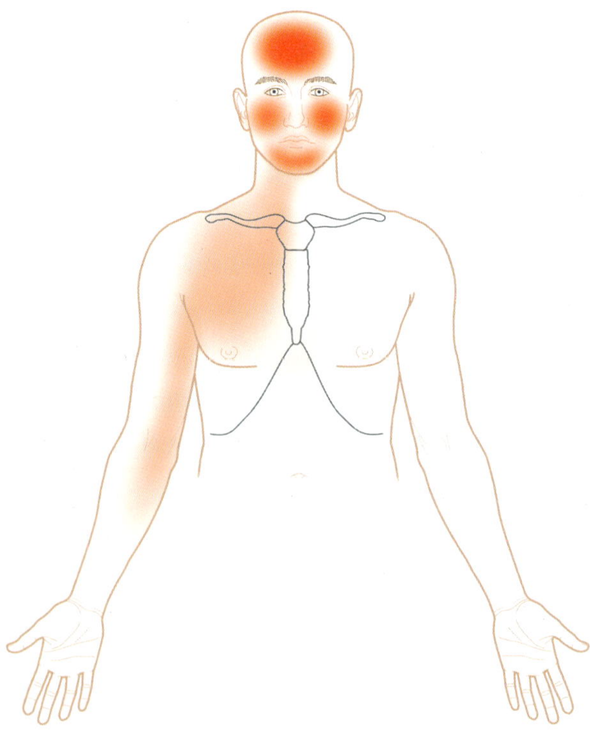

운동사슬

긴머리근은 목의 신전을 감속시킨다. 긴머리근의 치료의 일부로서 단축된 허리근을 치료할만한 가치가 있는데, 그 이유는 하부 사슬 근육들(lower chain muscles) 안의 경련에 대한 반응으로 근막 통증유발점들이 형성될 수 있기 때문이다.

근막 통증유발점

긴머리근은 머리, 얼굴, 치아 및 턱에 전반적인 통증의 원인이 될 수 있으며 팔이나 흉벽(chest wall)으로 따라 내려가는 통증을 유발할 수 있다. 환자들은 인후 앞쪽에 통증을 느끼며, 삼키는 것이 힘들다고 불평한다. 인후에 덩어리가 있는 느낌 그리고 부비동형 통증(sinus-type pain)이 보고된다.

치료사 가이드라인

환자 자세잡기

똑바로 또는 옆으로 눕는데, 머리를 반대쪽으로 돌린다.

니들 종류

0.25 – 0.30 mm × 30 mm 니들

니들 방향

치료사는 기도를 옆쪽으로 움직이고 손가락 끝들을 근육에 대고 단단한 띠(taut band)와 결절(nodules)을 찾는다.

주의사항

바깥쪽에서 안쪽 방향으로 자입한다.

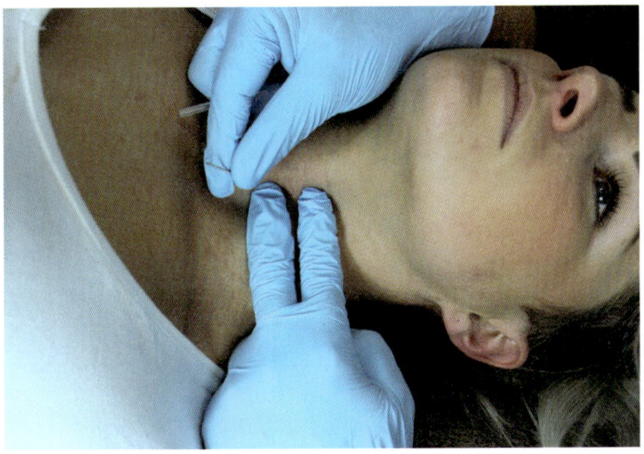

긴머리근과 긴목근, 똑바로 누운 자세

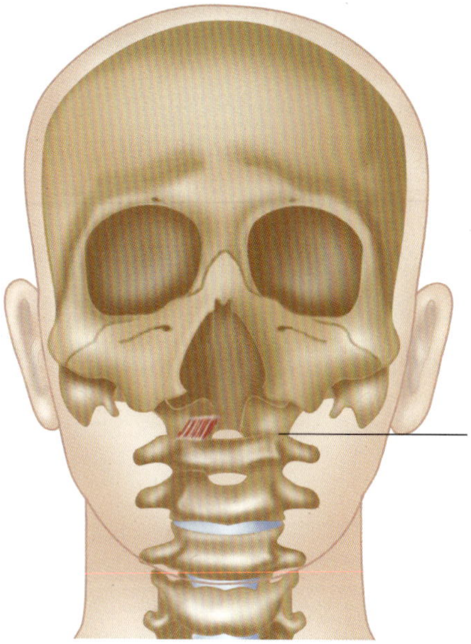

앞머리곧은근

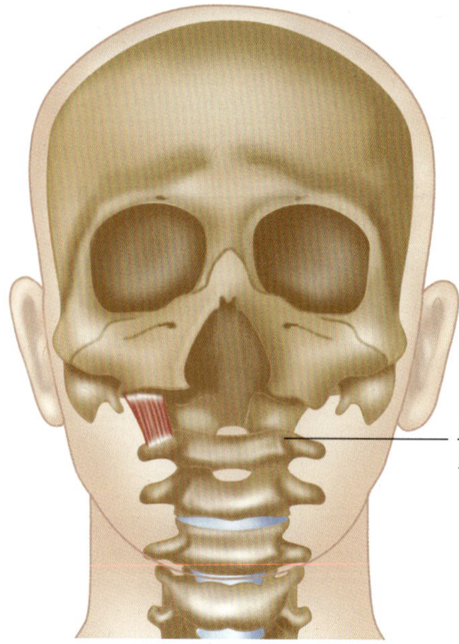

가쪽머리곧은근

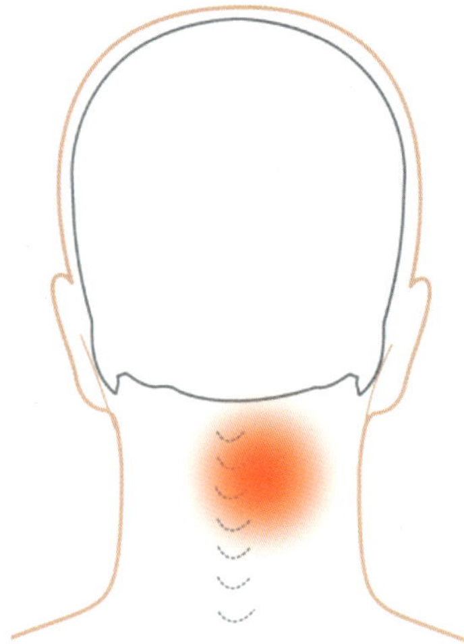

앞머리곧은근

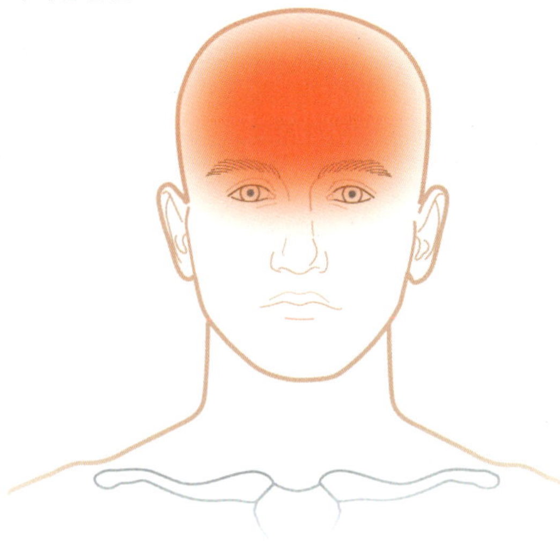

가쪽머리곧은근

라틴어: *rectus*, 곧은; *capitis*, 머리; *anterior*, 앞; *lateral*, 가쪽

기시

앞쪽: 고리뼈 옆쪽 덩어리(lateral mass)의 앞면

옆쪽: 고리뼈의 가로돌기

종지

앞쪽: 바닥부(basilar portion)

옆쪽: 목돌기(jugular process)

동작

앞쪽: 머리를 구부리기

옆쪽: 같은 쪽으로 옆쪽으로 구부리기

신경

경추신경 C1, C2의 앞가지들 사이의 고리(loop)

운동사슬

머리곧은근은 머리를 펴고 같은쪽으로 굽히는 동안 머리를 감속시킨다. 이 근육 내의 경련이나 단축은 지연된 고유수용성 촉진을 만들어서, 물건과 부딪히기 쉽고, 타이밍을 잘 못 맞추고, 정확성을 줄이는 경향을 만든다. 목빗근과 머리 자세에 신경을 쓰는 것에 더해서 후방 근막 사슬에 주력해야 한다. 운동사슬 관점에서 머리곧은근 기능이상의 진정한 원인은 발바닥근막처럼 멀리 떨어져 있을 수도 있음을 기억해야 한다.

근막 통증유발점

이 근육의 근막 통증유발점들은 머리 안쪽의 모든 부위의 극심한 편두통 양상의 통증처럼 느껴질 수 있다. 환자들은 통증이 있는 곳을 꼭 집어낼수는 없지만 두개 전체에 넓게 퍼져있다고 할 것이다. 다른 후방 목 근육들처럼, 이 근막 통증유발점들은 매우 통증이 심한 당기는 듯한 느낌의 경추성 두통을 유발할 수도 있다. 밝은 빛에 민감해진 눈 때문에 환자들은 집중하기 어렵다고 호소한다. 두피의 감각 변화들은 무감각, 얼얼함 및 화끈거림 등으로 나타난다. 근막 통증유발점들은 혈류를 늦추거나 줄이며 신경 조직을 방해한다.

치료사 가이드라인

이 근육에 드라이 니들은 추천하지 않는데, 그 이유는 척추동맥과 가까이 있기 때문이다.

이 근육들에 드라이 니들링을 할 수는 없더라도, 치료사는 어떤 통증유발점 형성을 줄이기 위해서 엄지나 다른 손가락들을 사용할 수 있다.

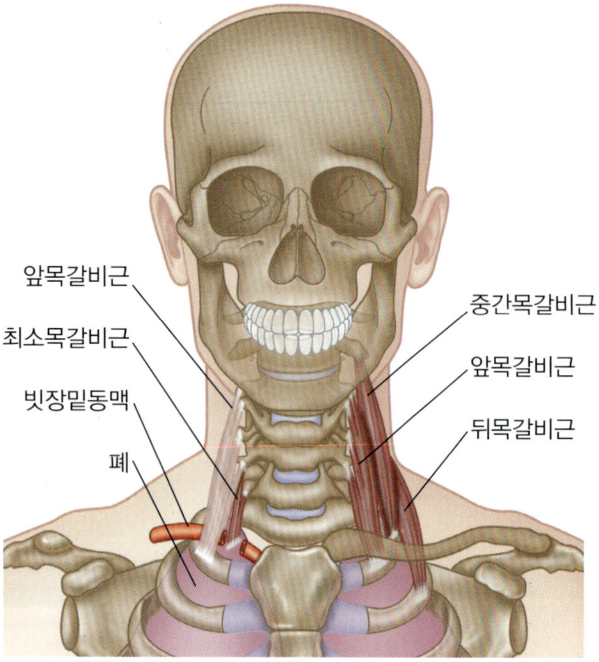

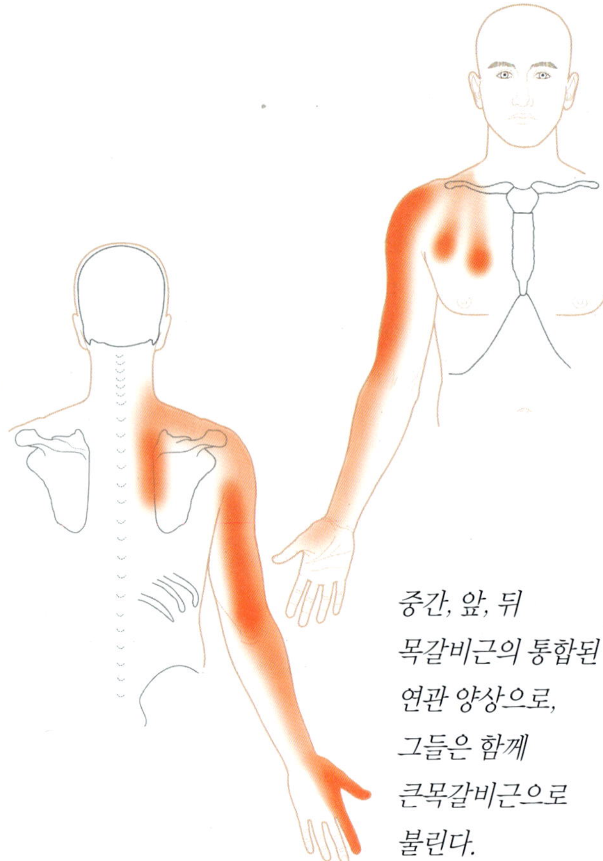

중간, 앞, 뒤 목갈비근의 통합된 연관 양상으로, 그들은 함께 큰목갈비근으로 불린다.

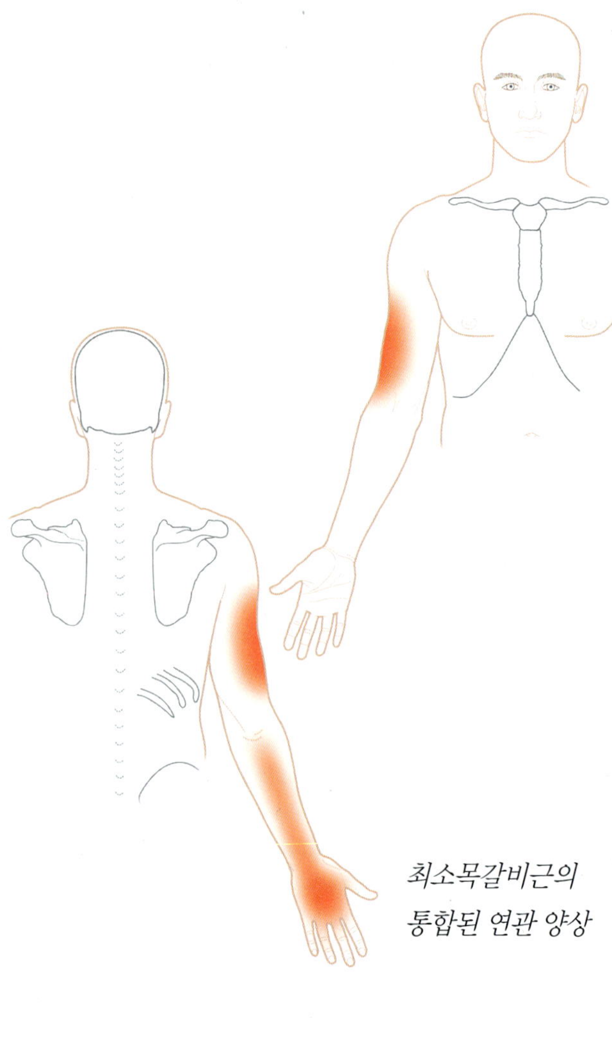

최소목갈비근의 통합된 연관 양상

그리스어: *skalenos*, 균등하지 않은

기시
모든 경추들의 가로돌기

종지
첫째 갈비뼈 및/또는 위가슴막. 뒤쪽부는 처음 두 개의 갈비뼈들에 부착될 수 있다.

동작
갈비뼈들이 고정되어 있을 때 호흡을 위해서 갈비뼈들을 들어올린다. 근육이 수축하는 반대쪽으로 회전시킨다. 수축되는 쪽인 바깥쪽으로 굽힌다. 목을 양측성으로 굽힌다.

신경
경추신경 C3–C8의 앞가지

운동사슬

단축된 허리근을 만든 근막 통증유발점들은 목갈비근들이 적응을 하게 이끌 수 있다. 그 결과 단축된 상태를 만들어서 늑강을 위로 당겨 호흡 효율에 영향을 준다.

근막 통증유발점

통증과 무감각이 앞가슴, 상부 등에 있을 수 있고, 또 옆쪽-앞쪽 어깨에서 팔로 내려가서 엄지와 검지로 뻗어갈 수 있다. 이들은 근육섬유 길이들이 다양하고 복잡한 근육 그룹이므로 많은 근막 통증유발점들을 만드는 잠재력을 가진다. 이러한 근막 통증유발점들을 성공적으로 찾기 위해서는 숙달된 촉진 기술이 요구된다.

치료사 가이드라인

환자 자세잡기

똑바로 또는 옆으로 눕는데, 머리를 반대쪽으로 돌린다.

니들 종류

0.25 – 0.30 mm × 30 mm 니들

니들 방향

목빗근 뒤쪽으로 니들을 향하는데, 앞쪽에서 뒤쪽 방향으로 움직여라.

주의사항

신경을 써서 신경혈관 조직을(예, 경동맥) 피하며, 폐의 꼭대기보다 훨씬 위쪽으로 니들을 자입해라. (빗장뼈 위로 손가락 두 개 너비 부위가 적당하다)

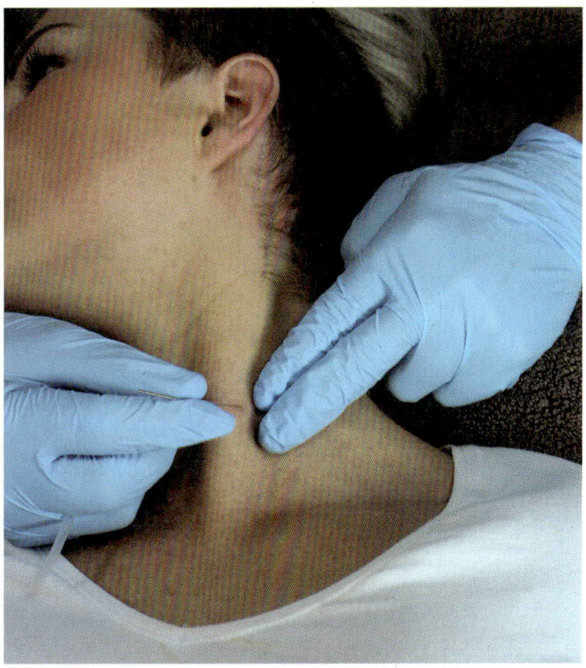

목갈비근, 머리를 돌려 똑바로 누운 자세

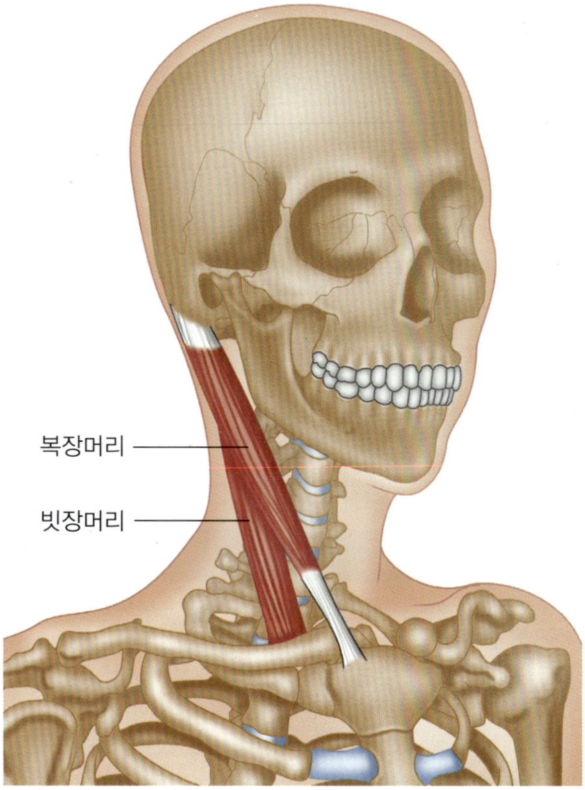

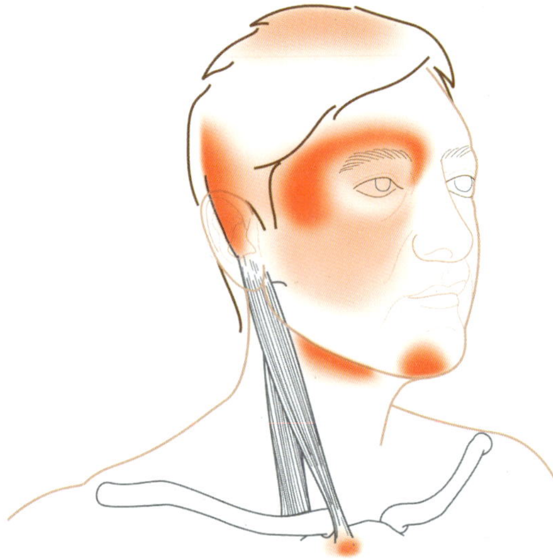

복장가지

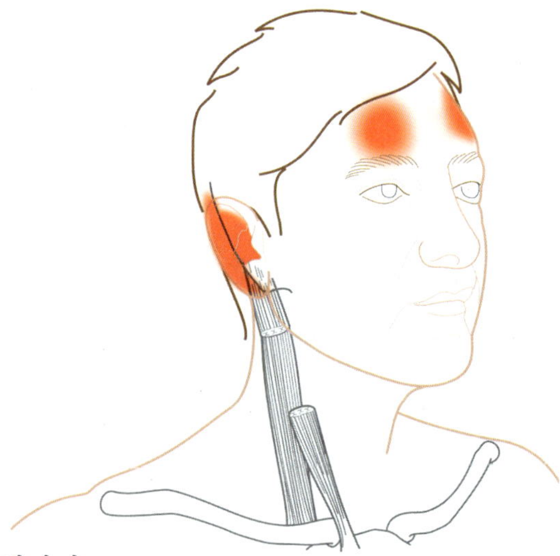

빗장가지

그리스어: *sternon*, 가슴; *kleis*, 열쇠; *mastoeides*, 유방 모양

기시

복장뼈 마루와 빗장뼈 안쪽(두 머리; two heads)

종지

관자뼈의 꼭지돌기

동작

수축하는 반대쪽으로 머리를 돌리고 수축된 쪽으로 측면으로 굽힌다. 양쪽으로 목을 굽힌다.

신경

더부신경(CN XI), 경추신경 C2, C3에서 오는 고유수용기를 위한 감각 지원.

운동사슬

일반적으로, 목빗근은 대부분의 사람들이 윗몸일으키기를 할 때 아픔을 느끼거나 긴장되는 근육이다. 단축될 때, 이것은 목에서의 머리 위치를 바꿔서, 머리를 앞으로 내민 자세를 만든다. 이것은 운동사슬 통증과 자세 변화의 기초가 되어 보상, 걸음걸이 변화 및 보상 작용의 상실(decompensation)을 만든다. 둥근 어깨(round shoulders)는 종종 단축된 목빗근에 뿌리를 두고 있다.

근막 통증유발점

목빗근 증상들은 균형, 시각장애 및 두통을 포함한다. 그들의 해부학적 위치로 인해서 이 근육에 있는 근막 통증유발점들은 선(glands)이 부었다고 오인될 수 있다. 연관통은 눈썹 앞을 가로지르는 두통, 눈 깊숙한 통증 (시각장애 포함), 삼킬 때의 통증 그리고 귀 뒤 (난청을 포함) 및 머리 꼭대기(정수리) 통증으로 느껴질 수 있다. 삼차 신경통과 비슷한 통증을 겪는 목빗근 근막 통증유발점들을 가진 환자들도 보고된다. 이러한 통증은 동염(sinusitis)으로 오진될 수 있다. 어금니 치통 그리고 반대쪽 이마 통증은 드문 연관통이다. 흉골의 복장뼈자루(manubrium)의 통증 또한 보고되었다. 일부 환자에서 통증은 관자, 혀 및 인후 그리고 목 옆으로 나타나기도 한다.

치료사 가이드라인

환자 자세잡기

똑바로 눕는다.

니들 종류

0.25 – 0.30 mm × 30 mm 니들

니들 방향

집게 손가락(pincer grip)으로 근육을 잡을 것을 추천한다. 니들이 관통해서 뚫고 나갈 수 있어서 치료사가 찔릴 수 있는 것을 잊지 말아라. 항상 손가락들이 닿고 있는 부위에 신경을 써라.

주의사항

경동맥이 있는 곳을 피해라. 그것은 기도와 목빗근 안쪽 경계 사이에 있다. 경동맥을 너무 세게 누르면 오히려 경동맥을 닫게 만들어서 치료사가 박동을 찾을 수 없을 것이다. 엄지 검지의 패드를 피부에 살짝 대고 느껴보아라. 사진처럼 집게 손가락(pincer grip)을 사용하면 연관된 신경혈관 구조물들에서 이 근육을 분리하게 해 줄 것이다. 안쪽에서 바깥쪽으로 그리고 앞쪽에서 뒤쪽으로 직각으로 자입해라.

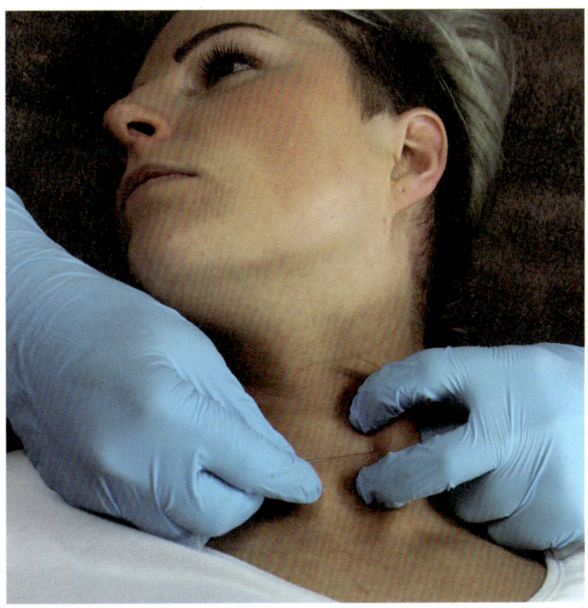

목빗근, 똑바로 누운 자세

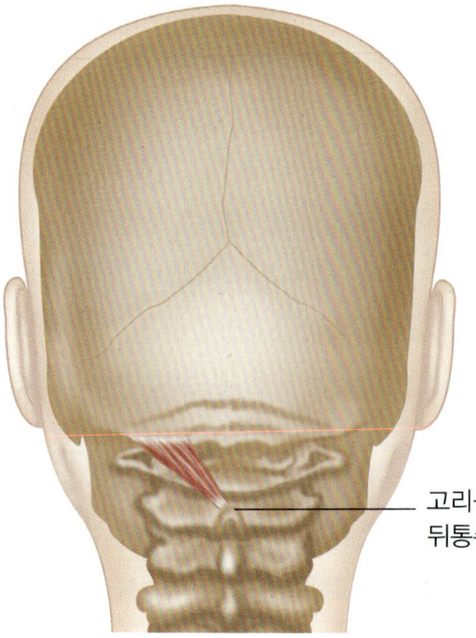

큰뒤머리곧은근

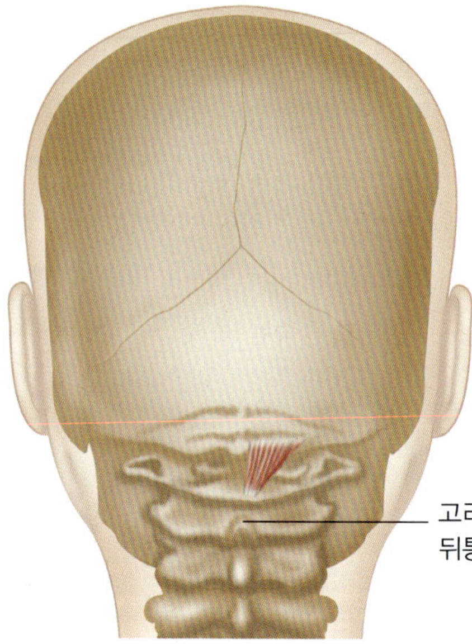

작은뒤머리곧은근

라틴어: *rectus*, 곧은; *capitis*, 머리; *posterior*, 뒤; *major*, 큰; *minor*, 작은

기시

고리뼈(C1) 뒤쪽돌기

종지

아래 목덜미선의 안쪽 반

동작

고리-뒤통수관절을 펴고 돌린다.

신경

뒤통수밑신경(첫째경추신경 C1의 뒷가지)

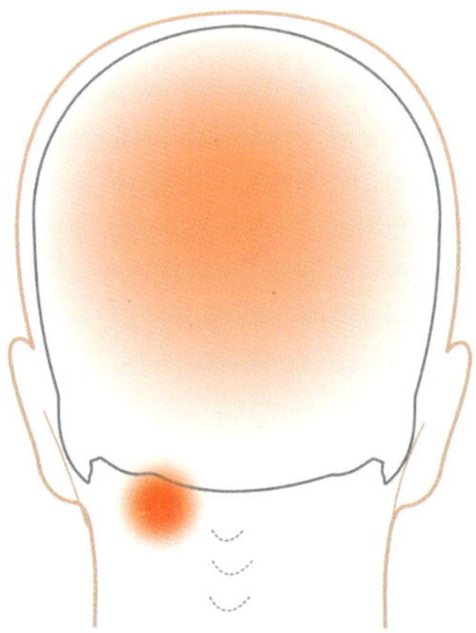

운동사슬

이 근육들은 뒤통수밑 근육들의 부분을 이루며 시공간에서 몸의 위치를 알리는 데에 필수적이다. 이 부위에는 근방추들이 풍부해서 머리 위치에 관하여 뇌로 정보를 많이 보냄으로써 움직임을 만드는 역할을 한다. 경막을 경유해서 척수와 뇌로 가는 근막 부착부위를 가지고 있어서 이 근육들은 척추 건강 그리고 뇌척수액의 건강한 흐름에 필수적이다.

근막 통증유발점

편두통과 닮았다는 이유로 이 근육들이 만들어낸 통증을 환자들은 종종 뇌통증(brain pain)이라고 언급한다. 통증은 머리 속 깊숙한 부위에서 느껴지지만 환자는 통증이 어디 있는지를 정확히 가리킬 수 없다. 편두통은 종종 이 근육 때문에 생긴다.

치료사 가이드라인

환자 자세잡기

엎드려 눕는다. 머리를 돌리는 것은 선택 사항이다.

니들 종류

0.25 – 0.30 mm × 30 mm 니들

니들 방향

뒤통수밑근들에 니들링을 할 때 추가적인 주의가 필요하다. 치료사는 니들의 깊이를 항상 인지하고 있는가를 확인해야만 한다. 아래쪽에서 위쪽 방향 그리고 바깥쪽에서 안쪽 방향의 니들링이 추천된다. 맞은편 눈 쪽으로 니들을 향하게 하라.

주의사항

피부와 접선을 이루듯 자입을 하는데, 맞은편 눈 쪽으로 니들을 향하게 해라. 해부학에 대한 전문적 지식이 요구된다.

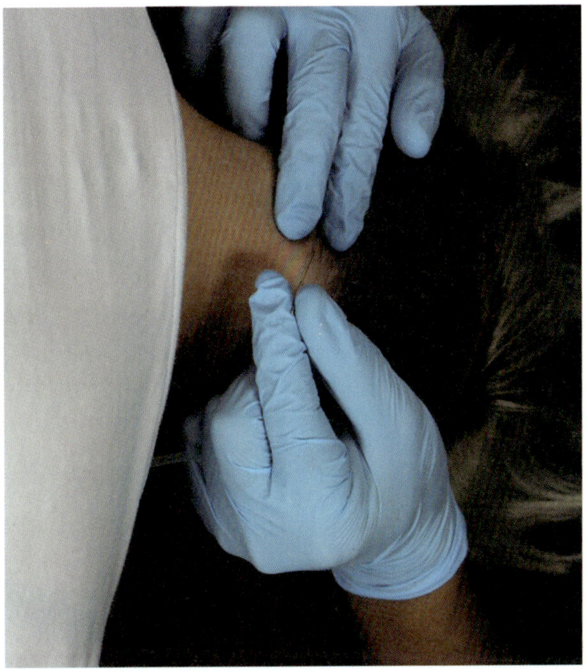

엎드린 자세

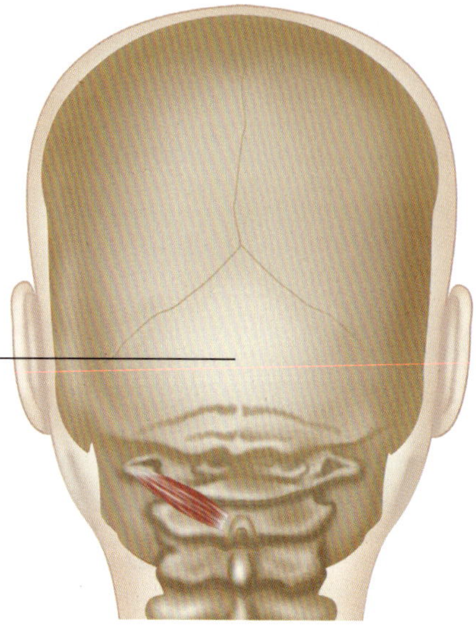

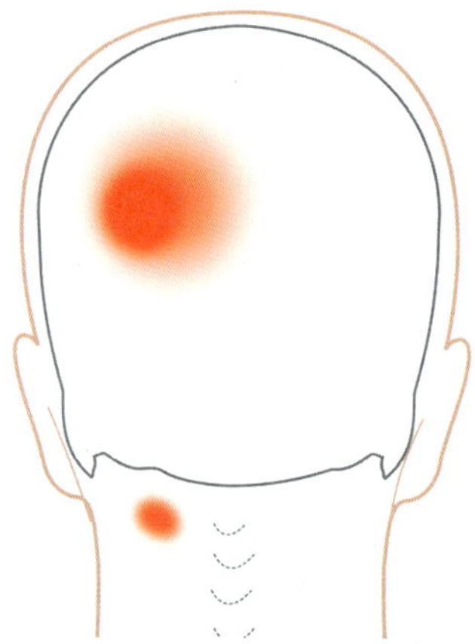

라틴어: *obliquus*, 비스듬한; *capitis*, 머리; *inferior*, 아래

기시

중쇠뼈 (C2) 가시돌기

종지

고리뼈 (C1)의 바깥쪽 덩어리(lateral mass)

동작

고리-중쇠관절을 회전시킨다.

신경

뒤통수밑신경(첫째 경추신경 C1의 뒷가지)

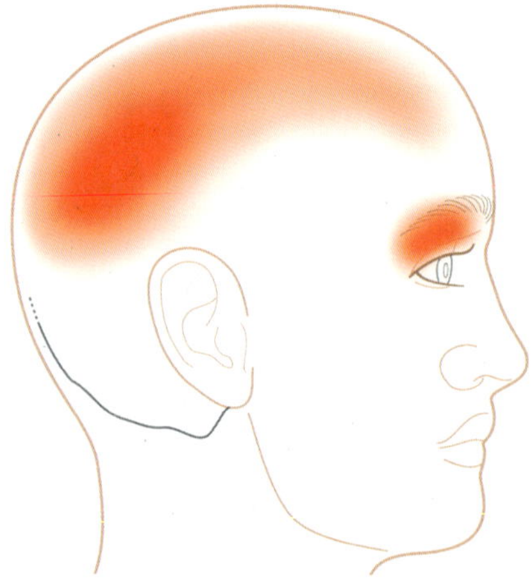

운동사슬

머리 자세의 어떠한 작은 변화라도 이 근육의 상태에 궁극적으로 영향을 미친다.

근막 통증유발점

두통 특히 편두통 환자들은 일반적으로 머리 뒤에서 눈을 향해 쏘는 듯한 통증을 호소한다. 이것은 아래머리빗근의 연관통이므로, 비슷한 양상을 가진 환자들의 중요한 치료 계획의 일부로 포함되어야 한다.

치료사 가이드라인

환자 자세잡기

엎드려 눕는다.

니들 종류

0.25 – 0.30 mm × 30 mm 니들

니들 방향

뒤통수밑근들에 니들링을 할 때 추가적인 주의가 필요하다. 치료사는 니들의 깊이를 항상 인지하고 있는가를 확인해야만 한다. 아래쪽에서 위쪽 방향 그리고 바깥쪽에서 안쪽 방향의 니들링이 추천된다. 맞은편 눈 쪽으로 니들을 향하게 해라.

주의사항

피부와 접선을 이루듯 자입을 하는데, 맞은편 눈 쪽으로 니들을 향해라. 해부학에 대한 전문적 지식이 요구된다. 아래머리곧은근을 위한 니들 자입의 방법과 주의사항이 비슷하므로, 치료사는 다양한 뒤통수밑근들을 찾기 위해서 필요한 기술을 가져야 한다. 이 근육은 아래머리곧은근보다 더 바깥쪽에 위치한다.

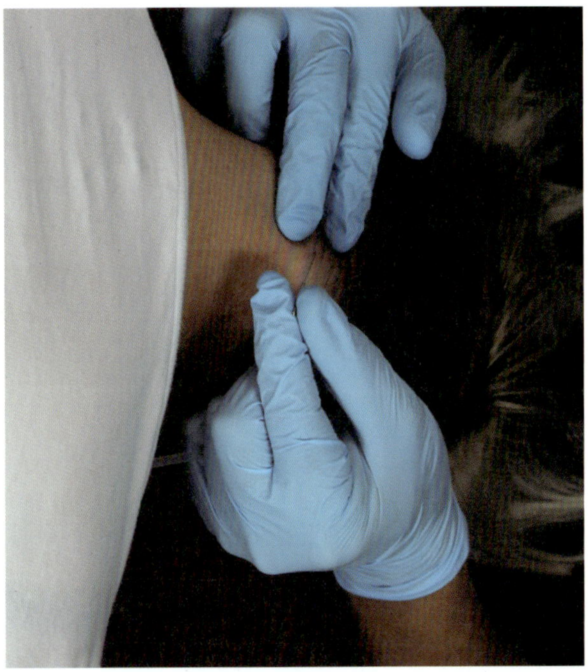

아래머리빗근은 약간 더 바깥쪽 방향으로 니들을 향하게 해라.

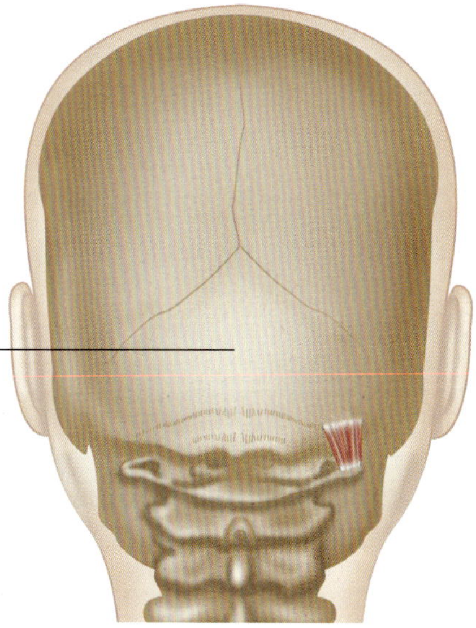

라틴어: *obliquus*, 비스듬한; *capitis*, 머리; *superior*, 위

기시

고리뼈 (C1) 가로돌기의 바깥쪽 덩어리(lateral mass)

종지

아래쪽 목덜미선의 바깥쪽 절반(lateral half)

동작

고리-중쇠관절을 바깥쪽으로 굽힌다.

신경

뒤통수밑신경(첫째 경추신경 C1의 뒷가지)

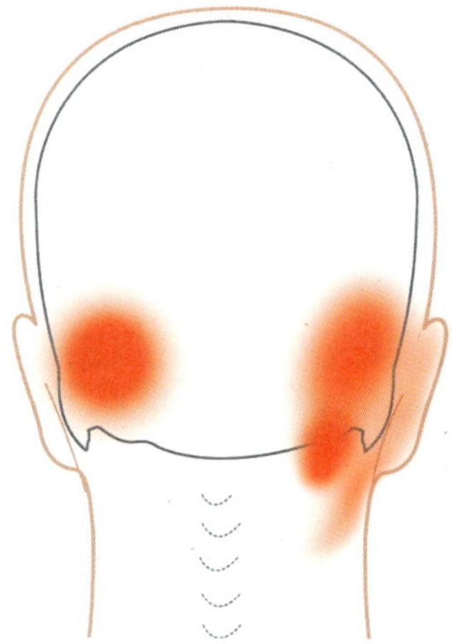

운동사슬

이 근육은 목에서 머리의 굽힘과 같은 쪽으로 펴는 동작을 감속시킨다. 아래/위 머리빗근은 근방추가 풍부해서, 그들의 위치는 효율적인 자세를 잡는데 매우 중요하다.

근막 통증유발점

위머리빗근은 뒤통수뼈의 바깥쪽 전체에 우리하고 깊숙한 통증을 일으키는데, 턱뼈의 옆면인 밑으로 그리고 귀로 뻗어나가는 퍼지는 양상의 통증을 유발한다.

치료사 가이드라인

이 근육에 드라이 니들은 추천하지 않는데, 그 이유는 척추동맥과 가까이 있기 때문이다. 그러나, 그 근육들에 드라이 니들을 할 수는 없더라도, 치료사는 어떤 통증유발점 형성을 줄이기 위해서 엄지나 다른 손가락들을 사용할 수 있다.

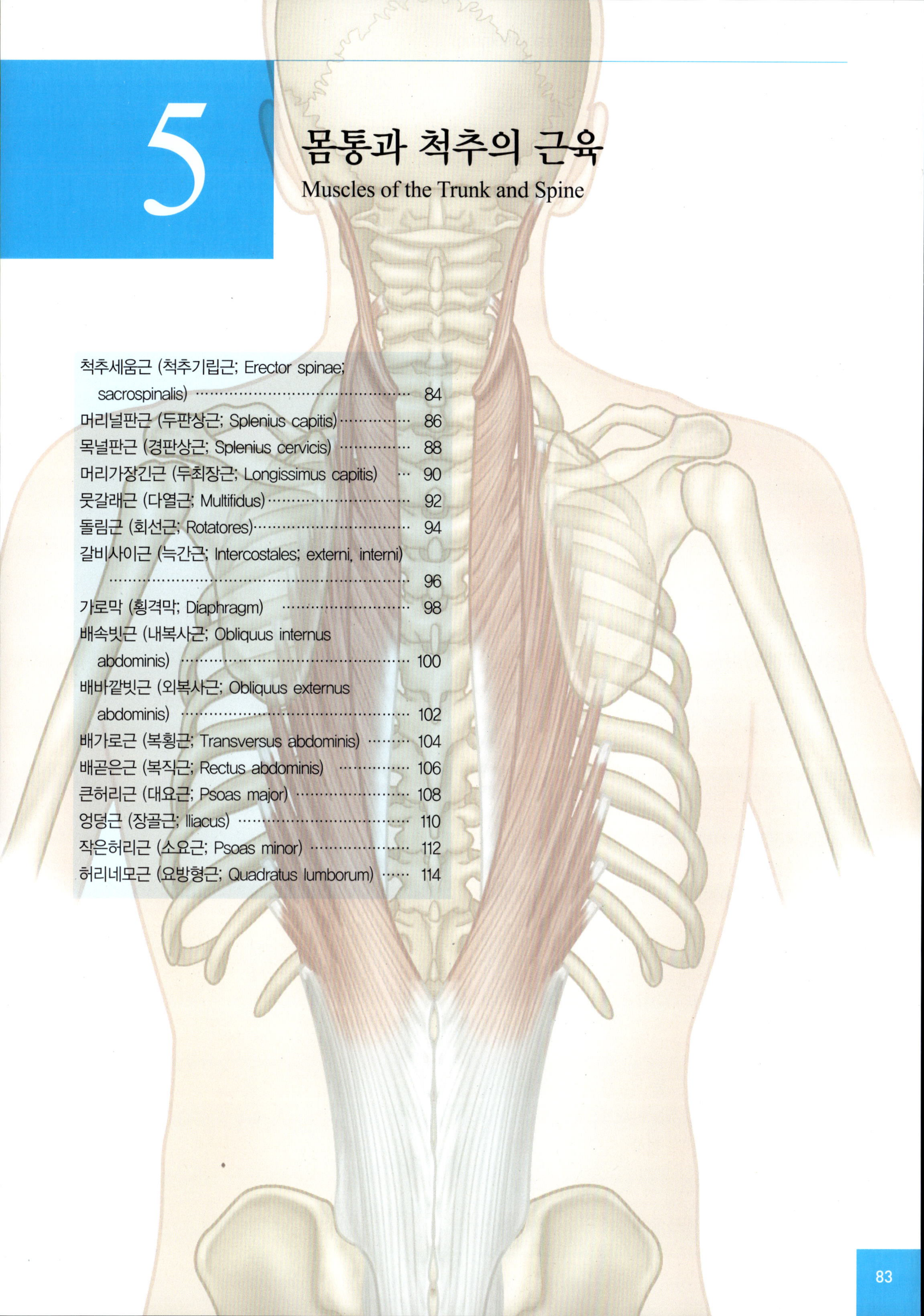

5 몸통과 척추의 근육

Muscles of the Trunk and Spine

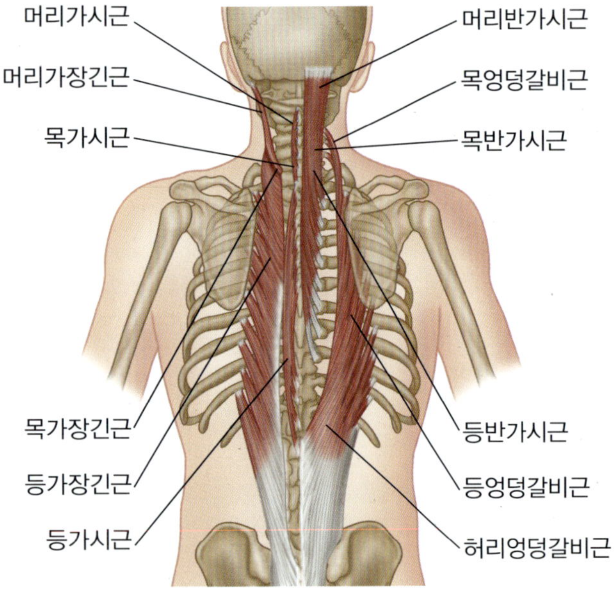

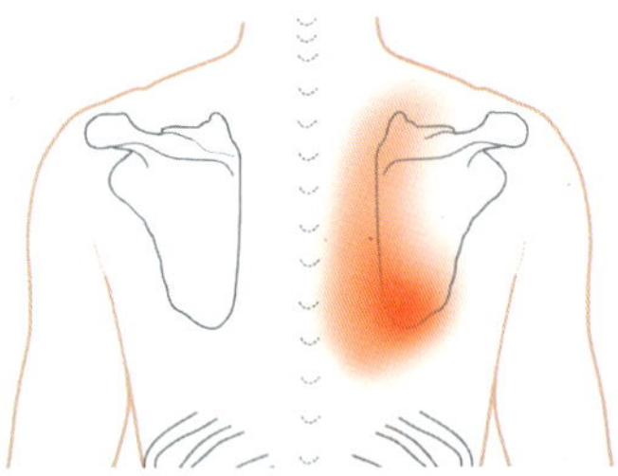
상부 엉덩갈비근 뒤쪽 연관 양상

라틴어: *erigere*, 세우다. *spinae*, 척추의; *sacrum*, 성스러운; *spinalis*, 가시에 관련된

기시

모든 척추세움근들은 엉덩뼈와 엉치뼈 능선에 그리고 허리뼈와 11번째, 12번째 흉추의 가시돌기들에 여러 다른 각도로 부착해 있는 등허리근막과 결합된다.

종지

뒤쪽 갈비뼈들, 흉추와 경추의 가시와 가로 돌기들, 그리고 관자뼈의 꼭지돌기로 가는 많은 다른 부착들

동작

척추를 펴며, 척추를 펴는 동안 깊은 회선근들과 뭇갈래근 세움근들은 척주를 반대쪽으로 돌린다. 반가시근은 척주와 머리를 편다.

신경

목, 등 및 허리 척수신경들의 뒷가지들

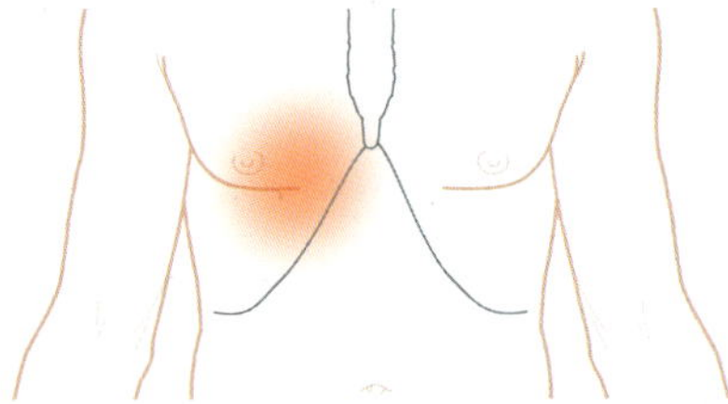
상부 엉덩갈비근 앞쪽 연관 양상.

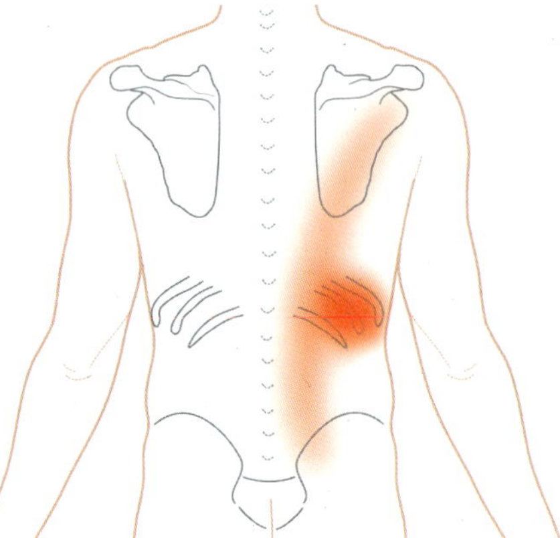
뒤쪽 등엉덩갈비근 연관 양상.

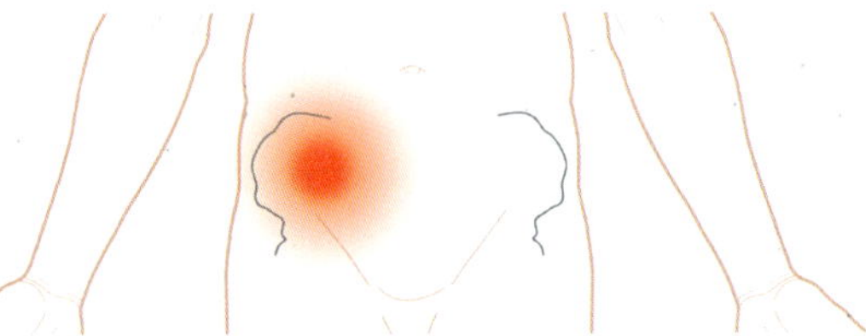
앞쪽 등엉덩갈비근 연관 양상.

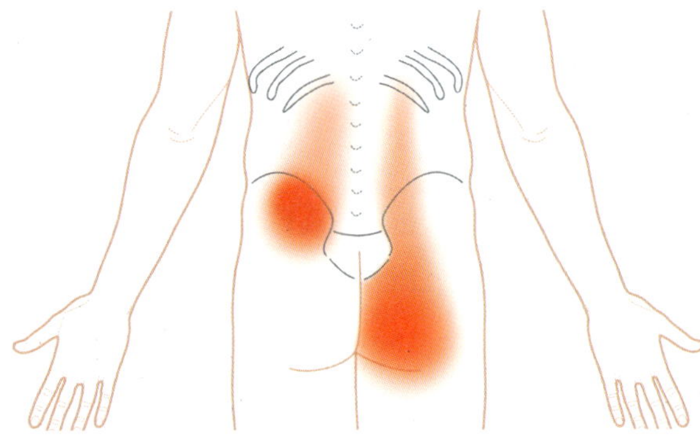
하부 등 등가장긴근 연관 양상.

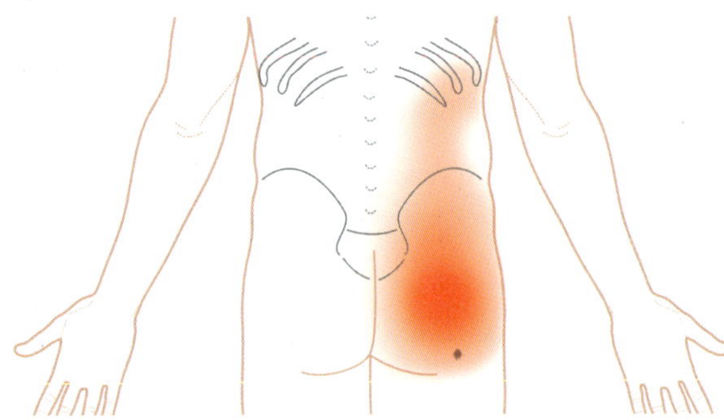
허리엉덩갈비근 연관 양상.

운동사슬

이 그룹은 엉덩갈비근, 가장긴근, 가시근 및 뭇갈래근을 포함한다. 편심적으로, 이 근육들은 앞쪽 굽힘, 바깥쪽 굽힘 및 회전을 감속시킨다. 이 근육들은 정상적 보행에서 요추의 주된 안정근들이다.

근막 통증유발점

이 근육들은 허리 세움근들로부터 엉덩이와 엉치 부위로 통증을 전달한다. 대개, 통증은 일반적으로 위와 바깥으로 연결되는데, 뒤통수밑근들에 있는 근막 통증유발점들과 함께 심한 두통을 일으킨다. 중간-등 근막 통증유발점들은 전방 가슴 벽과 복부로 통증을 유발한다. 늑골 통증(rib pain)으로 느껴지는 통증은 종종 근막 통증유발점들과 관련이 있다. 올바른 혀 위치를 통한 목뿔뼈의 우선적인 안정화 없이 바닥에서 반복적인 윗몸일으키기나 크런치를 시행하면 경추의 근막 통증유발점들이 발생하기 쉽다. 이들은 차례로 허리근, 목갈비근 및 목빗근 그리고 사슬을 따라 아래쪽으로 발바닥에 있는 근막 통증유발점들까지 영구적으로 생성시킬 수 있다.

치료사 가이드라인

환자 자세잡기

엎드려 눕는다.

니들 종류

0.25 – 0.30 mm × 30 mm 니들

니들 방향

추궁판 구(lamina groove) 안에서 치료하도록 유의해라. 안전한 니들링 구역 안에 있는 가시돌기에서 바깥쪽으로 손가락 하나 정도의 너비 안에 있으며, 척추세움근을 니들링 할 때 척추뼈가 돌아가지 않은 것을 확인해라. 가장긴근과 엉덩갈비근을 포함한 바깥쪽에 있는 여러 척추세움근들은 갈비뼈들을 찾기 위해서 주의깊게 다루어질 필요가 있다. 치료사는 니들로 폐를 뚫는 것을 피하기 위해서 갈비뼈들 위쪽으로 자입해야만 한다.

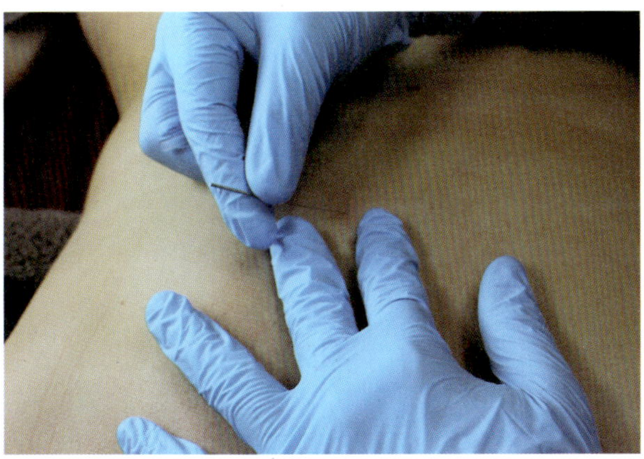

주의사항

추궁판 구(lamina groove)를 찾아라.

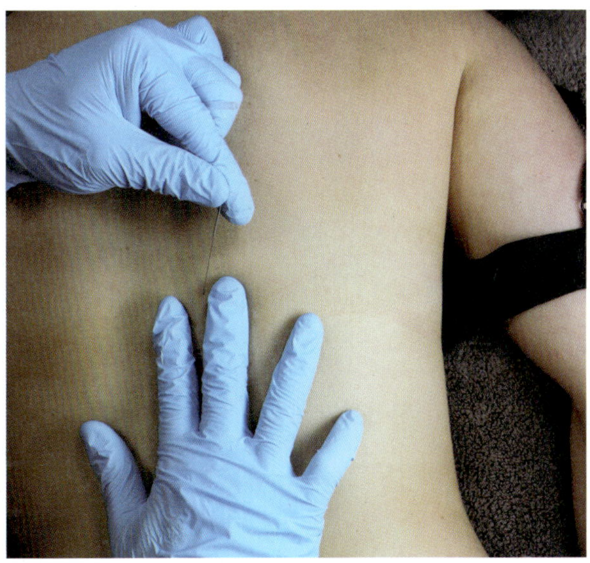

엎드린 척추주위 근육들(뭇갈래근).
추궁판구 안의 니들, 척추가 돌아가지 않은 것을 확인해라.

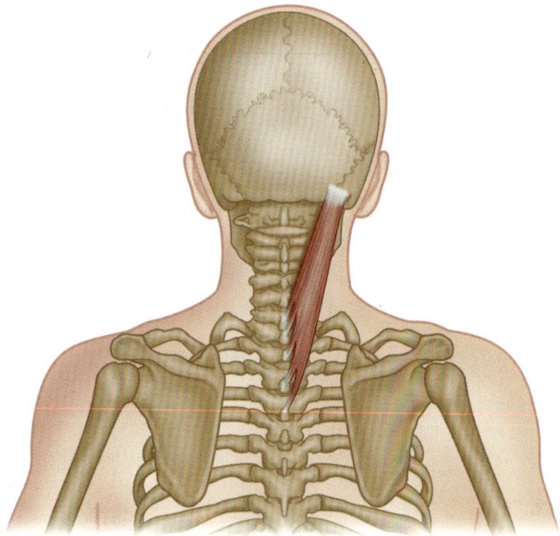

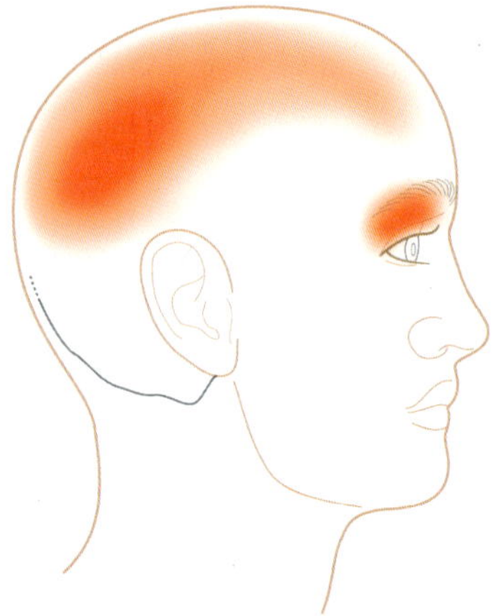

그리스어: *splenion*, 띠. 라틴어: *capitis*, 머리의

기시

목덜미인대의 아랫면, 그리고 C7 과 T1–T4의 가시돌기

종지

꼭지돌기(뒷부분)

동작

머리와 목을 좌우 양측으로 편다.
목을 같은쪽에서 굽히고 돌린다.

신경

중간과 하부 경추신경들의 뒷가지

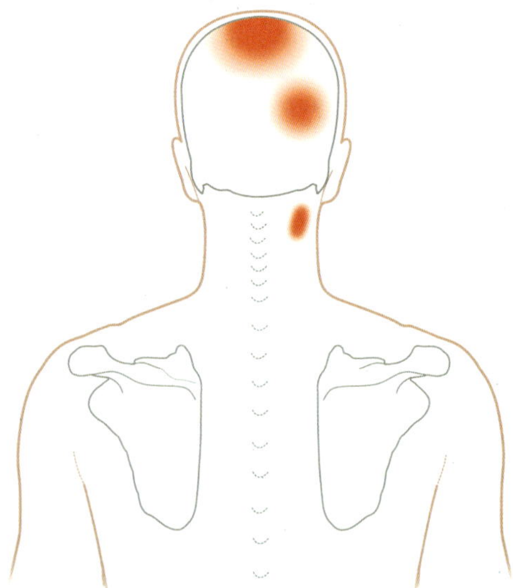

운동사슬

잘못된 컴퓨터 위치 또는 독서를 할 때 잘못된 자세는 머리널판근에 스트레스를 준다. 눈이 컴퓨터 스크린 높이 밑으로 있으면 스크린을 위로 올려봐야 해서 이 근육들을 활성화시키고 시간이 가면 과신장(hyperextended)된 경추를 만든다. 이것은 머리를 굽히기 위해서 골반을 앞쪽으로 기울일 것을 요구하며 그래서 눈은 다시 한번 수평이 된다.

근막 통증유발점

환자가 긴장성 두통을 호소할 때 뒤쪽 경추의 모든 근육들을 살펴야 한다. 이 머리널판근은 또 다른 머리 속 연관통의 원인 제공자이다. 머리 움직임이 여러 방식들 중의 어떤 하나로 이 근육을 관여할 것이다. 그러므로, 적절한 머리 위치를 확실히 하는 데에 중요한 근육이다. 통증은 위로 머리 꼭대기와 같은쪽 눈 뒤로 (목빗근과 유사하게) 퍼져나간다. 흐릿한 시야와 눈이 터질듯한 압력을 받으며 느끼는 두통이 종종 보고된다. 일단 눈의 병소가 배제되었다면, 근막 통증유발점들이 불편함의 원인일 가능성이 크다.

치료사 가이드라인

환자 자세잡기

옆으로 눕는다.

니들 종류

0.25 – 0.30 mm × 30 mm 니들

니들 방향

니들은 가로돌기 뒤쪽에 머물게 하면서, 꼭지돌기 쪽을 향하게 해라.

주의사항

니들을 얕은 각도를 유지해라.

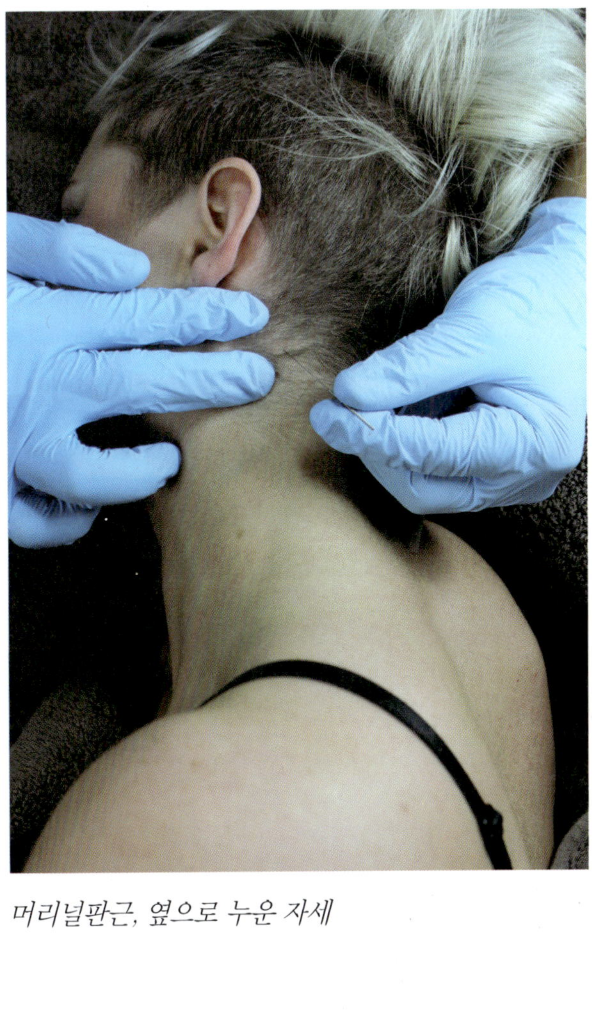

머리널판근, 옆으로 누운 자세

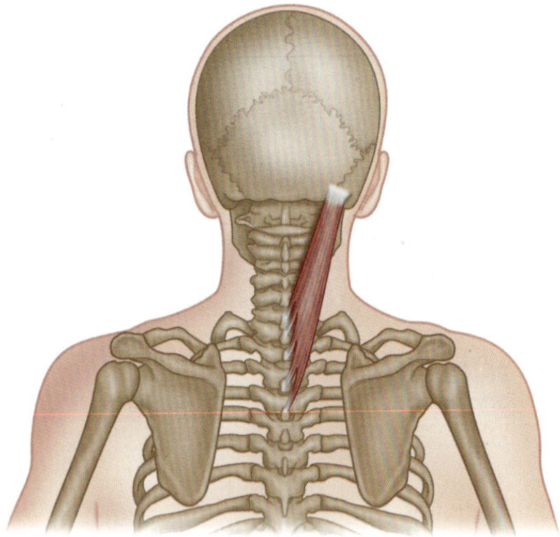

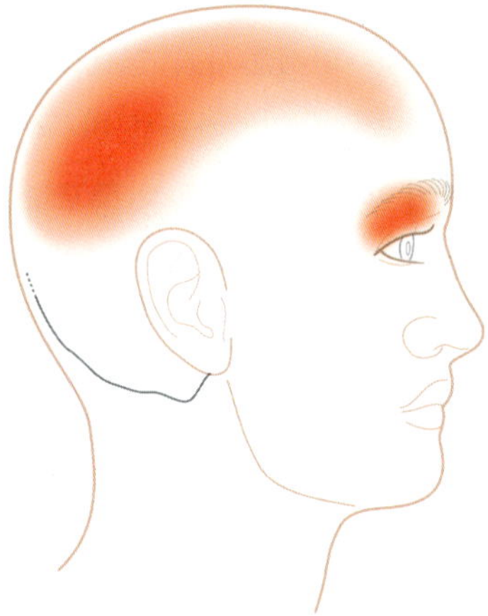

그리스어: *splenion*, 띠. 라틴어: *cervicis*, 목의

기시

목덜미인대 그리고 C7의 가시돌기

종지

C2 (중쇠뼈)의 가시돌기

동작

척주를 편다. 척추를 똑바로 유지하며, 일어설 때 들어 올린다.

신경

척수신경들의 뒷가지

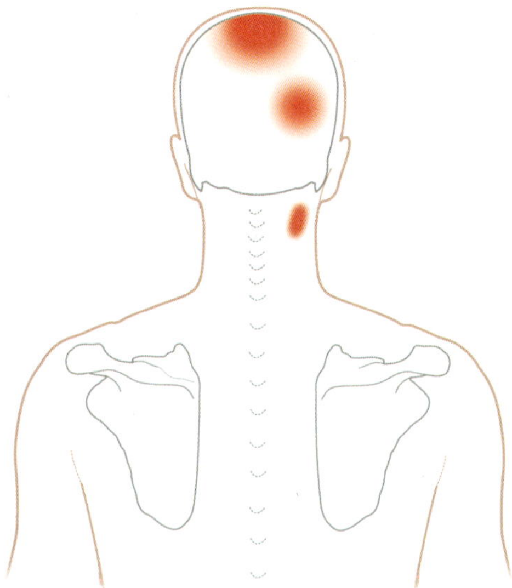

운동사슬

목널판근을 포함한 목 근육들은 코어 근육만큼 전신 움직임에 중요하다. 단축된 목널판근은 경추 또는 흉추를 변위시킬 수 있으며, 그래서 4층 근육들과(널판근, 반가시근, 뭇갈래근 및 돌림근) 가슴 갈비뼈들의 위치에 영향을 준다. 이러한 변화는 운동 사슬의 위 아래에서 자세 적응(postural adaptation)을 만든다.

근막 통증유발점

통증은 아래로는 어깨뼈의 위각으로 그리고 앞쪽으로는 어깨봉우리돌기(acromion process)의 바깥쪽으로 나타난다. 이 근육에 있는 근막 통증유발점들은 긴장성 두통에 기여를 하는데, 관자뼈와 뒤통수뼈에 있는 통증과 함께 발생한다.

치료사 가이드라인

환자 자세잡기

옆으로 눕는다.

니들 종류

0.25 – 0.30 mm × 30 mm 니들

니들 방향

근막 통증유발점을 찾은 다음 사진에서처럼 치료사의 손가락 사이로, 오직 그 근육의 깊이까지만 바깥쪽에서 안쪽으로 니들을 향하게 해라.

주의사항

위험을 없애기 위해 사진에서처럼 앞쪽에서 뒤쪽 방향으로 자입해라.

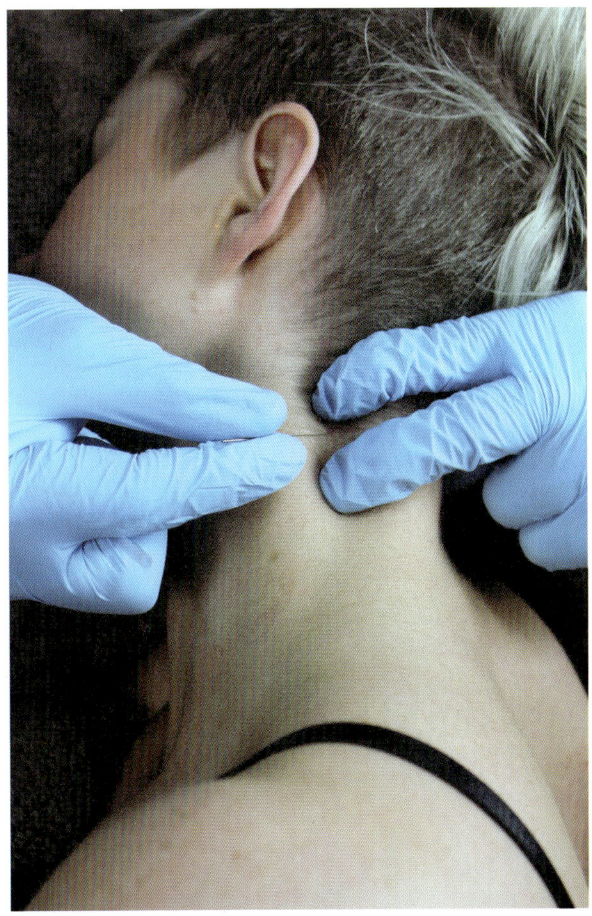

목널판근, 옆으로 누운 자세

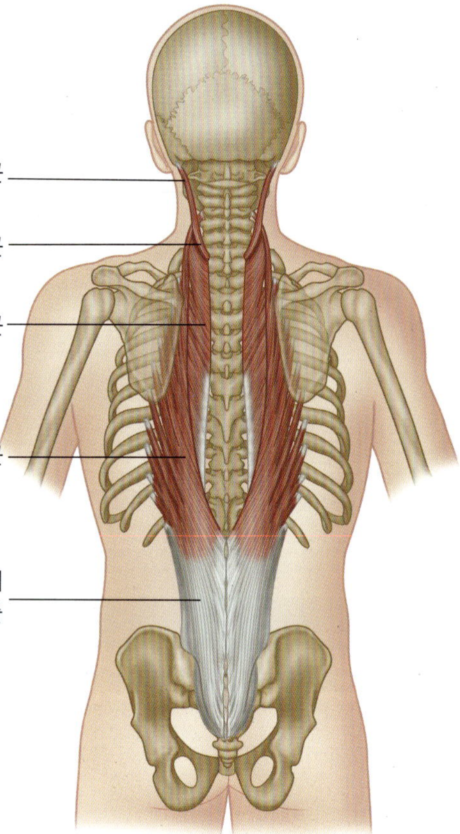

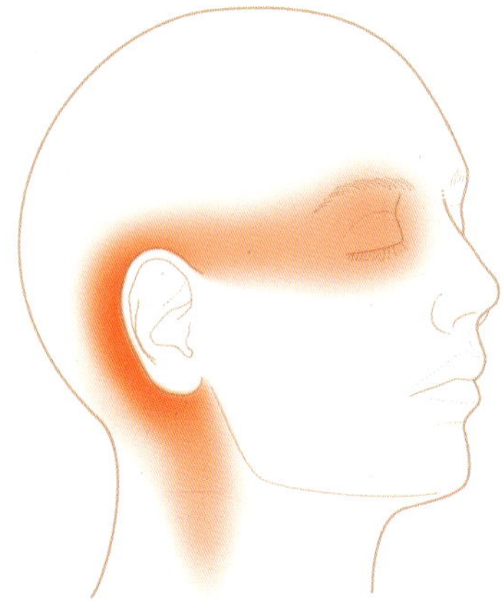

라틴어: *longissimus*, 가장 긴; *capitis*, 머리의

기시

흉추의 상부 다섯 가로돌기들, 그리고 C5–C7의 관절돌기들

종지

꼭지돌기의 뒤쪽 가장자리

동작

이 깊숙한 목 근육은 머리를 펴고 목을 같은쪽으로 돌린다.

신경

중간과 하부 경추신경의 뒷가지

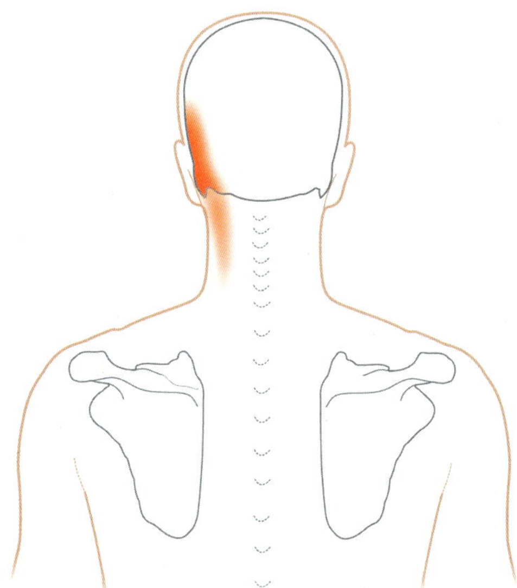

운동사슬

머리가장긴근은 중요한 신경혈관 구조들과 가깝기 때문에 머리가장긴근은 감별진단이 필수적인 예이다. 또한, 종합적인 맥락에서 다룰 필요가 있는 좋은 예시의 이상적인 근육으로 문제가 예상되면 의뢰해야 한다. 이 부위의 통증은 연관통일 수도 있고 혹은 다음의 결과일 수 있다. 퇴행성 디스크 질환 (구획성, 아탈구, 체성 기능장애), C2/ C3 신경근증 (팽륜(bulging), 탈출(prolapsed), 탈루(herniated) 디스크), 섬유근육통, 골다공증, 골관절염, 류마티스성 관절염, 척추사이 또는 척추 협착증, 척추 혈관 질환, 뇌동맥꽈리, 뇌악성종양, 일자목(정상 경추 만곡 상실), 경추 과다앞굽음증, 흉추 과다뒤굽음증, 척추옆굽음증, 긴장성/군집성 두통, 뒤통수밑 관절 기능장애, 꼭지돌기염, 경추관절염, 경추 증후군, 아급성 뇌막염, 류마티스성 다발근통, 전신 홍반성낭창, 가속/감속 상해(경추염좌), 눈 피로, 눈 질환, 동염, 파상풍, 전신 감염 또는 염증, 영양부족, 대사 불균형 또는 투약 부작용 또는 독성. 관련 질환이 의심될 때 반드시 의뢰해야 하며 적절한 검사 의뢰시 필요한 정보를 줄 것이다.

근막 통증유발점

통증은 이 근육에서 귀 뒤쪽으로 전달된다. 또한 통증은 목을 약간 가로지르고 귀 뒤로 뻗어간다. 이 근육에 있는 근막 통증유발점들은 두통의 원인이 되며, 뒤통수뼈와 상부 목에 압통이 보고된다. 때때로 머리덮개에 무감각과 얼얼함을 동반한다.

치료사 가이드라인

환자 자세잡기

엎드린다.

니들 종류

0.25 – 0.30 mm × 30 mm 니들

니들 방향

위쪽에서 아래쪽 방향으로 자입해라.

주의사항

(기흉의 어떤 가능성을 없애기 위해서) 첫 번째 갈비뼈 위에서 치료를 하며, 바깥으로 가로돌기들(관절 기둥들)까지 C6에서 C2의 경계 내에서 머물거나, 손가락 하나 너비 안에서 머무르며, 추궁판 구(lamina groove) 쪽으로 얕은 각도로 니들을 향하며 바깥쪽에서 안쪽으로, 위쪽에서 아래쪽으로 치료한다.

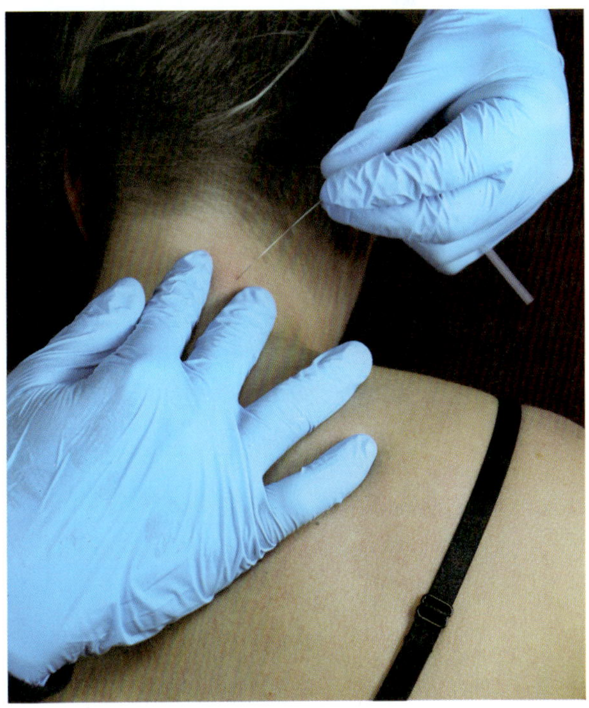

머리가장긴근, 엎드린 자세

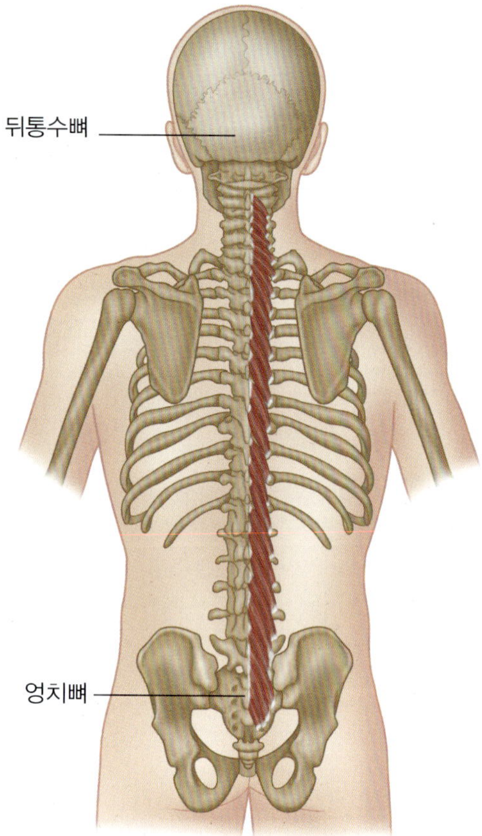

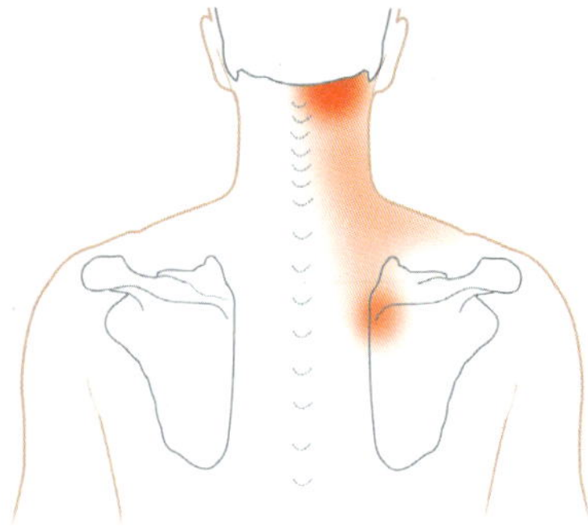

목 뭇갈래근

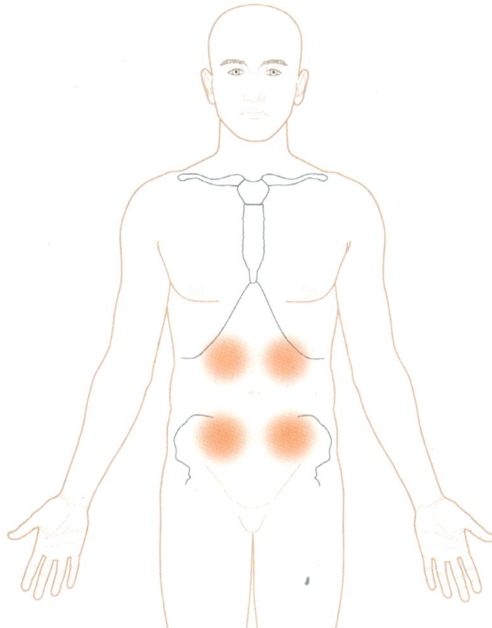

앞쪽 뭇갈래근 연관 양상

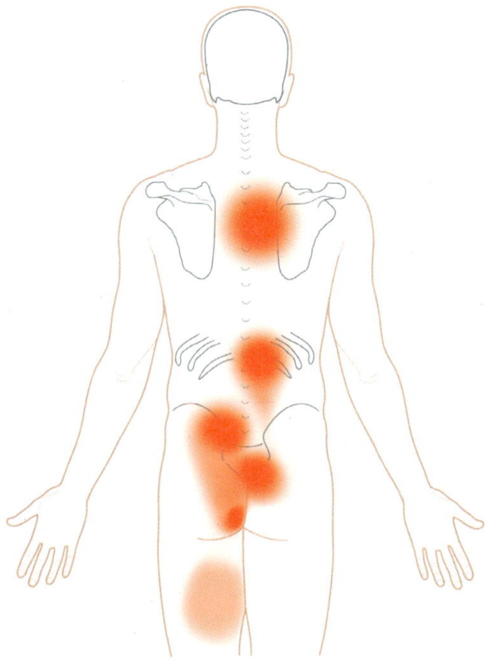

등과 허리 뭇갈래근 연관 양상

라틴어: *multi*, 많은; *findere*, 갈라진

기시

엉덩능선과 엉치뼈, 엉치인대, 요추의 유두돌기 그리고 흉추의 가로돌기들로서, C4, C5, C6 및 C7의 관절돌기들을 포함한다.

종지

상부 척추의 가시돌기들

동작

척주를 펴고, 바깥쪽으로 굽히고, 돌리며 이에 더해서 골반을 펴고 바깥쪽으로 돌린다. 코어 근육의 네 번째 층(fourth-layer)이다.

신경

척수신경들의 뒷가지

운동사슬

"코어"의 신경근육 효율에 기여를 하는 주된 근육이다. 깊숙한 뭇갈래근은 구획간 동작을 조절하는 역할을 한다.

주의: 척추의 완전한 상태는 모든 근육들의 병합된 능력에 달려있다. 그러나, 골반 안정성을 유지하는데 있어서 배가로근에 척추 구조를 안정시키는데 있어서 뭇갈래근과 돌림근의 동작에 특별한 고려를 해야 한다.

근막 통증유발점

L1–L5의 가시돌기들 그리고 복부 앞쪽에 통증이 보고된다. S1은 밑의 꼬리뼈로 통증을 보낸다. 이 연관은 T4–T5 수준에서 어깨뼈의 아래각으로 뻗어간다. 경추 부위에 있는 뭇갈래근의 근막 통증유발점들은 뒤통수밑 부위에서부터 아래로 뒤쪽 목을 따라 대략 T3 구획 레벨까지 그리고 바깥쪽으로 마름근(rhomboid)까지 통증을 전달한다. 또한 바깥쪽으로 목 뿌리와 상부 등 부위에 분포되기도 한다.

치료사 가이드라인

환자 자세잡기

엎드린다.

니들 종류

0.25 – 0.30 mm × 30 mm 니들

니들 방향

아래쪽 방향으로 자입하는데, 가시돌기의 손가락 하나 너비의 안쪽이다. 예를 들면, 판구(lamina groove)이다.

주의사항

천천히 자입하며, 항상 환자의 피드백을 살펴라.

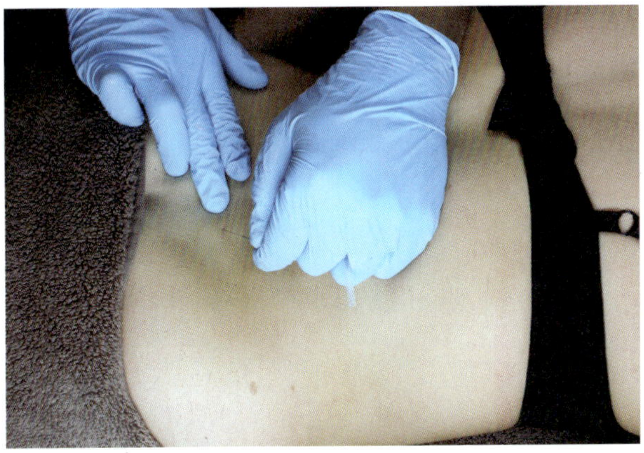

뭇갈래근, 엎드린 자세. 서서히 치료하는 것이 매우 중요하다. 만약 니들이 어떤 신경 구조에 접근할 경우, 치료사가 서서히 치료하고 있으면 환자는 치료사에게 알릴 수 있다. 스피드는 적이다. 니들은 안쪽 아래쪽을 향해라 (꼬리쪽으로).

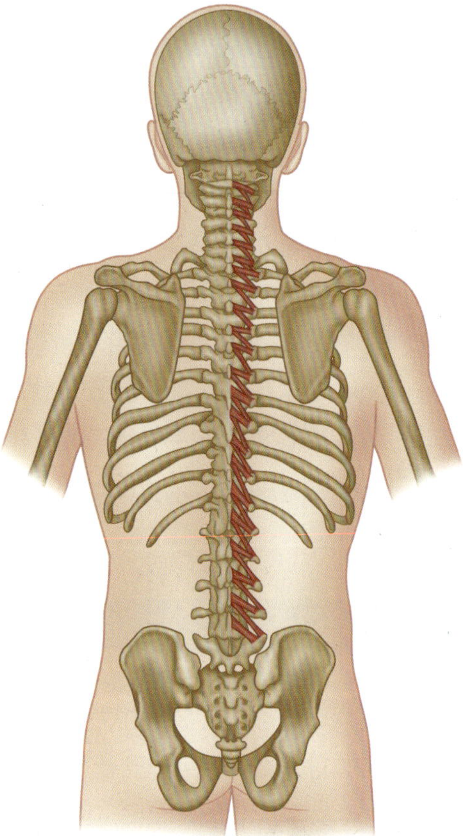

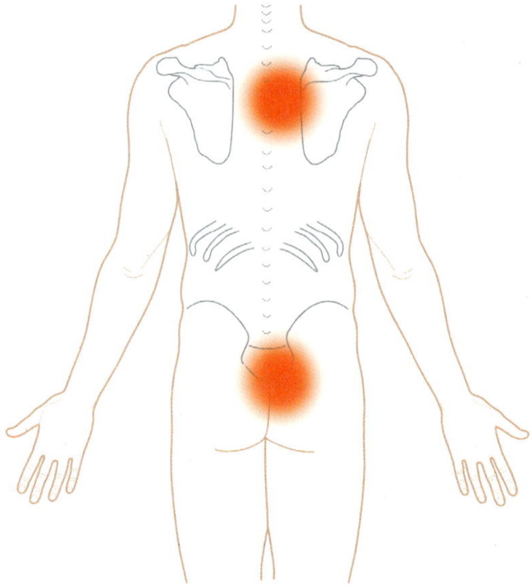

라틴어: *rota*, 바퀴

기시

(엉치뼈에서 C2까지 11쌍). 가로돌기 (아래쪽)

종지

가시돌기(위쪽)

동작

척주를 펴고, 돌린다.

신경

흉추신경들의 뒷가지

운동사슬

"코어"의 신경근육 효율에 기여를 하는 주된 근육이다.

주의: 척추의 완전한 상태는 모든 근육들의 병합된 능력에 달려있다. 그러나, 골반 안정성을 유지하는데 있어서는 배가로근에 척추 구조를 안정시키는데 있어서는 뭇갈래근과 돌림근의 동작에 특별한 고려를 해야만 한다.

근막 통증유발점

예전 인체해부 실습 기간에는 근막 통증유발점들을 다룰 때 뭇갈래근에서 돌림근을 분리할 필요를 느끼지 못했다. 이 근육들은 기저 두개골 통증(basal skull pain) 발생장치일 뿐만 아니라 목과 어깨 통증 발생장치이다. 드라이 니들링은 이 근육들에 접근하고 치료하는데 가장 효과적이다.

치료사 가이드라인

환자 자세잡기

엎드린다.

니들 종류

0.25 – 0.30 mm × 30 mm 니들

니들 방향

아래쪽 방향으로 자입하는데, 가시돌기의 손가락 하나 너비의 안쪽이다. 예를 들면, 판구(lamina groove)이다.

주의사항

바깥쪽에서 안쪽 방향으로 니들을 향하게 해야 하며, 니들 깊이에 유의해야 한다.

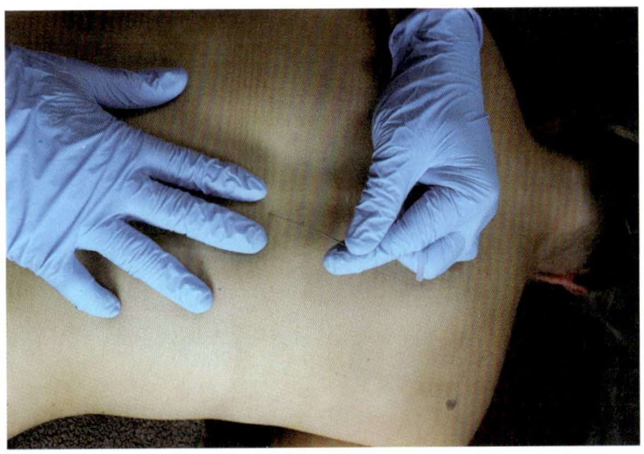

돌림근, 엎드린 자세

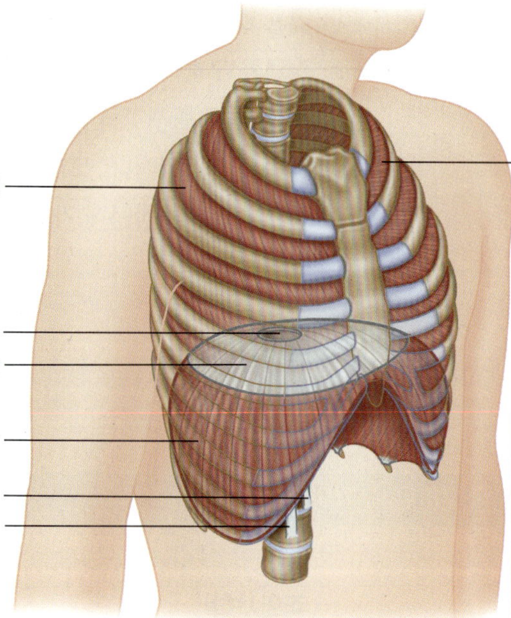

라틴어: *inter*, 사이; *costa*, 갈비; *externi*, 바깥; *interni*, 안

기시

갈비뼈의 아래쪽 경계, 뒤쪽 각도만큼 뒤에 위치한다.

종지

아래에 있는 갈비뼈들의 위쪽 경계, 비스듬히 아래로 뒤로 지나간다.

동작

호흡하는 동안 갈비 사이의 공간을 고정한다.
갈비뼈들을 들어올림으로써 forced inspiration(억지로 한 호흡)을 보조한다.

신경

갈비사이신경들의 근육성 측부 가지들

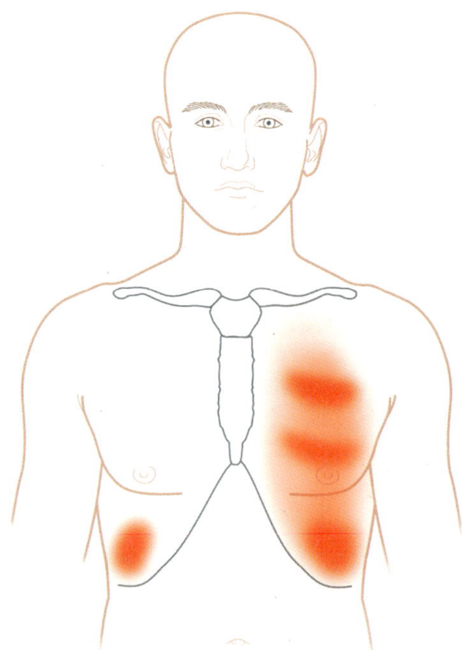

운동사슬

이들은 호흡에 있어서 주된 근육들이다. 이 근육들의 문제는 문자 그대로 인체의 체내 pH 를 바꿀 수 있다. 갈비사이근들은 휴식 호흡 동안 중앙 힘줄을 아래로 잡아당긴다. 또한 이 근육들은 바깥쪽 선을 따라 관상면(frontal plane) 움직임에 영향을 줄 것이다.

근막 통증유발점

호흡 곤란이 보고되는데, 특히 숨을 내쉴 때 날카로운 통증이 느껴진다. 운동 또는 활동으로 인한 호흡 곤란은 근막 통증유발점들을 만들 수 있는데, 운동으로 인한 천식으로 오인된다.

치료사 가이드라인

환자 자세잡기

엎드리거나 옆으로 눕는다.

니들 종류

0.25 – 0.30 mm × 30 mm 니들

니들 방향

갈비사이근 니들링은 숙련된 기술, 해부학적 지식 및 니들을 다루는 능통함을 요구한다. 니들 자입의 깊이는 폐를 찌르지 않기 위해서 매우 중요한데, 기흉을 만들기 때문이다. 니들 자입을 한 다음 얕은 각도가 추천된다. 안쪽에서 바깥쪽 방향으로 자입해라.

주의사항

해부학적 랜드마크를 확인하고 니들이 항상 어디에 있는지를 알아야 기흉을 피할 수 있다.

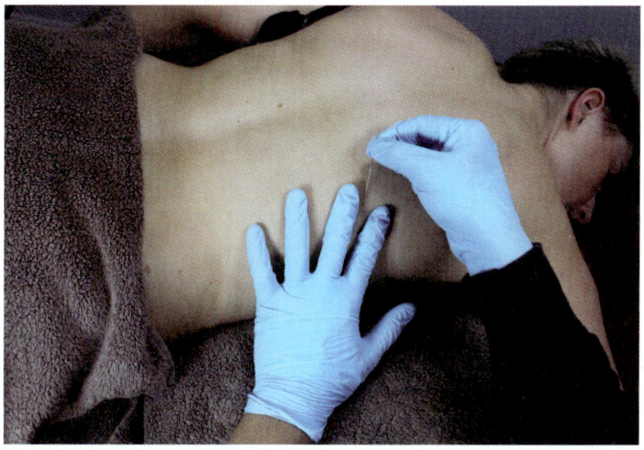

갈비사이근들, 엎드린 자세. 니들은 안쪽에서 바깥쪽 방향으로 있다.

가로막 (횡격막; Diaphragm)

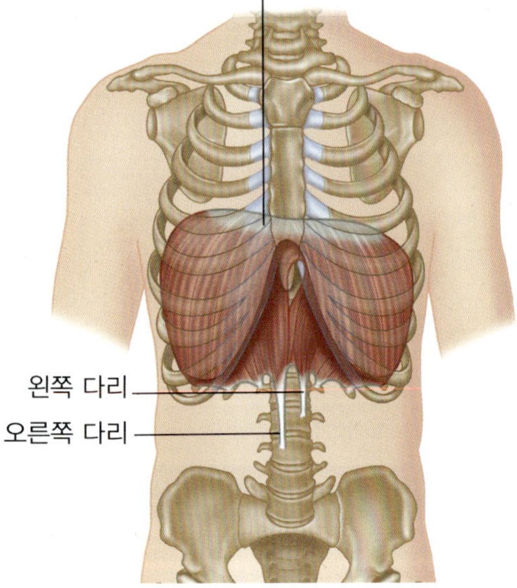

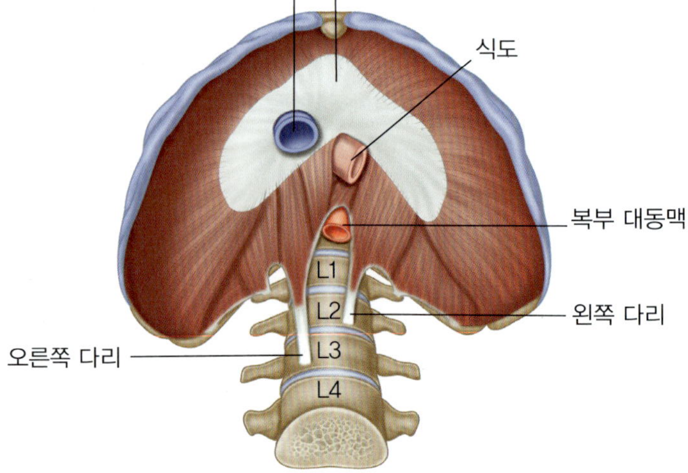

밑에서 본 가로막

라틴어: *dia*, 가로지른; *phragma*, 구획, 벽

기시

복장부: 칼돌기 뒤쪽면에서 두개의 슬립
갈비부: 안쪽 및 바깥쪽 궁상인대들, 하부 여섯 갈비뼈들의 안쪽면
허리부: L1–L2 (왼쪽), L1–L3 (오른쪽)의 몸체에서 온 다리(crus)

종지

중앙 힘줄

동작

호흡 그리고 복부내 압력을 올리는 것을 보조한다.

신경

가로막신경(앞가지) C3–C5

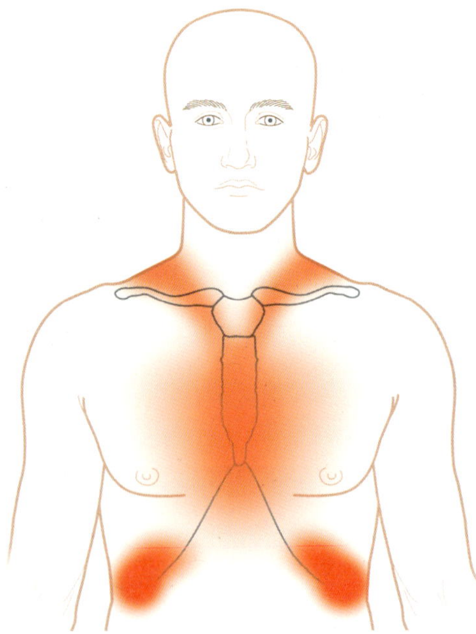

운동사슬

이 돔 모양의 근섬유성 근육은 대동맥, 대정맥 그리고 식도에 의해서 관통된다. 허리네모근과 허리근과의 근막 포위(fascial investment)는 이 구조의 중요성을 부각시키는데, 하부와 상부 1/4에 연결되어 있는 것과 유사하다. 허리근과 허리네모근은 호흡 기능장애를 다룰 때 가로막과 함께 치료해야 한다.

근막 통증유발점

환자의 불편함들은 가슴 통증, 호흡 곤란 그리고 기능적인 전체 호흡을 할 수 없는 것 등이다. 옆구리 결림은 흔하다. 운동 강도 또는 신체 활동의 갑작스런 증가는 가로막의 근막 통증유발점 형성을 활성화 시키거나 원인이 될 수 있다.

치료사 가이드라인

이 근육에 드라이 니들링은 추천되지 않는데, 그 이유는 폐와 가깝기 때문이다. 그러나, 이 근육에 드라이 니들은 할 수 없더라도, 치료사는 특정한 통증유발점 형성을 줄이기 위해서 엄지 또는 다른 손가락들을 사용할 수 있다.

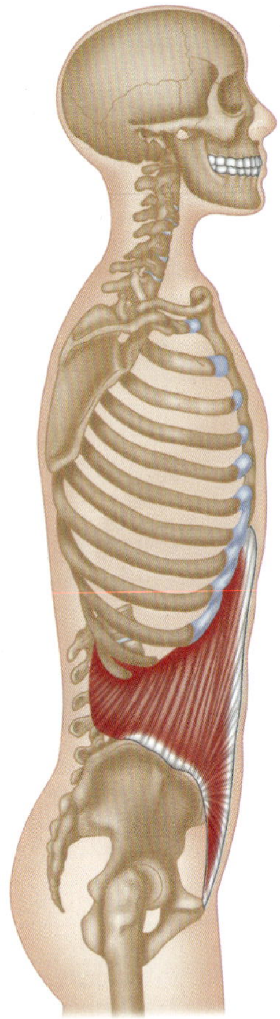

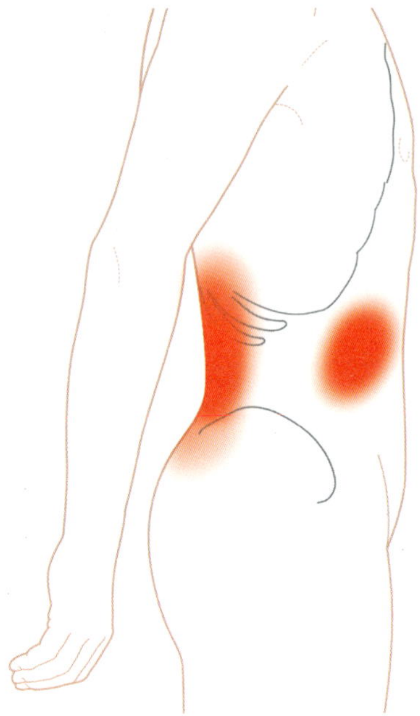

라틴어: *obliquus*, 비스듬한, 경사진; *internus*, 속; *abdominis*, 복부의, 배의

기시

허리근막. 엉덩능선의 앞쪽 2/3, 그리고 샅굴인대의 바깥쪽 2/3

종지

갈비뼈 가장자리, 배곧은근집의 건막 (앞쪽과 뒤쪽), 그리고 두덩능선과 두덩선으로 가는 결합힘줄

동작

복벽을 지원하며, 힘을 준 호흡을 보조하며, 복부 안의 압력을 올리는 것을 돕는다. 다른쪽 근육들과 함께 배속빗근은 몸통을 외전시키고 돌린다. 결합힘줄은 샅굴관 뒷벽을 지원한다.

신경

흉추신경들 T7–T12의 앞가지, 엉덩샅굴신경과 엉덩아랫배신경들

운동사슬

운동 프로그램에 있어서 가장 흔한 오류는 기능적인 방식에서 이 근육을 다루는 연습도 하지 않고 다른 복근들에 관련해서 속빗근을 분리하려는 시도이다. 속빗근들은 일반적으로 스트레스를 받을 때 억제되어, 골반 위치에 근육적 보상과 변화를 만든다.

근막 통증유발점

어떠한 복부통증은 조심스럽게 치료해야 한다. 통증의 종류 또는 증상에 관한 어떤 의심이 든다면 이는 의사에게 의뢰를 해야하는 신호라고 생각해라. 속빗근 근막 통증유발점들은 허리를 포함한 복부의 여러 방향으로 통증을 전달한다. 정중선을 가로지르는 통증도 있다. 환자들은 화끈거림, 팽창 그리고 위장 팽만감을 호소할 수 있다.

치료사 가이드라인

환자 자세잡기

똑바로 눕는다.

니들 종류

0.25 – 0.30 mm × 30 mm 니들

니들 방향

이 근막 통증유발점들을 치료하기 위해서 접선 접근법이 요구되는데, 니들을 안쪽에서 바깥쪽으로, 아래쪽에서 위쪽 방향으로 움직여라.

주의사항

접선 접근으로 니들 자입을 해서 그 근육 깊이보다 더 깊게 가는 것을 피해라. 복근 밑에 복강이 있으므로, 정확한 니들 깊이를 확보하는데 주의가 필요하다.

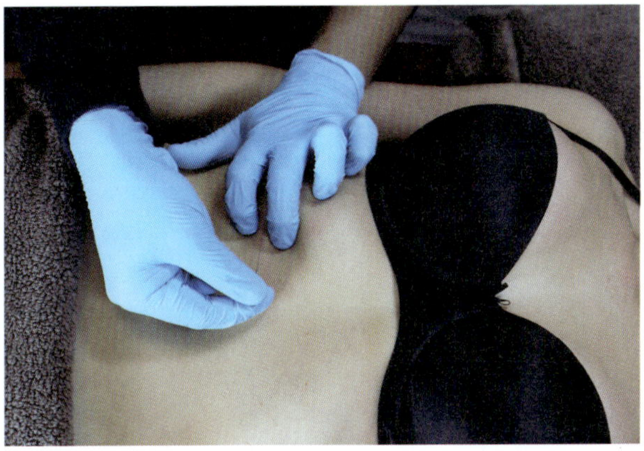

뱃속빗근, 똑바로 누운 자세

배바깥빗근 (외복사근; Obliquus externus abdominis)

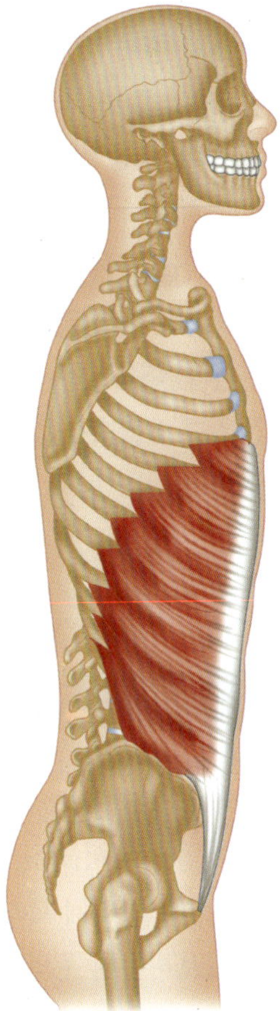

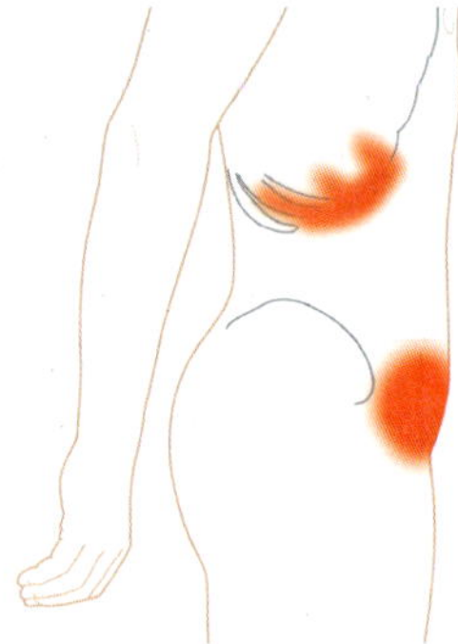

배바깥빗근 연관양상

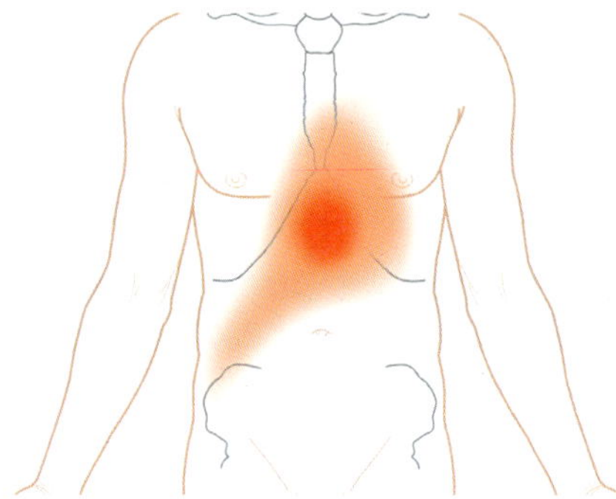

배바깥빗근. 배빗근 TrP 연관 양상은 환자마다 매우 다를 수 있다.

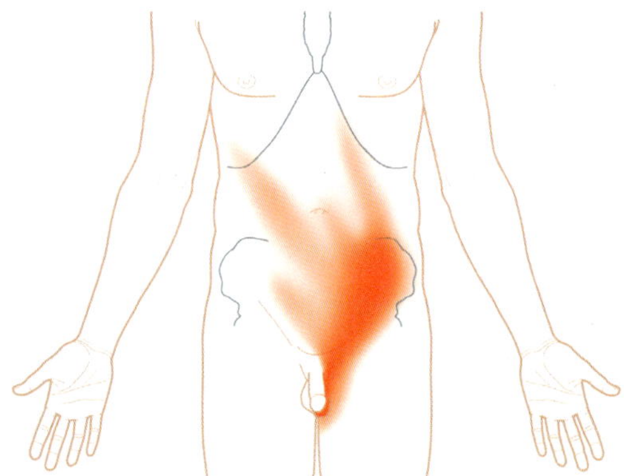

가쪽 하부 복벽

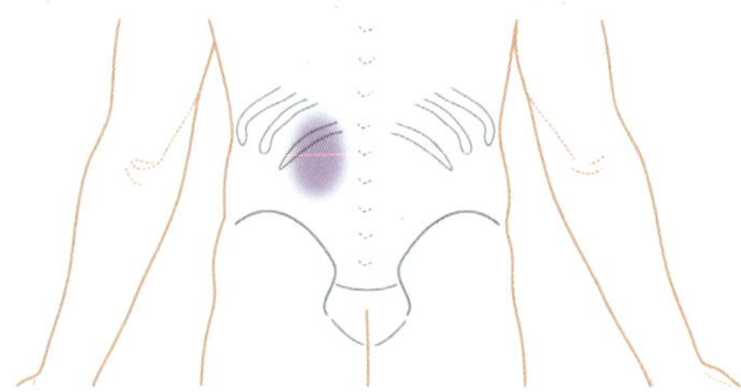

배꼽, 뒤쪽 하부 복벽

라틴어: *obliquus*, 비스듬한; *externus*, 바깥; *abdominis*, 복부의, 배의

기시

하부 여덟 개 갈비뼈들의 앞쪽 각들

종지

상부 척추의 가시돌기들 엉덩뼈 능선의 바깥쪽 앞쪽 반, 샅굴인대, 두덩결절 및 능선 그리고 앞배곧은근집(anterior rectus sheath)의 건막

동작

복벽을 지원하고 힘을 준 호흡을 보조하며 복내 압력을 올리는 것을 돕는다. 다른쪽 근육들과 함께 배바깥빗근은 몸통을 외전시키고 돌린다.

신경

흉추신경들 T5–T12의 앞가지

운동사슬

바깥빗근의 기능을 증진하기 위해서 신체활동을 고려할 때, 열린/닫힌 운동사슬 움직임 모두를 시도해야 한다.

근막 통증유발점

통증은 아래로 사타구니로 그리고 종종 고환으로 전달될 수 있다. 다른 복부근육들과 유사하게, 바깥빗근 근막 통증유발점들은 복부 부위 전체를 거쳐서 국소적인 어느 부위로나 통증을 전달할 수 있다. 이 통증은 생리기간(menstrunal cycle)동안 악화된다.

치료사 가이드라인

환자 자세잡기

이 근육은 사진처럼 똑바로 누워서 자입될 수 있다. 또는 많은 섬유들이 뒤쪽에 위치하고 있기 때문에 옆으로 누워서도 가능하다.

니들 종류

0.25 – 0.30 mm × 30 mm 니들

니들 방향

접선 접근법으로 이 근막 통증유발점들을 치료하는데 니들을 바깥쪽에서 안쪽으로, 위쪽에서 아래쪽 방향으로 움직여라.

주의사항

접선 접근으로 니들 자입을 해서 그 근육 깊이보다 더 깊게 가는 것을 피해라. 복근 밑에 복강이 있으므로 정확한 니들 깊이를 확보하는데 주의가 필요하다.

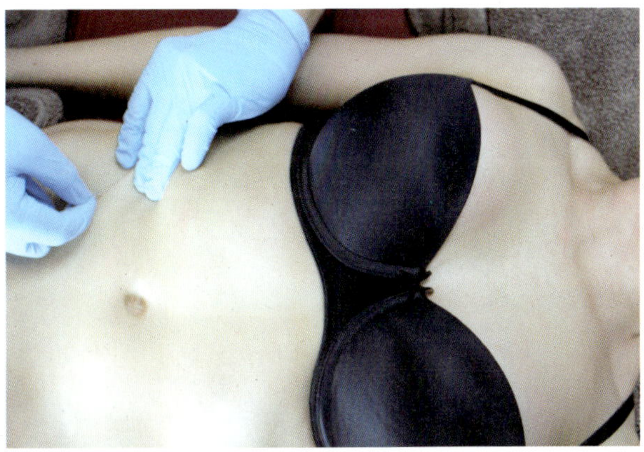

배바깥빗근, 똑바로 누운 자세

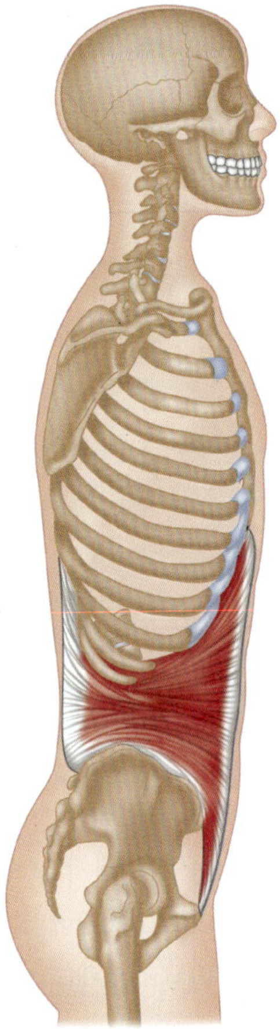

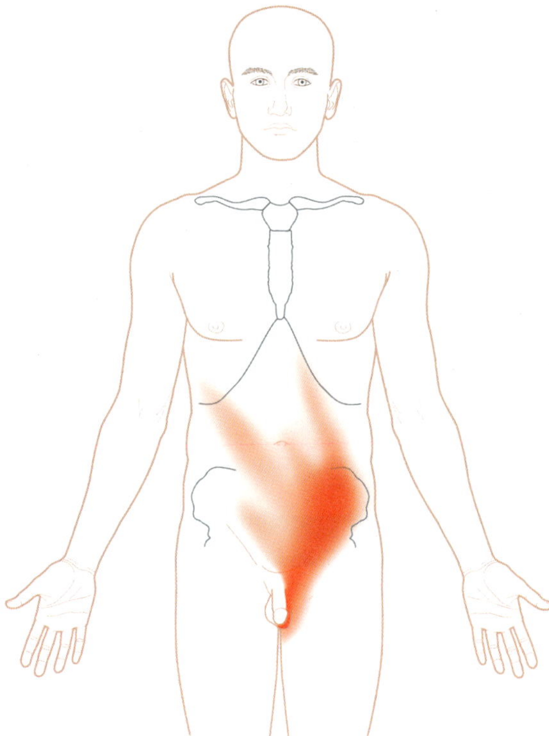

라틴어: *transversus*, 가로; *abdominis*, 배의, 복부의

기시
갈비 가장자리, 허리근막, 엉덩뼈능선의 앞쪽2/3와 샅굴인대의 바깥쪽 절반

종지
상부 척추의 가시돌기들 그리고 뒤쪽/앞쪽 배곧은근집의 건막, 두덩능선 및 두덩라인으로 가는 결합힘줄

동작
복벽을 지원하고 힘을 준 호흡을 보조하며 복내 압력을 올리는 것을 돕는다. 결합힘줄은 샅굴관의 뒤쪽벽을 지원한다.

신경
흉추신경들 T7–T12의 앞가지, 엉덩샅굴 및 엉덩아랫배신경들

운동사슬

우리가 움직일 때 모든 복부 근육들은 시시각각 일을 하며 하지에서 상지로 힘을 전달할 때 요구되는 장력을 제공한다. 배가로근은 이 근육들 중 가장 깊숙이 있으며 (좌, 우) 각각은 장기들을 수평적으로 싸고 있다. 배가로근 근막 부착들은 요추, 늑강, 엉덩능선 및 샅굴인대 들을 포함한다. 또한 이 근육은 백선에 직접적으로 연결되는데 칼돌기, 배세모근 및 두덩뼈 사이의 연계를 제공한다.

그러므로 배가로근은 내부 장기뿐만 아니라 L2–L3척추를 위한 장력 지원과 들어올림에 필수적인 지원을 제공한다.

근막 통증유발점

통증은 칼돌기에 집중되며 상부 복부를 가로질러 느껴진다. 또한 환자들은 아래쪽 갈비뼈 가장자리를 따라 두드러진 골부착부위염을 느낄 수도 있다. 기침은 특히 스트레스를 준다.

치료사 가이드라인

환자 자세잡기

똑바로 눕거나 옆으로 눕는다.

니들 종류

0.25 – 0.30 mm × 30 mm 니들

니들 방향

접선 접근법으로 니들을 자입하며 이 근육 깊이보다 더 깊게 들어가는 것을 피해라.

주의사항

복근 밑에 복강이 있으므로 정확한 니들 깊이를 확보하는데 주의가 필요하다. 환자가 옆으로 누울 때, 복강의 내용물은 안쪽으로 움직이는데 이것이 안전한 니들링을 용이하게 한다.

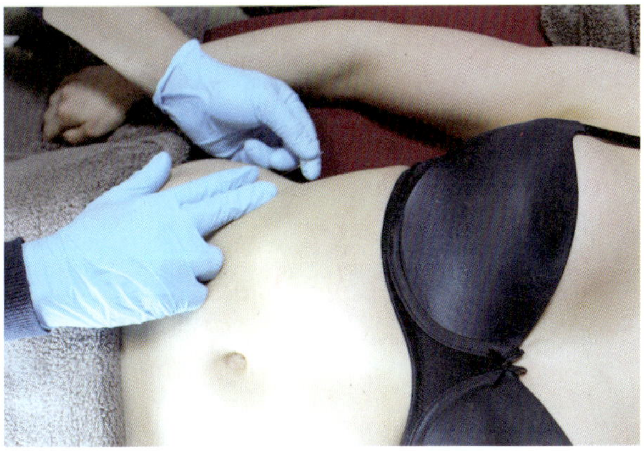

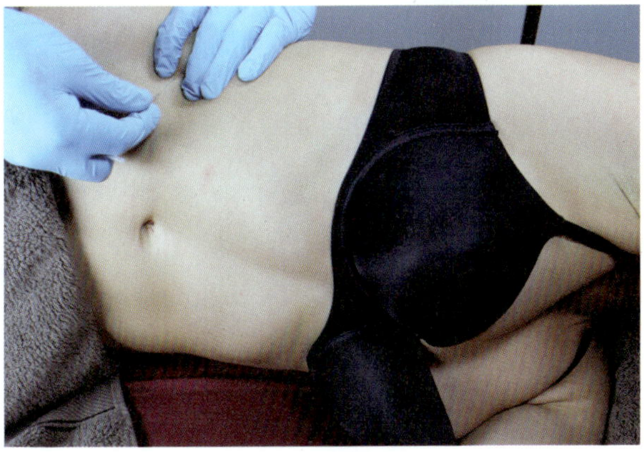

배가로근, 똑바로 눕거나 옆으로 누운 자세

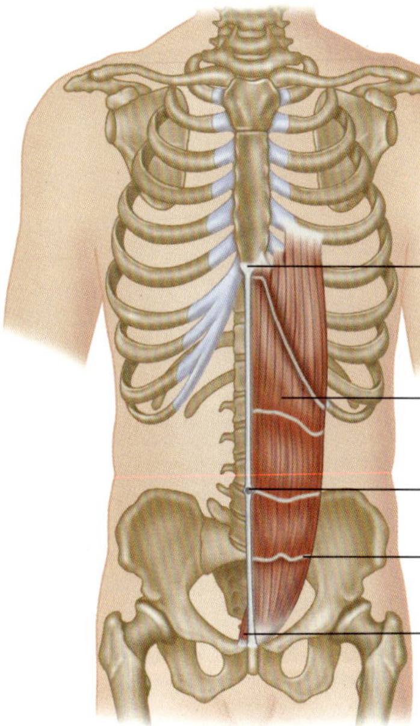

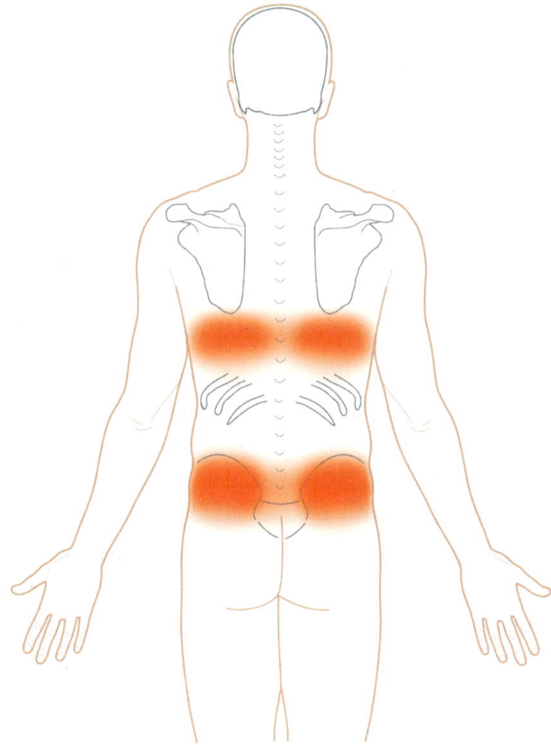

배곧은근

라틴어: *rectus*, 곧은; *abdominis*, 배의

기시
백선에 의해서 분리된 두 개의 힘줄을 경유해서 두덩능선과 두덩결합

종지
5-7번째 갈비뼈들의 갈비연골들, 칼돌기

동작
기시가 고정되면 가슴벽은 골반 쪽으로 움직일 것이고, 종지가 고정되면 골반은 가슴 쪽으로 움직일 것이다.

신경
흉추신경들 T5–T12의 뒷가지

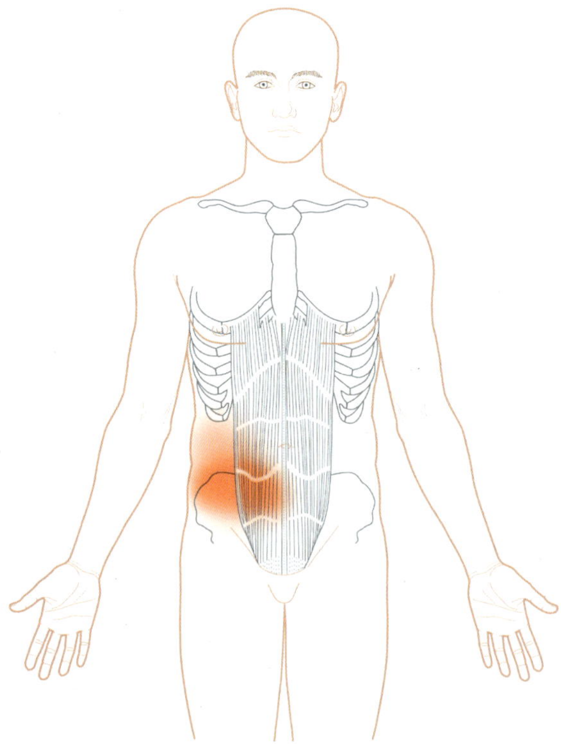

우측 가쪽 배곧은근, 맥버니점.

운동사슬

이 근육은 편심 동작을 통해서 몸통의 신전을 감속한다. 바닥에서 실행하는 통상적인 윗몸일으키기로는 전체적인 동작 범위를 이룰 수 없는데, 이것은 근육 불균형과 코어의 신경근육 비효율성에 기여를 할 수 있다는 것에 주목해야 하는 이유이다.

근막 통증유발점

배곧은근은 두 가지 분명한 통증 양상을 가진다. 하나는 칼돌기 높이에서 중간 등을 가로질러 좌우 양측으로 퍼뜨리고 그리고 다른 것은 배꼽과 샅굴인대 사이의 높이에서 통증을 엉치엉덩관절과 허리로 전달한다. 또한 배곧은근근막 통증유발점들은 흉통, 가슴앓이, 트림, 설사, 월경불순 및 충수돌기염(맥버니점)을 일으킨다.

치료사 가이드라인

환자 자세잡기

똑바로 눕는다.

니들 종류

0.25 – 0.30 mm × 30 mm 니들

니들 방향

니들을 바깥쪽에서 안쪽 방향으로 향한다.

주의사항

얕은 각도로 니들 자입을 해서 복강을 피하는데, 복벽에 접선으로 접근한다.

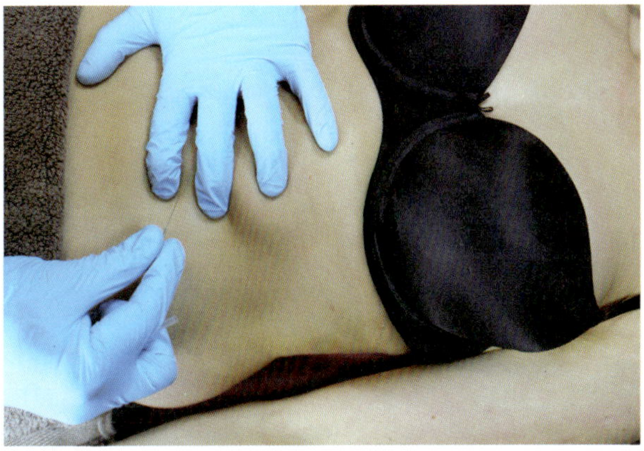

배곧은근, 똑바로 누운 자세

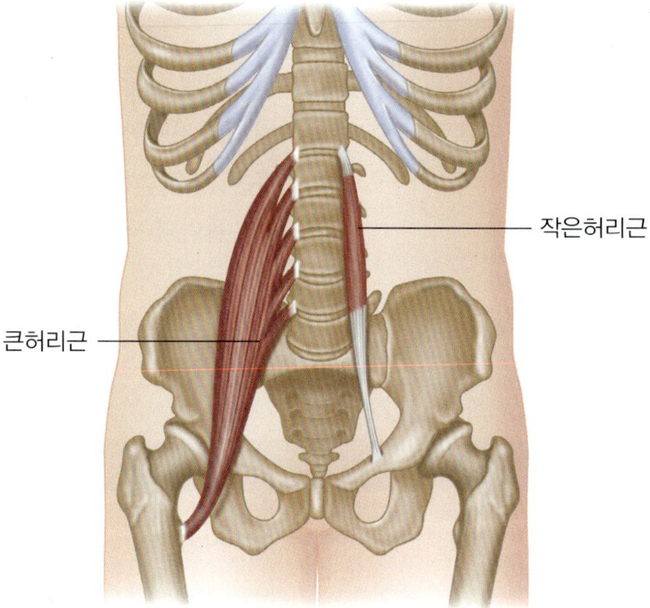

그리스어: *psoa*, 허리근육. 라틴어: *major*, 큰

기시

L1–L5의 가로돌기들, T12–L5의 몸체들 그리고 T12–L4 몸체들 밑의 척추사이 디스크들

종지

넙다리뼈 작은돌기의 중간면

동작

힙을 굽히고 안쪽으로 돌린다.

신경

요추신경들 L1–L4의 앞가지

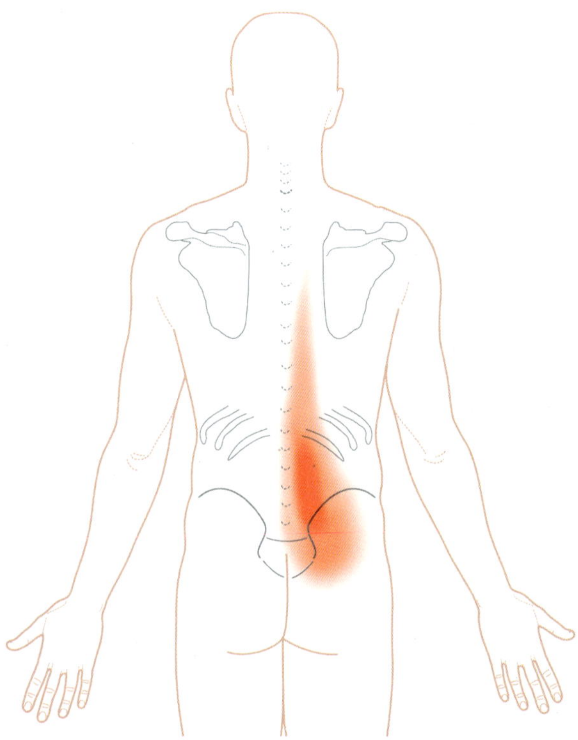

운동사슬

큰허리근은 편심적으로 힙에서 힙의 신전과 힙의 외회전을 감속시킨다. 이 근육은 일반적으로 단축되어 있어서 엉덩이 근육들을 억제하는데, 이것은 운동 사슬 신경근육 변화들 그리고 근막 통증유발점들의 형성을 위한 기초를 만든다.

근막 통증유발점

오랫동안 앉아 있는 것은 근막 통증유발점들 형성으로 가는 중요한 선행인자로 알려져 있다. 허리근 기능적 유닛과 관련된 일차적 근막 통증유발점들의 결과로서 큰허리근에 근막 통증유발점들이 형성된다. 이 근육들은 넙다리곧은근, 두덩근, 넙다리빗근, 넙다리근막긴장근, 모음근들(긴, 짧은, 큰) 그리고 엉덩정강근들을 포함한다. 통증은 같은쪽 요추를 따라서 수직 양상으로 그리고 아래쪽으로 엉치엉덩관절과 엉덩이 부위에서까지 느껴진다. 또한 통증은 사타구니와 안쪽 넙다리에 있을 수도 있다. 허리근 통증은 요통과 디스크 병소로 오인될 수 있다.

치료사 가이드라인

환자 자세잡기

옆으로 눕는다.

니들 종류

0.25 – 0.30 mm × 30 mm 니들

니들 방향

L2 레벨 밑에서 니들링을 하는데, 앞쪽 방향으로 니들을 향하게 해라.

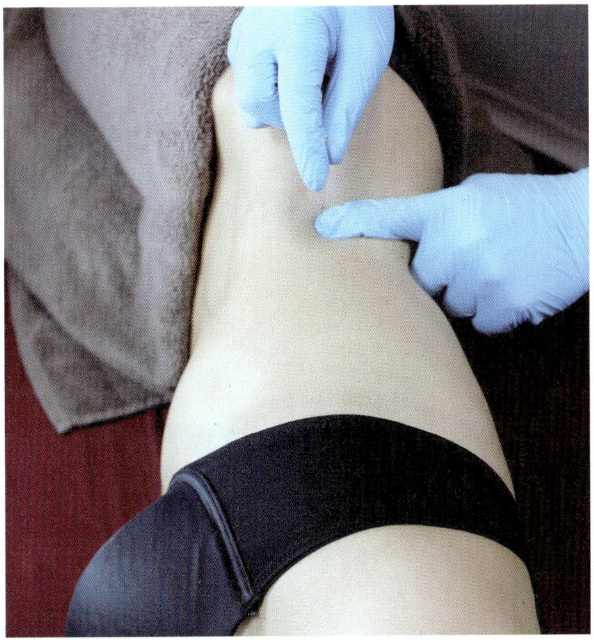

주의사항

니들이 음부넙다리, 가쪽피부, 넙다리 및 폐쇄신경들을 피해야 하므로 해부학적 랜드마크들을 확실히 확인해야 한다. 그들은 이 근육의 가장 깊이 또는 뒤쪽에 있다.

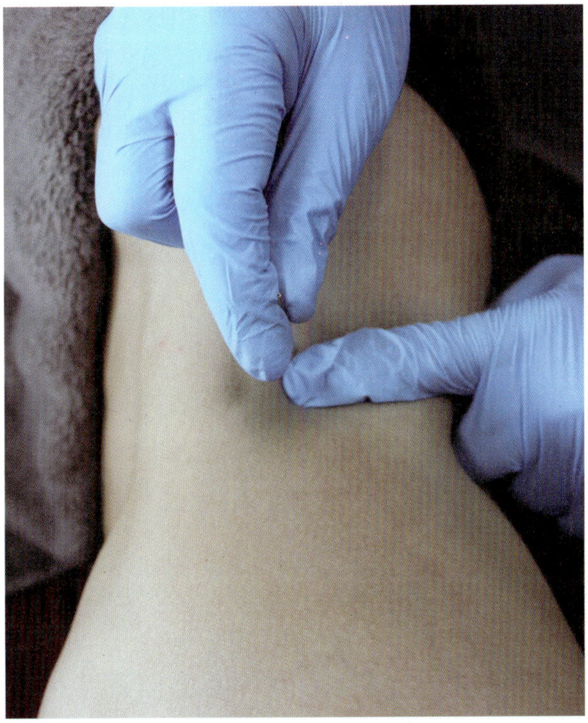

큰허리근, 옆으로 누운 자세. 긴장된 띠(taut band)를 찾았다면 니들을 약간 앞쪽으로 향하도록 해야 한다.

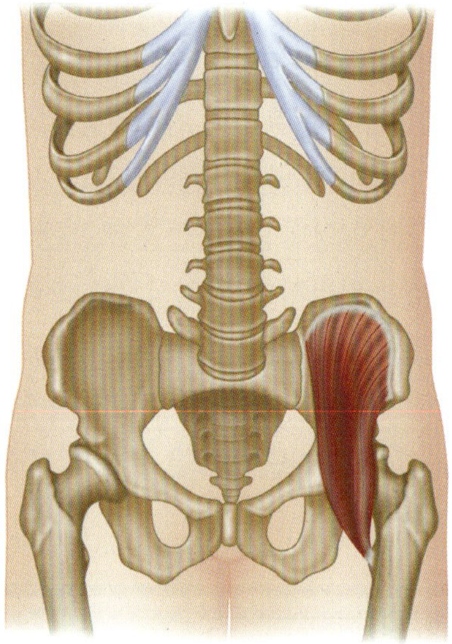

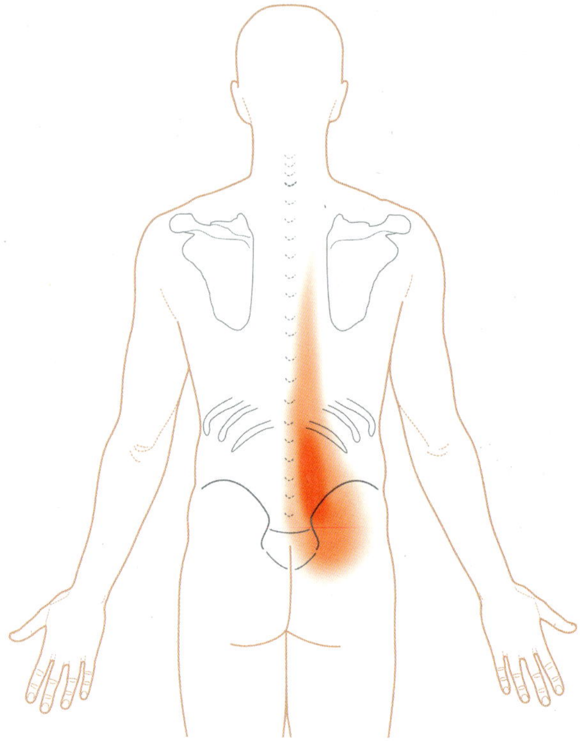

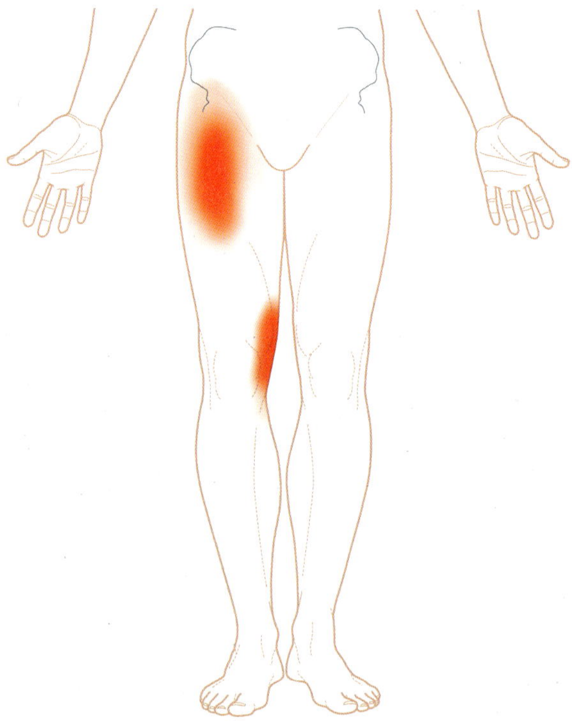

라틴어: *iliacus*, 허리근육에 관련된

기시
엉덩뼈능선 위쪽 2/3에 의한 엉덩뼈와 엉덩허리와 앞쪽 엉치인대들 그리고 엉치뼈의 날개

종지
골반 테두리에서 큰허리근의 바깥면과 섞이며 넙다리뼈의 작은돌기의 약간 먼쪽 그리고 힙의 관절낭에 합쳐지는 약간의 섬유들

동작
기시가 고정 되면 힙의 굴곡, 내전 및 내회전에서 넙다리뼈를 앞쪽으로 당길 것이다. 종지가 고정되고 좌우 양측으로 작동하면 골반은 앞쪽으로 당겨져서 골반을 기울이며 힙에서 굽혀지지만 몸통과 함께 움직이므로 허리 척주앞굽음증을 증가시킨다. 편측으로, 엉덩근은 같은 쪽으로 몸통 바깥쪽의 굴곡을 보조할 것이다.

신경
넙다리신경 L2–L4

운동사슬

(작은허리근이 분명할 때 그것을 포함해서) 엉덩근과 큰허리근은 뒤꿈치 닿기와 느린 힙의 신전에서 넙다리뼈 내회전을 감속시키기 위해서 함께 일을 한다. 이 두툼한 삼각형 근육의 양측성 수축은 요추 안정성을 만든다. 이 근육들은 근방추가 풍부해서 스트레스 하에서 단축되기가 쉽다. 이것은 차례로 큰볼기근의 억제를 일으킨다.

근막 통증유발점

근막 통증유발점들은 엉덩근 복부 그리고 그것과 관련된 근육들인 큰/작은 허리근에 형성되어 허리 그리고 밑으로 엉덩이, 앞쪽 넙다리 및 사타구니로 통증을 전달한다. 호흡과 배뇨 곤란이 종종 보고된다.

치료사 가이드라인

환자 자세잡기

옆으로 누운 환자 자세는 치료사가 복부 내용물을 반드시 피하게 해야 한다.

니들 종류

0.25 – 0.30 mm × 30 mm 니들

니들 방향

이 근육은 니들이 능선 밑 앞쪽 엉덩뼈의 경로를 따르게 해야만 접근이 가능하다. 손가락 사이로 니들을 향하게 하며 사진처럼 앞쪽에서 뒤쪽 방향으로 그리고 위쪽에서 아래쪽 방향으로 자입하는데, 복부 내용물을 피하도록 신경을 써야 한다.

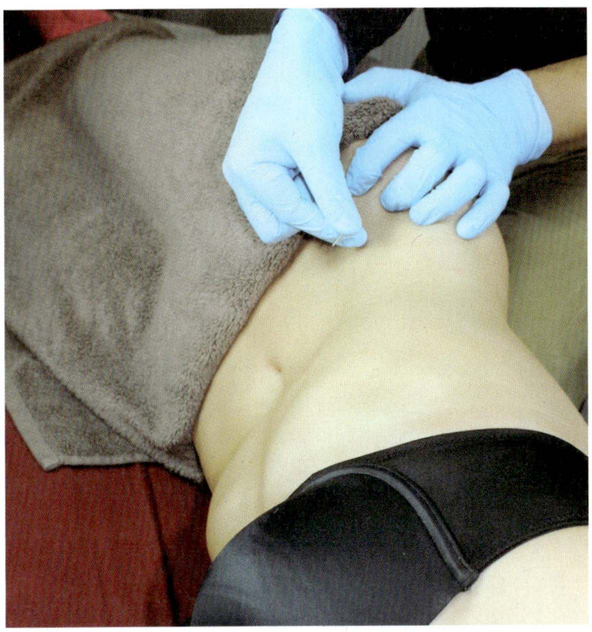

주의사항

환자가 옆으로 누운 자세에서만 이 테크닉을 수행해라. 복부 내용물을 안쪽으로 움직이게 만드는 것이다.

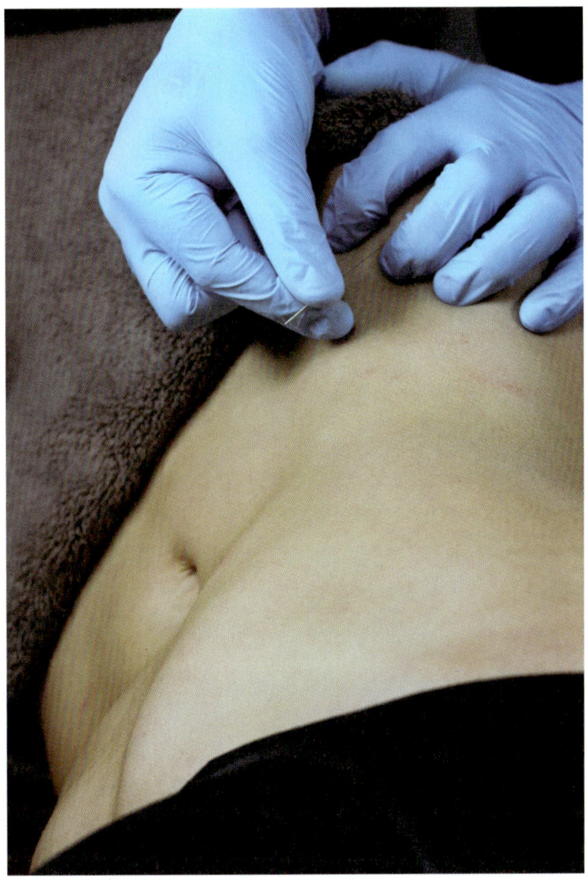

엉덩근, 옆으로 누운 자세

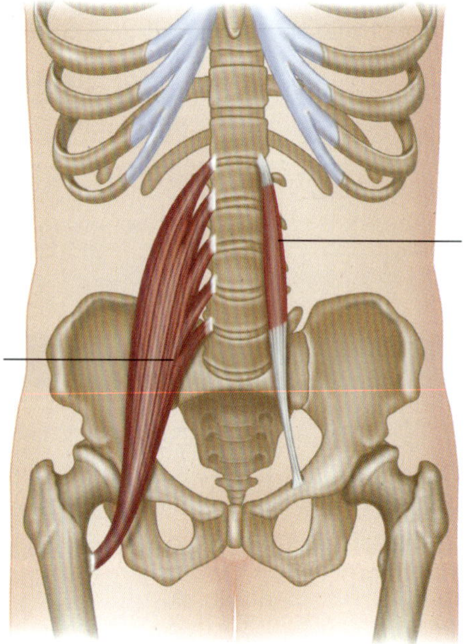

그리스어: *psoa*, 허리근육. 라틴어: *minor*, 작은

기시

T12과 L1의 몸체 그리고 사이에 오는 척추사이 디스크

종지

큰허리근과 엉덩근의 근막

동작

몸통의 약한 굽힘근

신경

L1, L2의 앞쪽 주된 가지

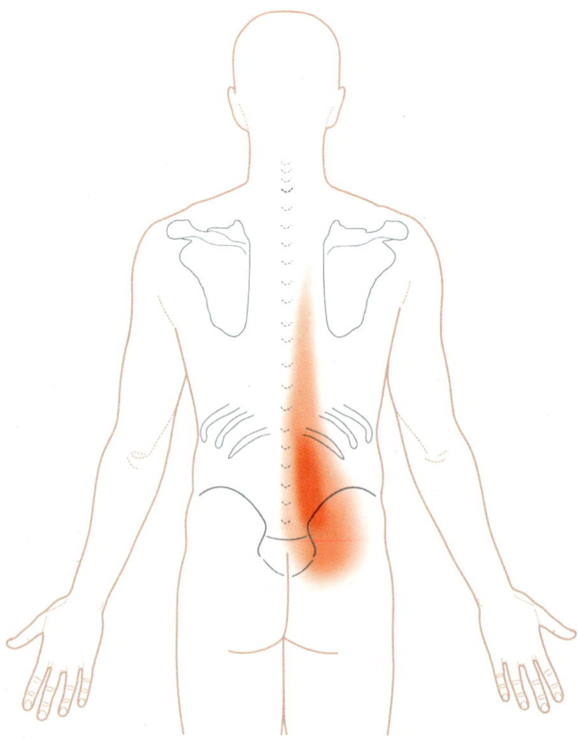

운동사슬

이 근육은 인구의 오직 50~60%에서 존재한다. 상체와 하지를 연결하는 그것의 독특한 관계로 인해서 이 근육의 어떤 문제는 전신 운동사슬(kinetic chain) 적응과 왜곡을 만든다. 통증 부위들은 목, 허리, 무릎 및 발을 포함한다.

근막 통증유발점

이 근육에 있는 근막 통증유발점들의 가능한 증상은 뒤쪽으로 기울어진 골반인데, 이것은 일자허리 자세(flat-back posture)를 만들고 척추디스크에 압박을 유발한다. 허리 통증은 고전적인 연관 양상이지만 그러나 통증은 사타구니와 넙다리로 연관될 수 있다.

치료사 가이드라인

환자 자세잡기

옆으로 눕는다.

니들 종류

0.25 – 0.30 mm × 30 mm 니들

니들 방향

L2 레벨 밑에서 니들링을 하는데, 앞쪽 방향으로 니들을 향하게 해라.

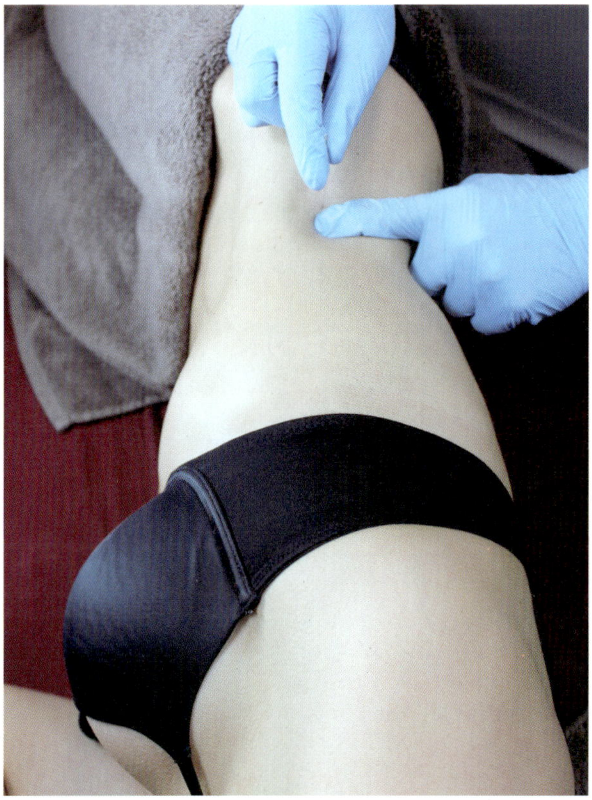

주의사항

니들이 음부넙다리, 가쪽피부, 넙다리 및 폐쇄신경들을 피하기 위해서 해부학적 랜드마크들을 확실히 확인해라. 그들은 이 근육의 가장 깊이 또는 뒤쪽에 있다.

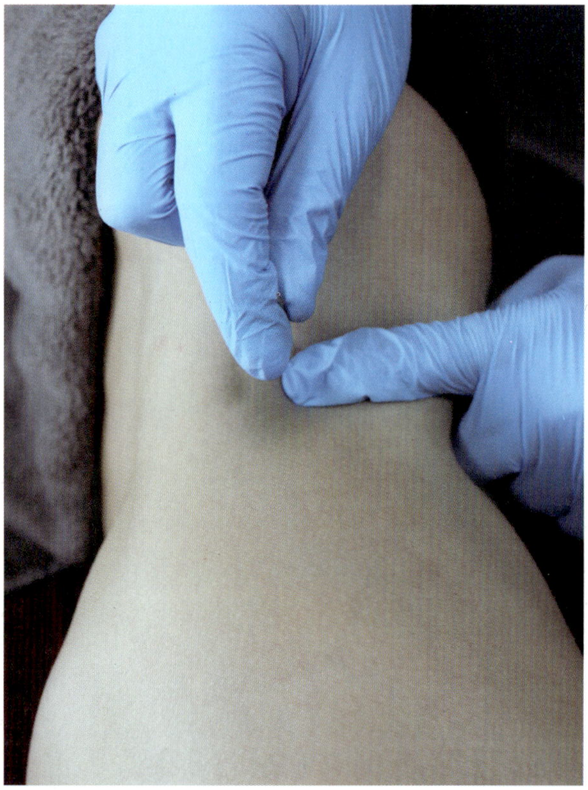

작은허리근, 옆으로 누운 자세. 단단한 띠(taut band)를 찾았다면, 니들을 약간 앞쪽 방향으로 향하게 해라.

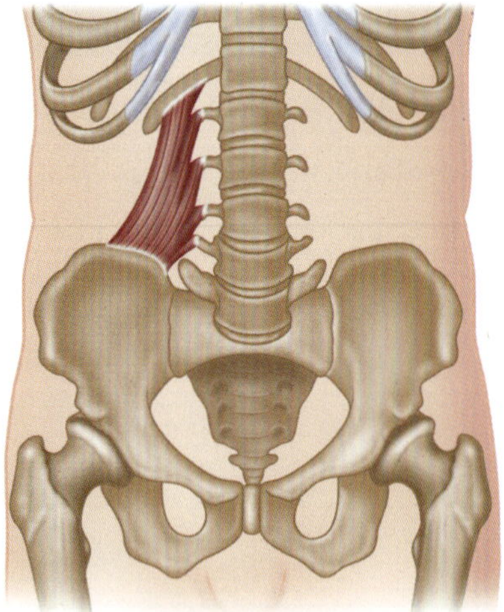

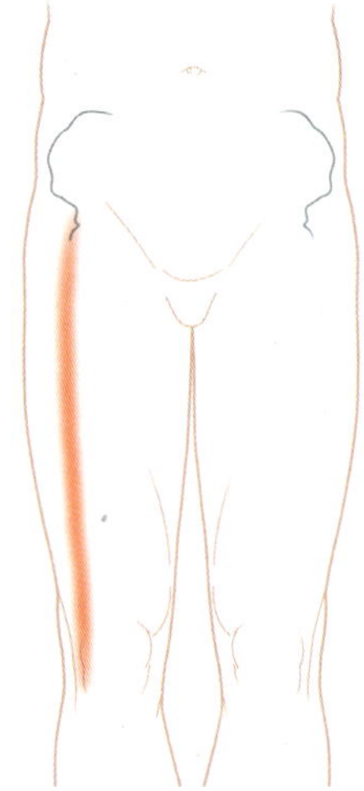

허리네모근 번갯불 양상의 통증 패턴

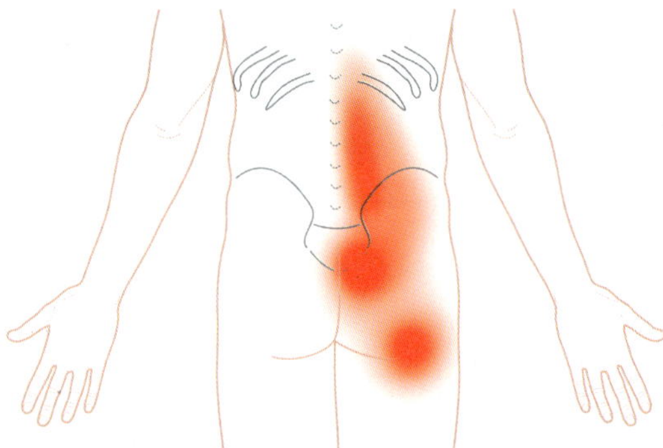

깊숙한 허리네모근 뒤쪽

라틴어: *quadratus*, 네모; *lumborum*, 허리

기시

12번째 갈비뼈의 아래쪽 가장자리

종지

L1–L4 가로돌기들의 끝, 엉덩허리인대 및 엉덩뼈 능선의 뒤쪽 1/3

동작

호흡 동안 12번째 갈비뼈를 고정시키고 몸통을 바깥쪽으로 구부린다.

신경

갈비밑신경의 앞가지와 네 개의 요추신경들 T12, L1–L3의 위쪽 3개 또는 4개

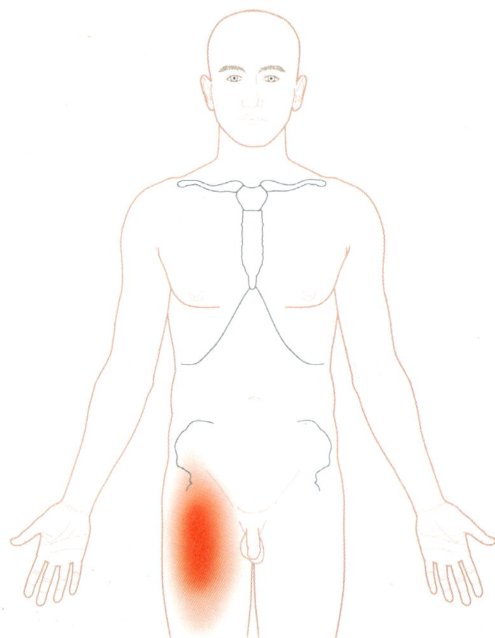

허리네모근 넙다리

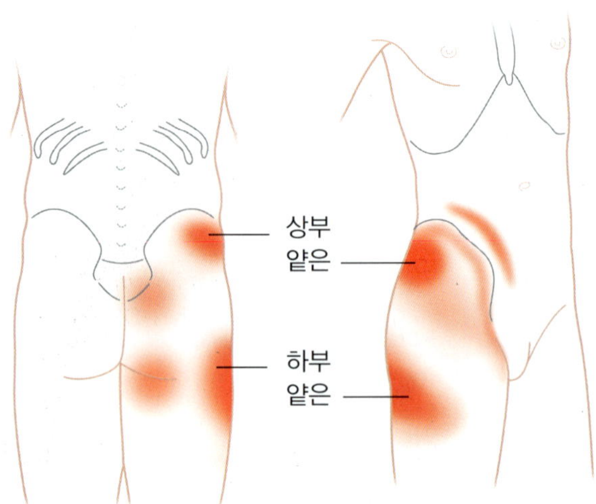

얕은 허리네모근

운동사슬

단축된 허리네모근은 같은 쪽에서 기능적인 짧은 다리를 만든다. 이것은 차례로 근육 적응을 만들어서, 반대쪽 모음근들이 넙다리뼈를 볼기뼈절구 쪽인 뒤쪽으로 당기게 되는 결과로 짧아질 수 있다. 이것은 반대쪽으로는 짧은 다리의 모습을 만들고 두덩결합과 엉치엉덩관절에 아탈구를 일으킨다. 운동 사슬은 계속해서 이 사슬의 위아래로 문제를 일으킨다.

근막 통증유발점

통증은 엉치엉덩관절과 엉덩이근육들 그리고 힙에서 느껴질 수 있다. 앞쪽 넙다리와 사타구니의 연관통은 매우 아플 수 있다. 기침과 코 풀기가 두려워지는데 허리에서 참을 수 없는 통증이 있기 때문이다. 이환된 쪽에 있는 통증 때문에 잠들기 어려울 수도 있다. 허리네모근의 근막 통증유발점들은 힙을 위로 올라가게 만드는데, 그것은 척추옆굽음증을 만들 수 있고 나중에 해부학적 짧은 다리를 만들 수 있다.

치료사 가이드라인

환자 자세잡기

옆으로 눕는데, 베개를 써서 환자를 편안하게 해라.

니들 종류

0.25 – 0.30 mm × 30~50 mm 니들

니들 방향

안쪽에서 바깥쪽으로 뒤쪽에서 중간-관상면으로 자입해라.

주의사항

복강 또는 신장 속으로 보내는 것을 피하기 위해서 L2 레벨 밑으로 조심스럽게 자입해라. 수축시킨 허리네모근을 촉진해라, 그 다음에 살살 힘을 빼라. 이 근육을 더 잘 찾기 위함이다. 해부학적 랜드마크들을 확인하고 다시 확인 하면서 천천히 치료해라.

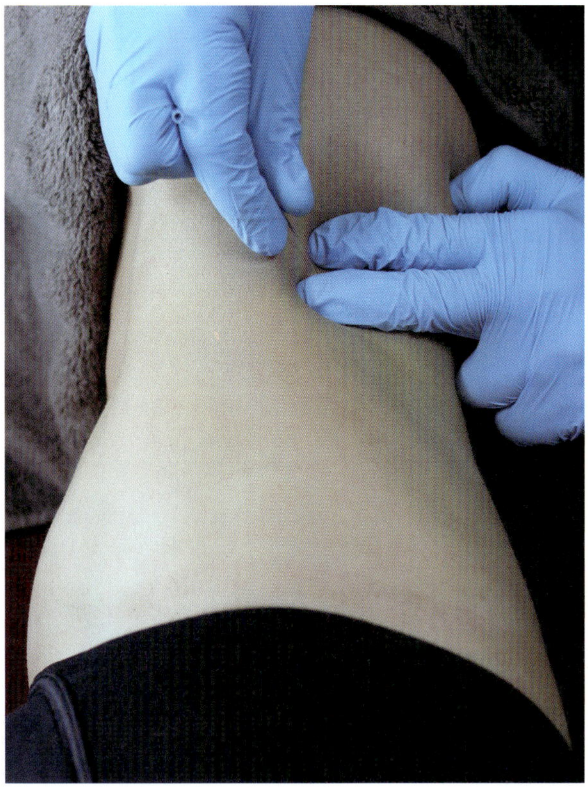

허리네모근, 옆으로 누운 자세

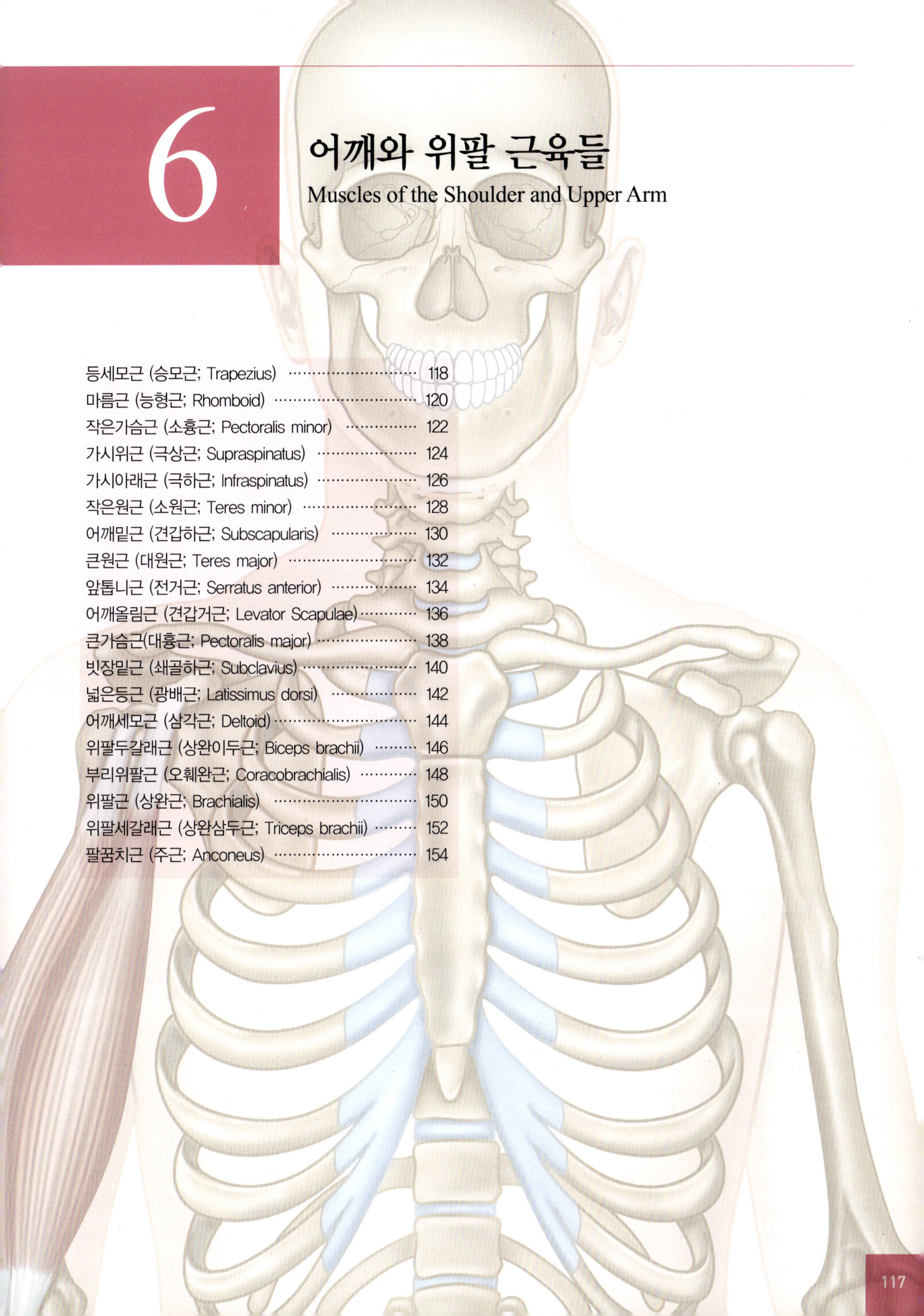

6 어깨와 위팔 근육들

Muscles of the Shoulder and Upper Arm

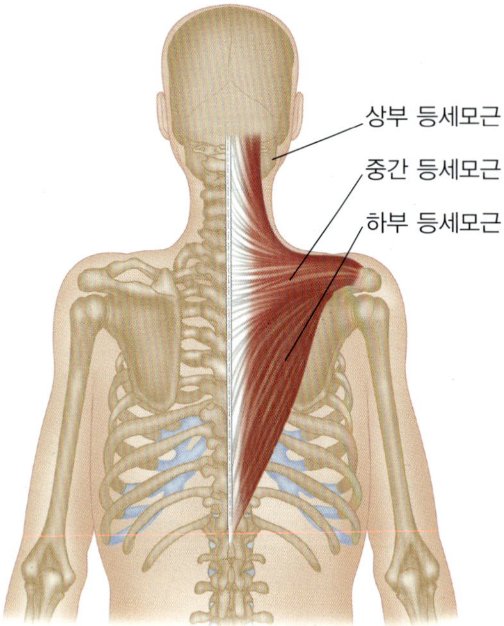

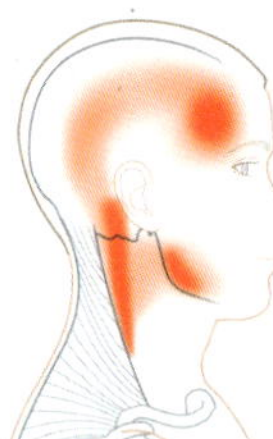

연관 양상은 전체적이거나 부분적일 수 있으며, 일반적으로 가장 수직인 상부 등세모근 섬유들에 있는 TrPs에서 기인하며, 빗장뼈부착과 뒤통수뼈부착 사이의 목 옆을 따라 생긴다.

그리스어: *trapezoeides*, 테이블 모양

기시

위쪽 목덜미선의 안쪽 1/3, 목덜미인대 그리고 T12까지의 가시돌기들과 가시위근인대들

종지

상부 섬유들: 빗장뼈 뒤쪽 가장자리의 가쪽 1/3
하부 섬유들: 안쪽 어깨봉우리 그리고 어깨뼈가시의 위쪽 테두리(superior lip)에서 어깨세모근결절까지

동작

어깨뼈를 바깥쪽으로 돌리고 올리고 척추쪽으로 당겨준다. 어깨뼈가 고정되어 있을 경우, 목을 바깥쪽으로 굽힌다.

신경

운동지배: 더부신경(CN XI)
감각지배(고유수용기): 경추신경들 C2–C4 앞가지

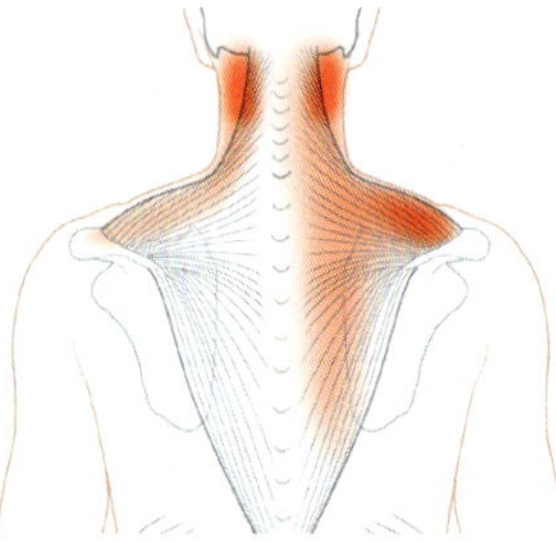

이 그림 좌측에 있는 연관 양상은 가장 좌측 수평 상부 등세모근섬유들에 있는 TrPs에서 온다. 우측에 있는 양상은 보통 어깨판과 가시 사이에 있는 우측 하부 등세모근에서 발견되는 TrPs에서 오며, 견갑골(shoulder blade)과 매우 가깝다.

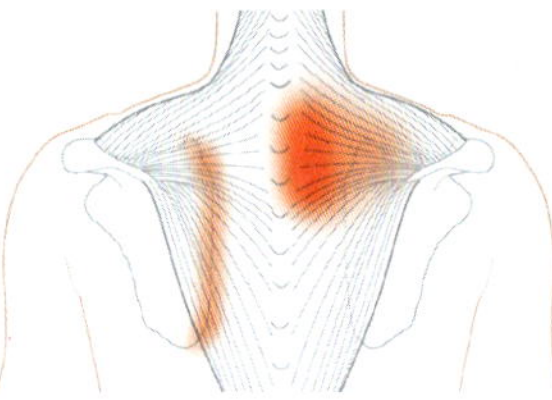

이 그림 좌측에 있는 연관 양상은 보통 견갑골을 덮고 있는 근육의 상부 꼭대기 구석 부착에서 발견되는 TrPs에서 온다. 이 그림의 우측에 있는 양상은 보통 중간 등세모근 중간 수평 섬유들 안에서 가장 심한 통증의(가장 붉은색) 안쪽에서 발견되는 TrPs에서 온다.

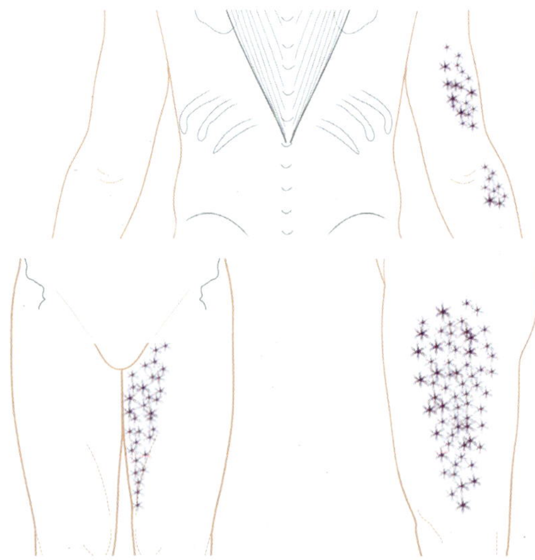

이러한 그림들은 통증이라기보다 소름 양상을 나타내며, 개개인마다 다르다. 이 증상들을 만드는 TrPs는 종종 견갑골 삼각형 안쪽 가장자리를 덮은 타원형 부위에서 발견된다. 또 다른 부위의 TrPs은 상부 등세모근의 바깥 부착 부위에서 생길 수 있다. 이 부위의 TrPs은 국소 통증을 일으킨다.

운동사슬

등세모근은 중요한 목 근육이므로 목빗근, 뒤통수밑근, 목갈비근, 긴목근, 어깨올림근 또는 많은 다른 근육들의 어떤 경련성 활동은 그것의 상태에 영향을 줄 수 있다. 많은 사람들은 상부 등세모근에 정서적 긴장을 갖고 있다. 상부는 머리를 감속시키고 중간은 앞당기기(protraction) 동작을 감속시키며 하부는 어깨올림을 감속시킨다.

근막 통증유발점

이곳의 근막 통증유발점들은 긴장성 두통을 만들며 관자뼈와 깨물근 안에 눈과 귀 뒤에 (같은쪽) 그리고 목 옆을 따라 날카로운 통증을 유발한다. 때때로, 통증은 머리 뒤로 옮겨가고 화끈거리는 감각은 아래로 어깨뼈의 척추쪽과 중간 등에서 느껴진다. 등세모근의 근막 통증유발점들은 균형 상실과 현기증을 일으킨다. 이 근육에 있는 근막 통증유발점들은 종종 디스크 병소, 신경통, 척추 협착증, 어깨낭염 또는 관절염으로 오인된다.

치료사 가이드라인

환자 자세잡기

똑바로 눕거나 엎드린다.

니들 종류

0.25 – 0.30 mm × 30 mm 니들

니들 방향

바깥쪽에서 안쪽 방향으로, 폐의 꼭대기 훨씬 위에 그리고 위팔얼기의 뒤쪽에 두어야 한다.

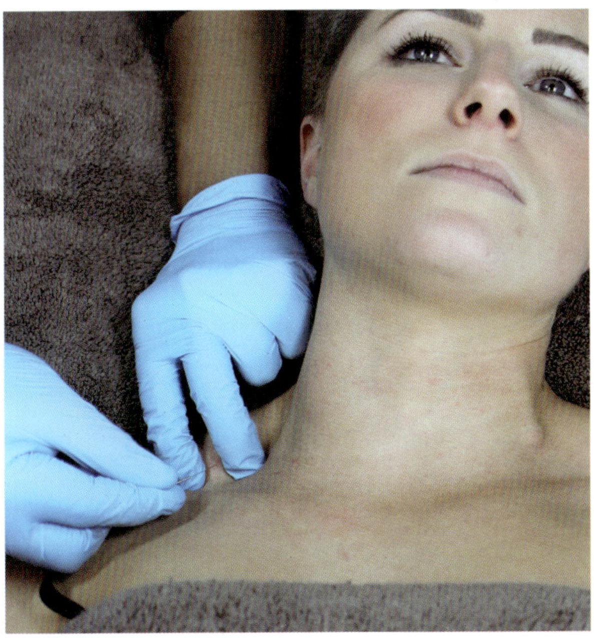

똑바로 누운 상부 등세모근.

주의사항

사진에서처럼 손가락과 엄지 사이로 상부 등세모근을 잡아서 폐를 찌르지 않도록 해라.

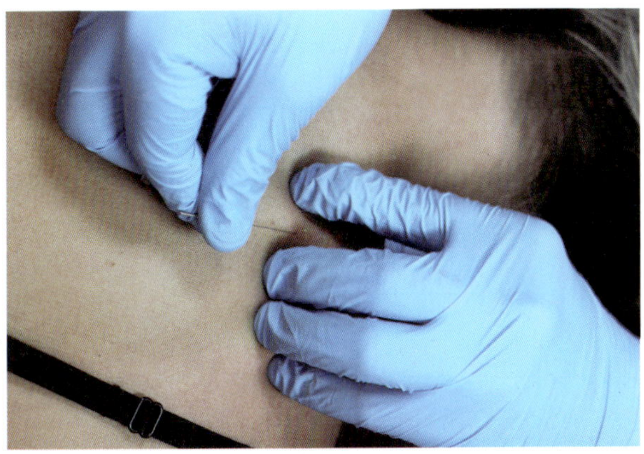

중간 등세모근, 엎드린 자세

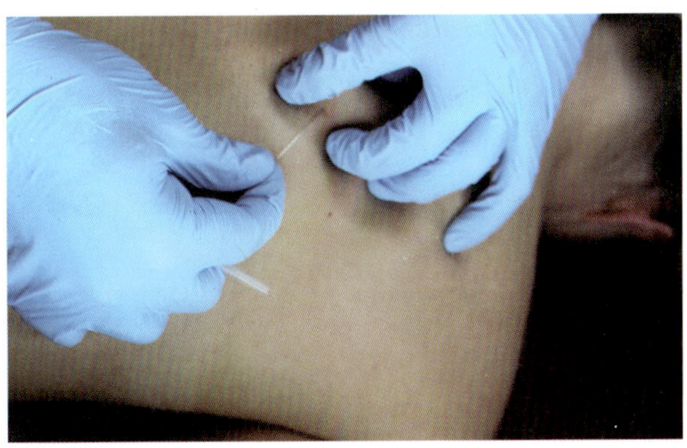

하부 등세모근, 엎드린 자세

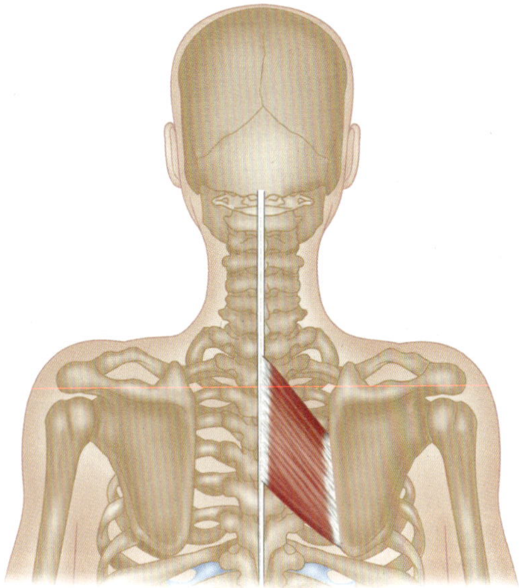

큰마름근

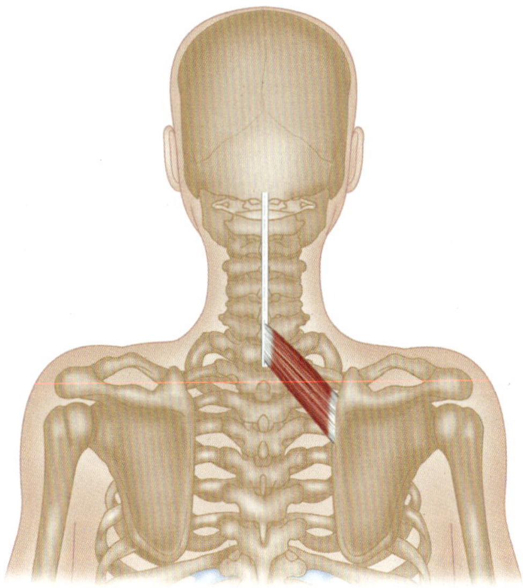

작은마름근

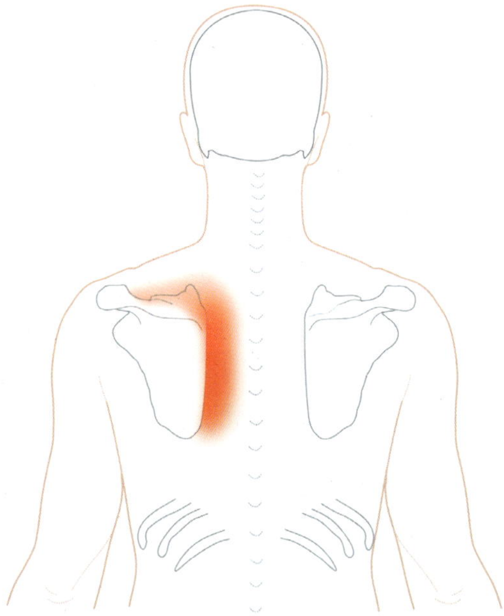

큰/작은 마름근 안에 있는 TrPs 그리고 관련된 부착부위들은 비슷한 연관통 양상들은 가진다.

그리스어: *rhomboeides*, 마름모 모양

기시

C7–T5 척추 및 가시위인대들

종지

어깨뼈의 뒤쪽, 안쪽, 아래 절반, 아래각의 뿌리에서부터 어깨뼈가시 뿌리에 있는 삼각형 부위의 위쪽부분까지

동작

어깨뼈를 뒤로 당긴다(retract). 어깨뼈를 모으고 올리고 내회전시킨다.

신경

등쪽어깨신경 C4, C5

운동사슬

긴장이 과도한 마름근은 어깨뼈를 들어올리거나 뒤로 당겨서 어깨의 위치에 현저한 영향을 줄 수 있다. 이것은 결과적으로 앞톱니근의 신경 상태를 억제하고 차례로 배바깥빗근에 영향을 주며 그렇게 사슬을 따라간다. 힘을 준 동작들은 이러한 순서를 엉망으로 만들어서 부하와 과사용 손상이 발생하기에 이상적인 환경을 만들어준다. 앞톱니근이 과도하게 긴장될 때, 마름근은 억제되어 어깨뼈는 넓게 벌어지면서 아래로 떨어진다.

근막 통증유발점

통증은 어깨뼈의 척추쪽 가장자리 주위에서 느껴지는데, 특히 밤에 휴식을 취할 때 그렇다. 목갈비근은 이 부위에서 일차적인 연관통의 기여자이므로 환자들이 이 통증 양상이 있을 때 치료할 가치가 있다.

치료사 가이드라인

환자 자세잡기

엎드린다.

니들 종류

0.25 – 0.30 mm × 30 mm 니들

니들 방향

갈비뼈 위로 접선 방식으로 니들을 향하게 해라. 아래쪽에서 위쪽 방향이다.

주의사항

모든 근육들이 갈비뼈를 덮고 있기 때문에 폐를 찌를 위험성이 있다. 손가락 하나를 갈비사이 공간의 어느 한쪽에 놓아서 갈비뼈를 찾고 니들을 갈비뼈로 향하게 해라. 긴장이 과도한 마름근은 어깨뼈를 들어올리거나 뒤로 당겨서 그것의 위치에 두드러진 영향을 줄 수 있다.

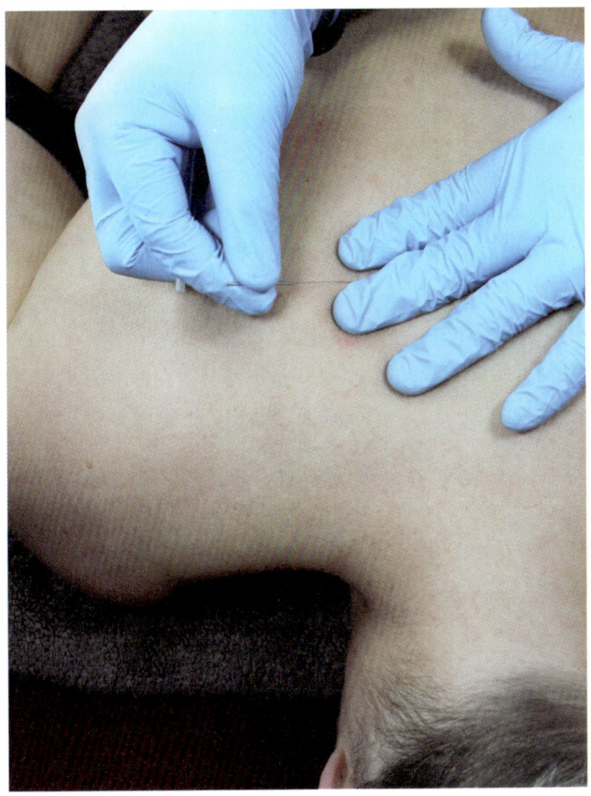

마름근, 엎드린 자세. 니들이 갈비뼈 위에 있는지를 확인해야 한다.

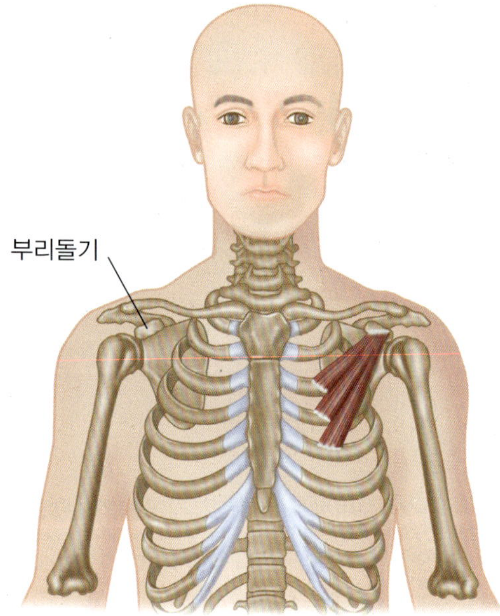

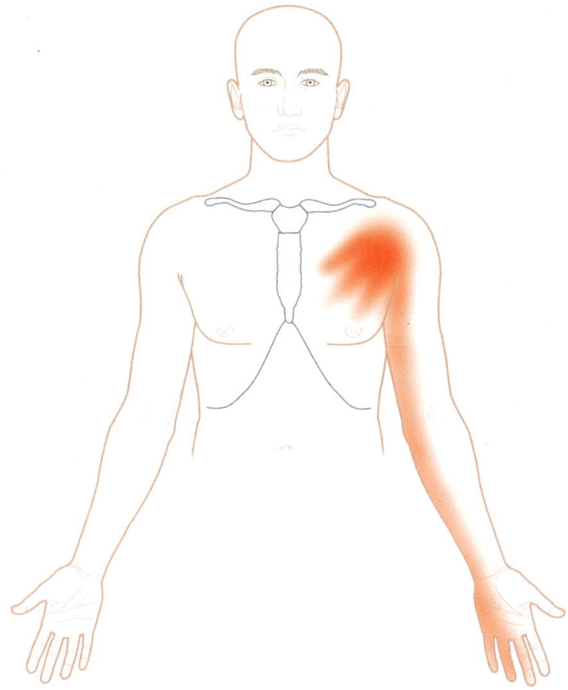

라틴어: *pectoralis*, 가슴의; *minor*, 작은

기시

3–5번째 갈비뼈

종지

어깨뼈 부리돌기의 안쪽과 위쪽면

동작

어깨뼈가 고정되어 있을 때 갈비뼈들을 들어올리며 어깨뼈를 앞으로 당긴다 (앞톱니근을 보조). 어깨관절에서 외전과 굽힘을 보조하기 위해서 뻣뻣해진다.

신경

안쪽가슴신경, 가쪽가슴신경과 교류하는 가지에서 온 섬유들과 함께 C6–C8, T1

운동사슬

작은가슴근은 뒤쪽 늑강에서 어깨뼈를 앞으로 당기기 위한 장력을 제공하는데, 축 골격(axial skeleton)과의 관계를 제공해서 일부 움직임이 (예, 옆쪽으로 팔 들어올리기) 오목위팔관절(glenohumeral joint)에서 효율적일 수 있다.

근막 통증유발점

앞쪽 가슴 통증이 나타나는데, 연관통은 팔 안쪽 면을 따라 내려가서 3-5번째 손가락까지 뻗어간다. 이 통증은 심장 질환의 징후로 오인될 수 있다. 손목터널증후군으로도 자주 오인되는데, 이는 제한된 혈관들과 압박을 받는 신경들 때문이다. 작은가슴근은 흔히 목갈비근과 함께 이중포착(double-crush) 또는 삼중포착(treble-crush)의 문제의 일부이므로, 항상성을 회복시키기 전에 거기에 관여된 모든 근육들의 근막 통증유발점들을 없애야 한다.

치료사 가이드라인

환자 자세잡기

똑바로 눕는다.

니들 종류

0.25 – 0.30 mm × 30 mm 니들

니들 방향

작은가슴근은 매우 두툼한 근육에서부터 막과 다름없는 것까지 굵기가 다양하다. 부리돌기를 찾기 위해 니들은 아래쪽 방향을 향해야 하며, 이 때 위팔얼기를 피하도록 주의해야 한다.

주의사항

니들이 폐를 찌를 위험성이 있으므로 갈비사이 공간에 손가락을 위치시키고 니들이 갈비 위에 있는 것을 확인해라.

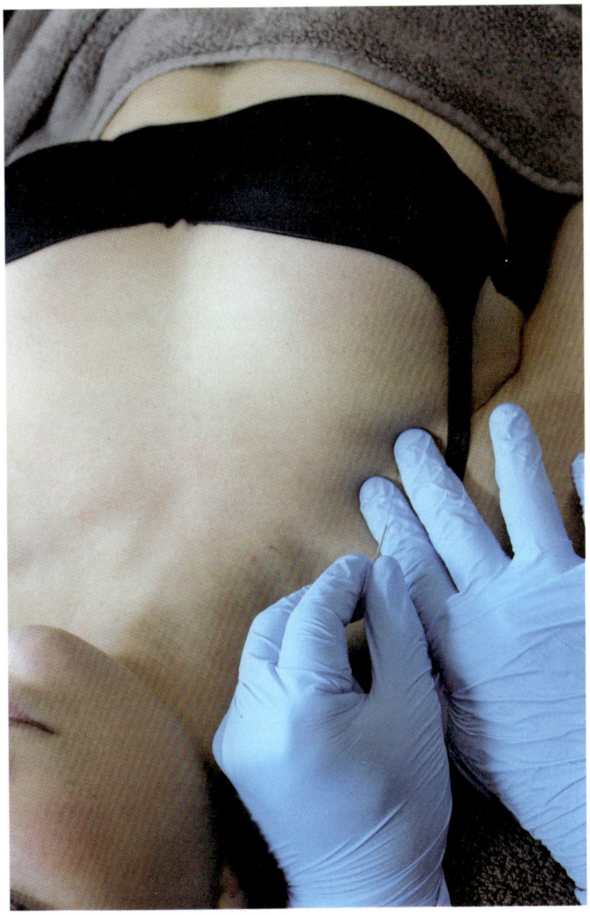

작은가슴근, 똑바로 누운 자세

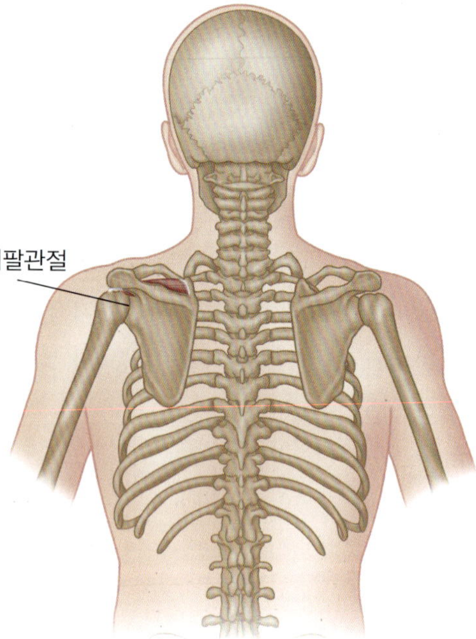

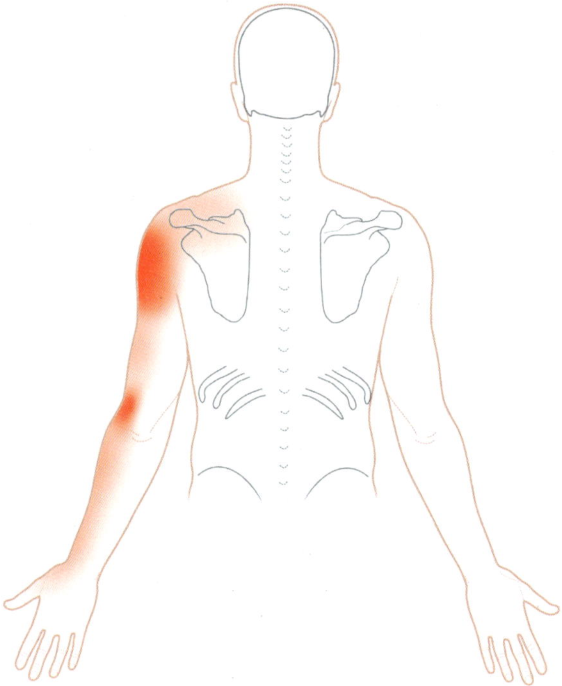

위쪽 가시위근과 부착 부위들에서 온 연관 양상

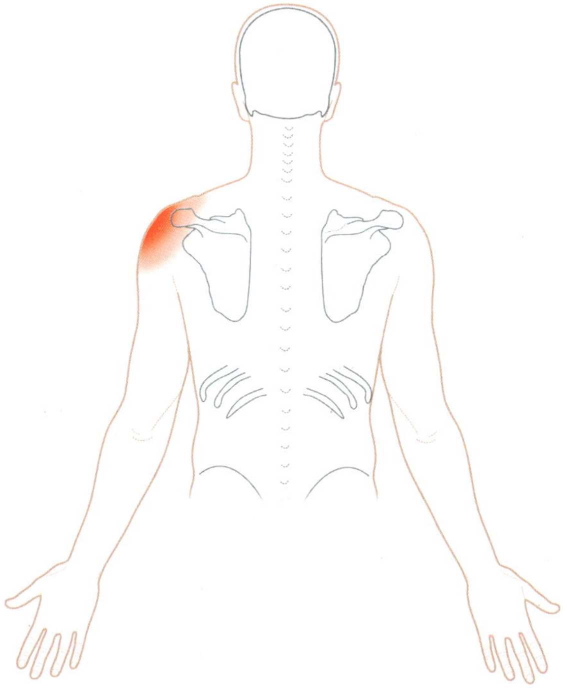

이 연관 양상은 가시위근힘줄이 어깨위팔관절에 부착된 부위에 있는 TrPs에서 온다.

라틴어: *supra*, 위; *spina*, 가시

기시

어깨뼈 가시위근와의 안쪽 3/4 그리고 가시의 위쪽면 (양날개)

종지

위팔뼈 큰결절 상의 위쪽면 그리고 어깨관절낭

동작

팔을 벌리고 약한 외회전근 그리고 오목위팔관절(glenohumeral joint)을 안정시킨다.

신경

빗장위신경 C5, C6

운동사슬

가시위근은 어깨세모근과 함께 일을 해서 오목위팔관절(glenohumeral joint)에서 외전을 만든다. 그것의 종지가 큰결절 위에 있기 때문에 이 근육은 위팔뼈 머리(humeral head)를 오목위팔관절 쪽으로 당기므로 어깨세모근이 (위팔뼈를 반쯤 아래로 잡아당겨서) 팔을 벌리는 동안 필요한 안정을 제공한다.

근막 통증유발점

깊숙한 통증이 어깨 바깥쪽, 앞팔 및 손목에서 나타난다. 가쪽위관절융기(lateral epicondyle)로의 방사통은 테니스엘보(lateral epicondylitis)라고 오진될 수 있으며 반면에 어깨 통증은 낭염으로 오인될 수도 있다. 머리를 빗거나 굴곡된 팔을 위로 들어올리는 것이 어려운 것은 근막 통증유발점들이 있다는 징후들이다.

치료사 가이드라인

환자 자세잡기

엎드리거나 이환되지 않은 어깨로 옆으로 눕는다.

니들 종류

0.25 – 0.30 mm × 30 mm 니들

니들 방향

니들은 어깨뼈가시 위의 상부 등세모근을 통과하는 듯한 방향이어야 한다. 안전을 확보하고 관상면에서 니들링이 관통하는 것을 피하기 위해서 접선 각도가 필요하다.

주의사항

어깨뼈가시를 찾은 다음 가시 위로 얕은 각도로 니들을 자입해라.

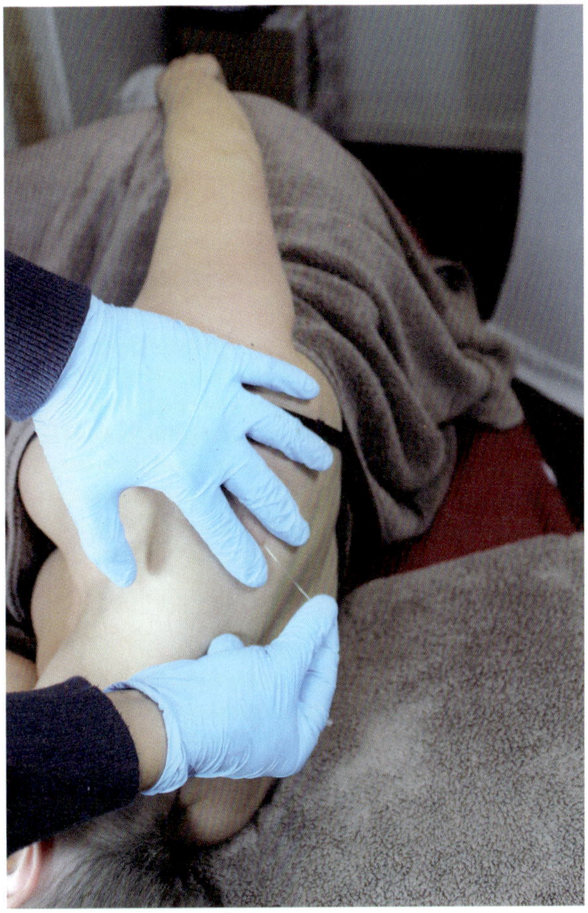

가시위근, 옆으로 누운 자세

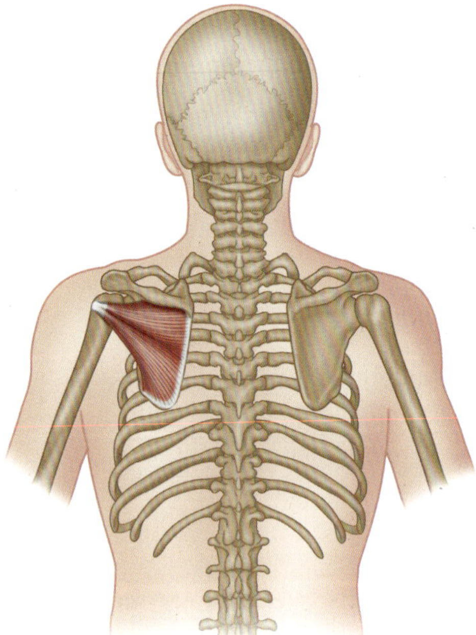

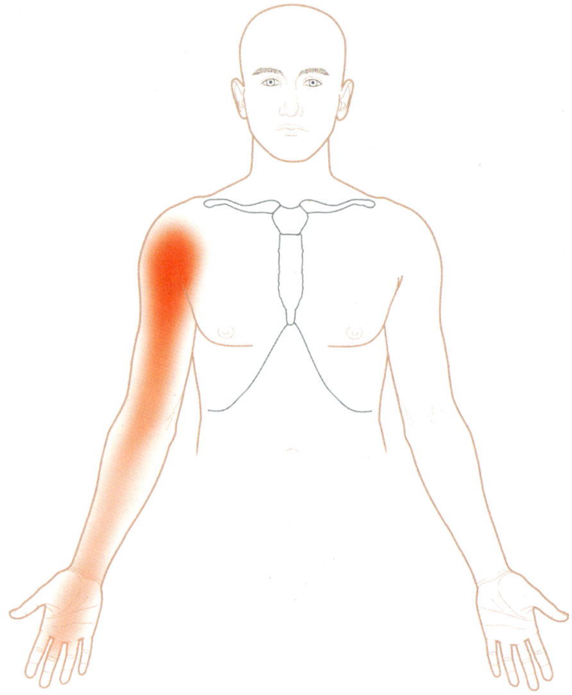

근육의 주된 부분에서 온 흔한 가시아래근 TrP 연관 양상들.

라틴어: *infra*, 아래; *spina*, 가시

기시

어깨뼈 가시아래근와의 안쪽 3/4 그리고 섬유성 근육사이 격막

종지

위팔뼈 큰결절의 중간면 그리고 어깨관절낭

동작

팔을 바깥쪽으로 돌리고 어깨관절을 안정시킨다.

신경

빗장위신경 C5, C6

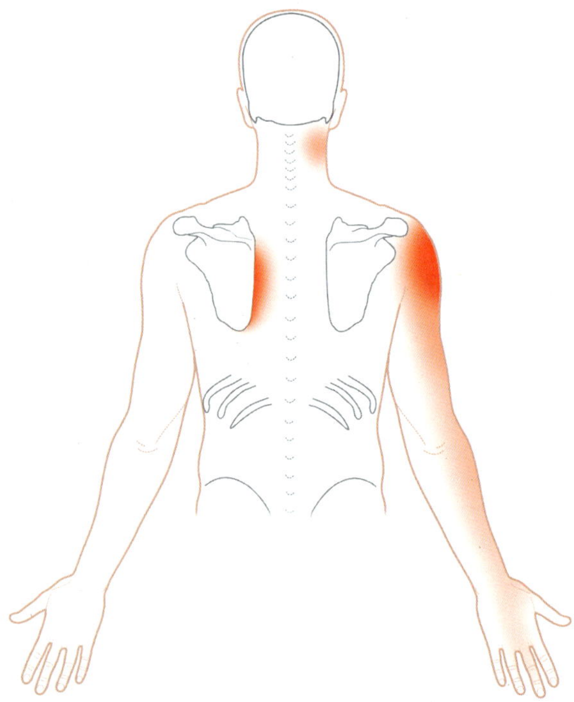

근육의 주된 부분에서 온 공통 가시아래근 TrP 연관 양상들. 가시아래근 부착 힘줄의 TrPs들은 안쪽 견갑골(shoulder blade) 가장자리를 연관 양상을 일으키는데, TrP 부위와 인접하거나 때때로 그 부위를 포함한다.

운동사슬

가시아래근은 어깨뼈 위치에 있어서 중요한 근육이다. 그것은 내회전과 어깨 굴곡을 감속시킨다. 모든 회선근개(rotator cuff) 근육들처럼 가시아래근은 하지에서 상지로 필요한 힘을 전달하기 위해서 효율적인 코어(허리골반-힙 복합체(lumbopelvic-hip complex)에 의존한다.

근막 통증유발점

깊숙한 어깨 관절 통증을 느낄 뿐만 아니라 통증은 위팔두갈래근에서 그리고 어깨 옆을 따라 엄지까지 뻗어간다. 앞쪽 어깨세모근과 두갈래근구의 심한 통증은 이 근막 통증유발점들의 흔한 양상으로 통증은 뒷목에서도 느껴진다. 다른 회선근개 근육들과 병합해서 이 근막 통증유발점들은 유착성낭염(Frozen shoulder syndrome)이라고 오인되는 증상들을 유발할 수 있다.

치료사 가이드라인

환자 자세잡기

엎드리거나 이환되지 않은 어깨로 옆으로 눕는다.

니들 종류

0.25 – 0.30 mm × 30 mm 니들

니들 방향

중요 부위의 관통을 피하고 안전을 확보하기 위해서 접선 각도가 필요하다. 안쪽에서 바깥쪽으로 자입하거나 또는 아래쪽 부분에서 특히 아래안쪽에서 위바깥쪽으로 자입한다.

주의사항

어깨뼈가시를 찾은 다음 가시 밑으로 얕은 각도로 니들을 자입해라.

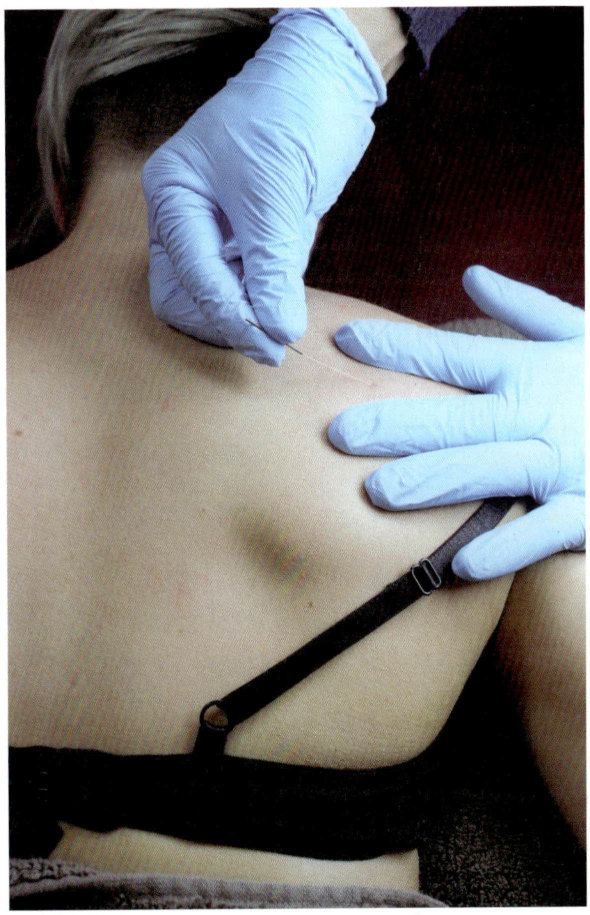

가시아래근, 엎드린 자세

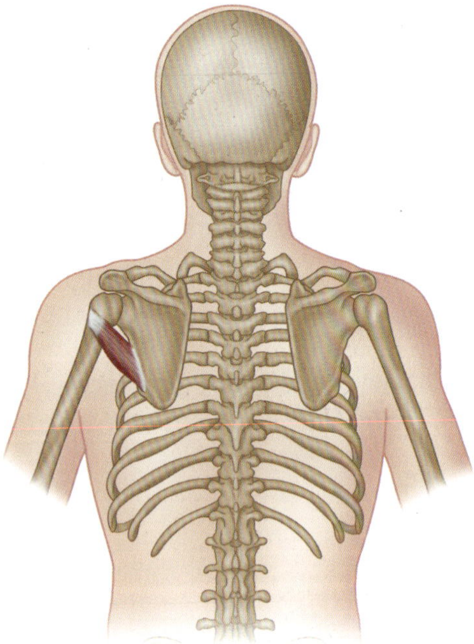

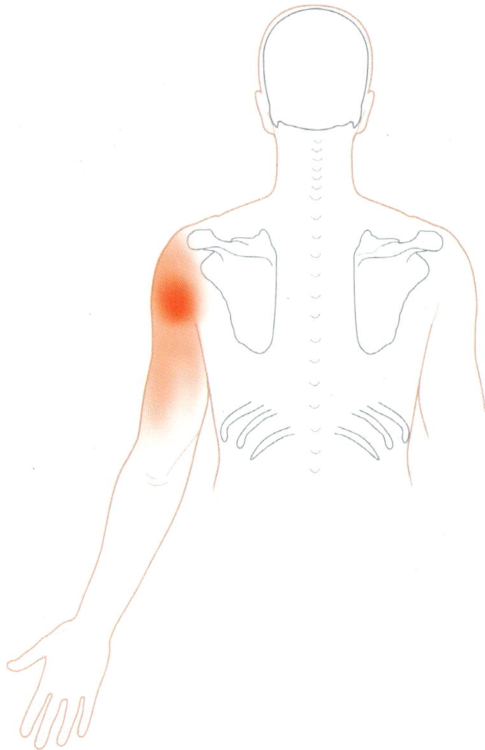

라틴어: *teres*, 둥근; *minor*, 작은

기시

어깨뼈 바깥쪽 가장자리의 안쪽 1/3, 큰원근의 위

종지

(가시아래근 밑에서) 위팔뼈 큰결절의 아래쪽 면 그리고 어깨관절낭

동작

팔을 바깥쪽으로 돌리고 어깨관절을 안정시킨다.

신경

겨드랑이신경 C5, C6 (위팔얼기의 뒤쪽 코드에서)

운동사슬

작은원근은 어깨관절의 내회전을 감속시킨다. 단축된/경련성 어깨밑근, 넓은등근, 큰원근 및 큰가슴근에 기인한 이 근육 안에서의 억제는 수영과 럭비 같은 스포츠에서 그리고 어깨 복합체의 내전/외전 및 굽힘/폄을 통해서 가속을 시키는 어떤 활동에서 반복적인 스트레스를 만들어내기 위한 이상적인 조건을 형성한다.

근막 통증유발점

무감각 또는 얼얼함이 같은쪽 팔의 4,5번째 손가락에서 느껴질 뿐만 아니라 큰결절이 있는 뒤쪽 어깨에도 통증이 나타난다. 작은원근 근막 통증유발점들은 종종 어깨밑근에 의해서 지원을 받는다.

치료사 가이드라인

환자 자세잡기

엎드리거나 이환되지 않은 어깨로 옆으로 눕는다.

니들 종류

0.25 – 0.30 mm × 30 mm 니들

니들 방향

사진처럼 엄지손가락과 다른 손가락들로 목표 섬유들을 잡으면서 뒤쪽-안쪽에서부터 앞쪽-바깥쪽으로 자입해서 가슴막을 피해라.

주의사항

어깨뼈 위팔뼈 가장자리를 찾아서 이 가장자리로부터 멀리 자입해라.

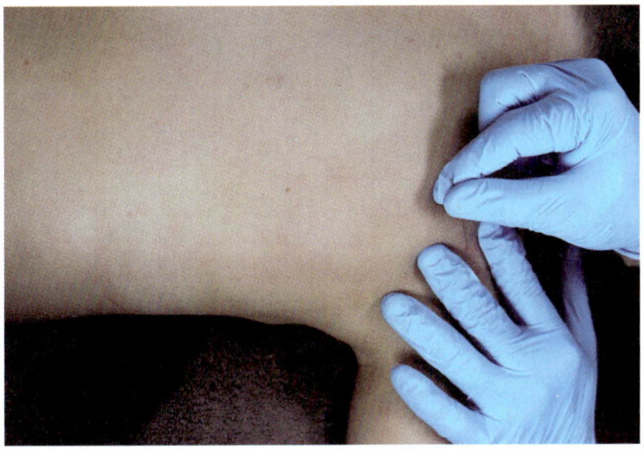

작은 원근, 엎드린 자세

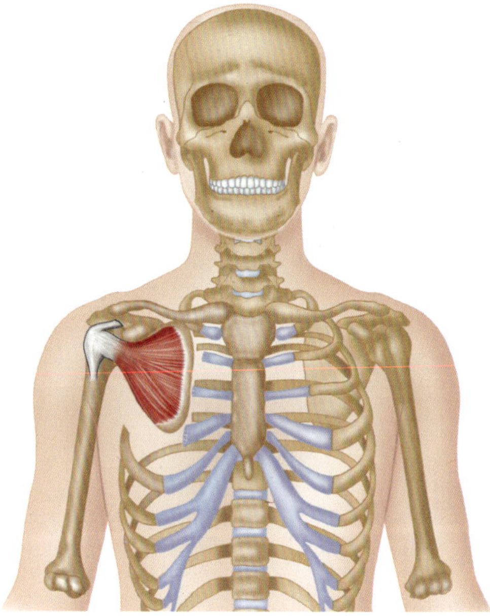

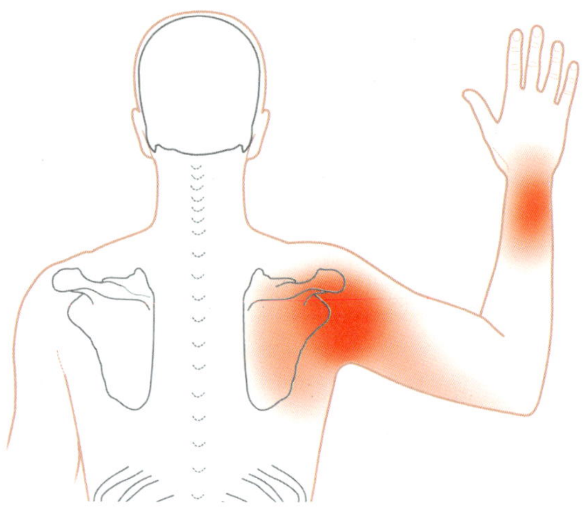

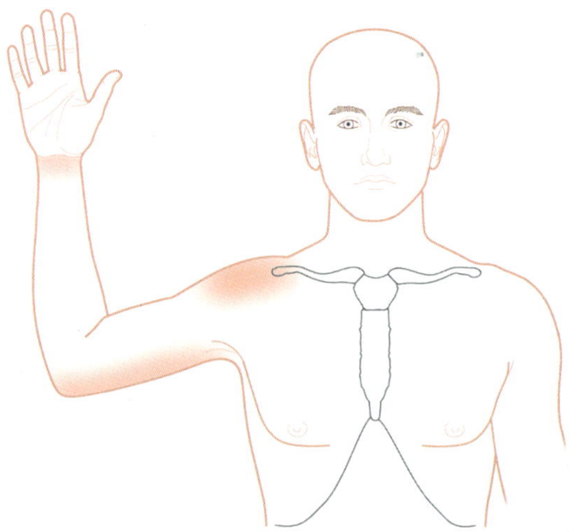

라틴어: *sub*, 밑; *scapular*, 어깨판에 관련된

기시

어깨뼈밑오목(subscapular fossa)의 안쪽 2/3

종지

위팔뼈의 작은결절, 두갈래근구의 위 안쪽 테두리(upper medial lip), 어깨관절낭

동작

팔을 안쪽으로 돌리고 어깨관절을 안정시킨다.

신경

위와 아래 어깨밑신경 C5, C6 (위팔얼기의 뒤쪽코드에서 온다)

운동사슬

어깨밑근은 편심적으로 오목위팔관절의 외회전을 감속시킨다. 동결견과 손목터널증후군 환자에게 이 근육에 특별한 초점을 둔 치료를 할 가치가 있다.

근막 통증유발점

깊숙한 통증이 뒤쪽 어깨와 손목에서 느껴진다. 통증은 아래로 팔 앞면으로 뻗어갈 수 있다. 위팔뼈 작은결절상에 압통점이 흔하다. 어깨밑근 근막 통증유발점들은 종종 낭염, 두갈래근힘줄염, 관절염 및 회선근개 손상으로 오인된다. 통증과 뻣뻣함은 어깨밑근 근막 통증유발점들의 결과이다.

치료사 가이드라인

환자 자세잡기

팔을 뒤로 꺾은 채(hammerlock position)로 엎드리거나 아니면 상지를 구부린 채로 똑바로 눕는다.

니들 종류

0.25 – 0.30 mm × 30 mm 니들

니들 방향

환자의 어깨뼈를 날개 모양으로 튀어나오게 만들어야(사진 a), 치료사는 니들을 갈비뼈들과 평행한 위로 자입할 수 있고 기흉도 피할 수 있다.

치료사는 어깨뼈를 바깥쪽으로 잡아 당길 수 있다(사진 b). 환자의 상지를 구부린 채, 니들을 어깨뼈 앞면 쪽으로 향하게 하면 어깨밑근의 끝 면에 접근할 수 있다.

주의사항

어깨뼈 뒤쪽면 쪽으로 니들을 약간 위쪽 또는 뒤쪽 방향으로 유지해서 폐를 피해라.

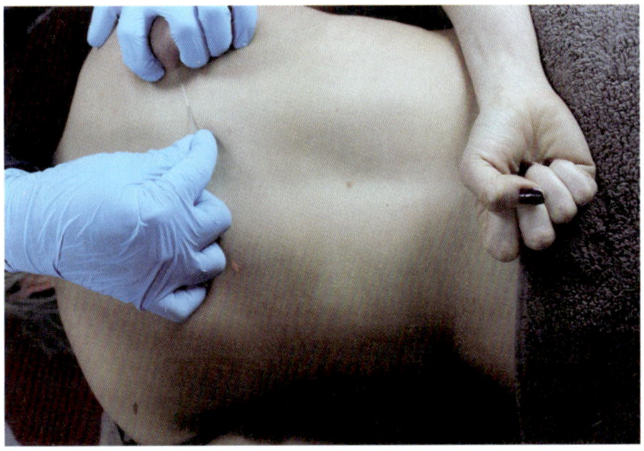

a) 엎드린, 환자, 어깨밑근으로 접근하기 위해서 해머록 포지션을 취하고 있다. 어깨뼈 앞면을 향해서 자입해라.

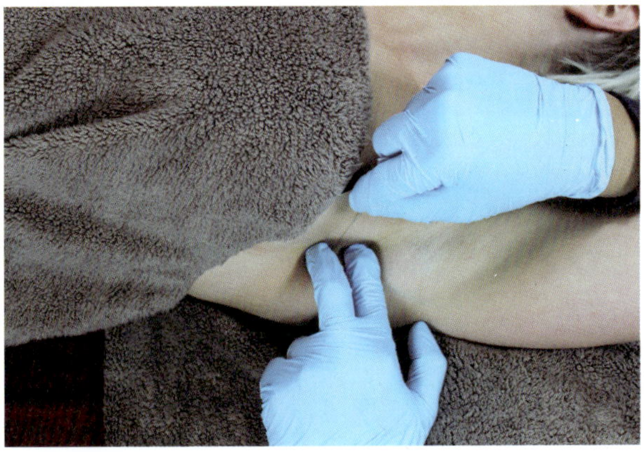

b) 똑바로 누운 환자, 상지를 구부리고 있다.

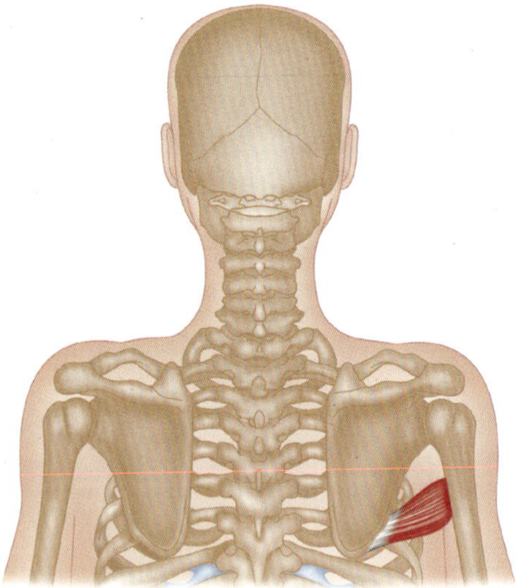

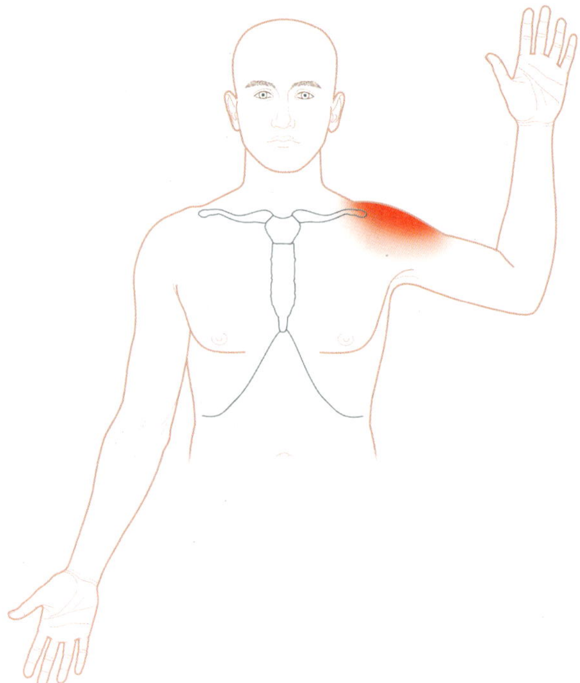

라틴어: *teres*, 둥근; *major*, 큰

기시

어깨뼈 아래각의 등쪽 위팔뼈 면, 어깨뼈 하부 1/3 높이이다.

종지

넓은등근근막에 부착된 근육섬유들, 결절사이고랑 (intertubercular groove)의 능선에 붙기 위해서 위로 올라간다.

동작

이 근육은 넓은등근의 다정한 "작은 조력자"로 알려져 있다. 이것은 오목위팔관절에서 위팔뼈를 안쪽으로 돌리고 뻗고 내전시킨다.

신경

하부 어깨밑신경 C5–C7 (위팔얼기의 뒤쪽 코드에서)

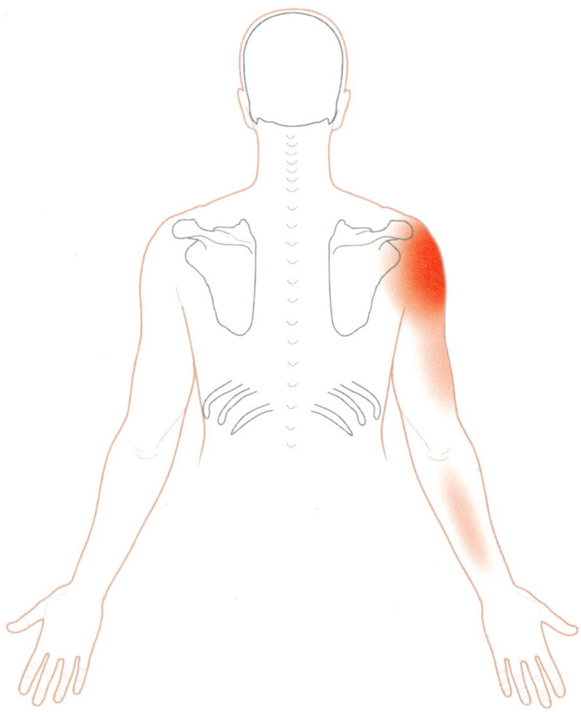

운동사슬

큰원근은 편심적으로 위팔뼈의 굽힘, 외전 및 외회전을 감속시킨다.

근막 통증유발점

통증은 뒤쪽 어깨세모근에서 느껴진다.

치료사 가이드라인

환자 자세잡기

이환되지 않은 어깨로 옆으로 눕는다.

니들 종류

0.25 – 0.30 mm × 30 mm 니들

니들 방향

큰원근은 넓은등근 깊숙이, 어깨뼈의 아래쪽 위팔뼈 가장자리에 있다. 손가락과 엄지로 목표 조직을 잡고 늑강과 평행하게 뒤에서 앞쪽 방향으로 니들을 향하게 해라.

주의사항

가슴막 사이의 공간(inter-pleural space) 피해라.

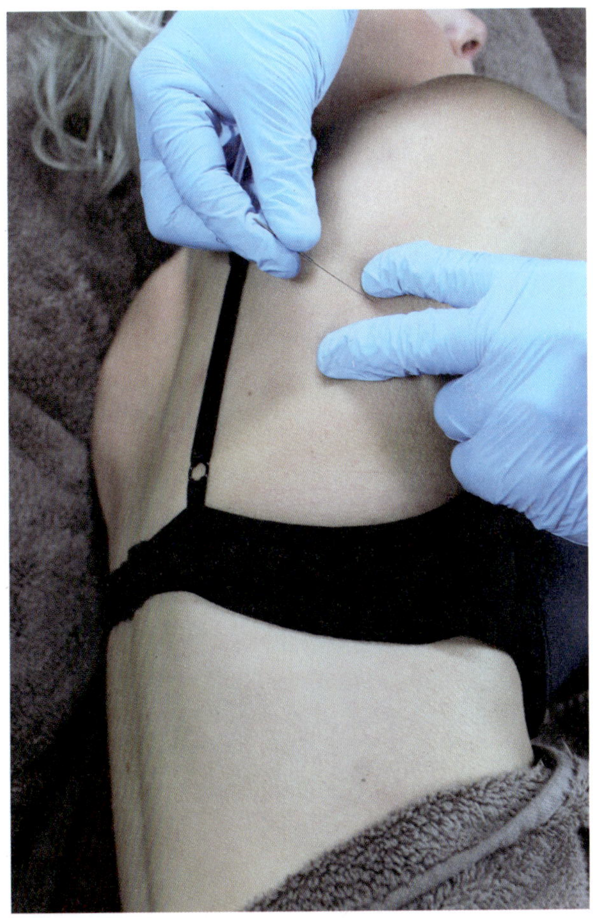

큰원근, 옆으로 누운 자세

앞톱니근 (전거근; Serratus anterior)

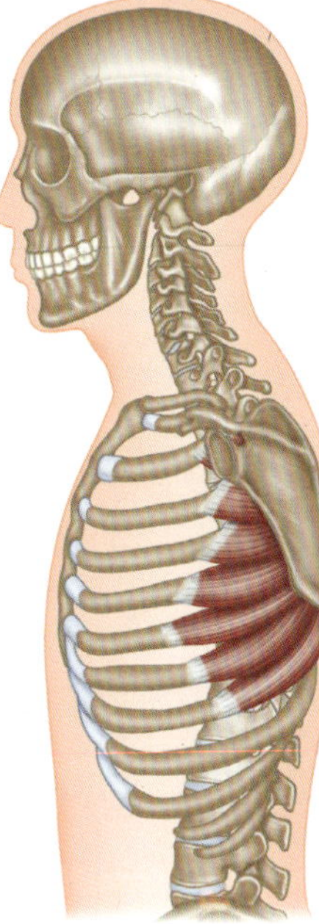

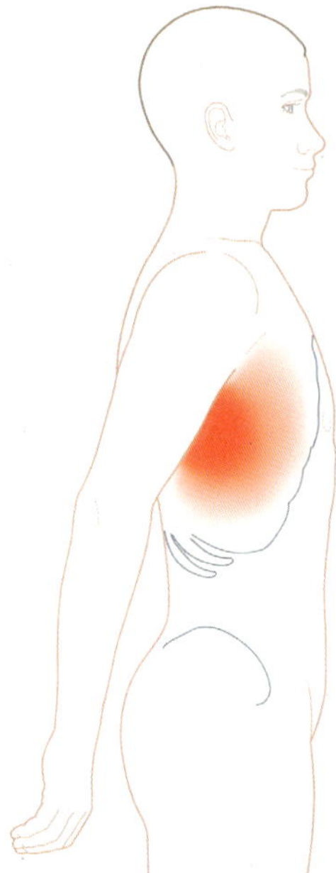

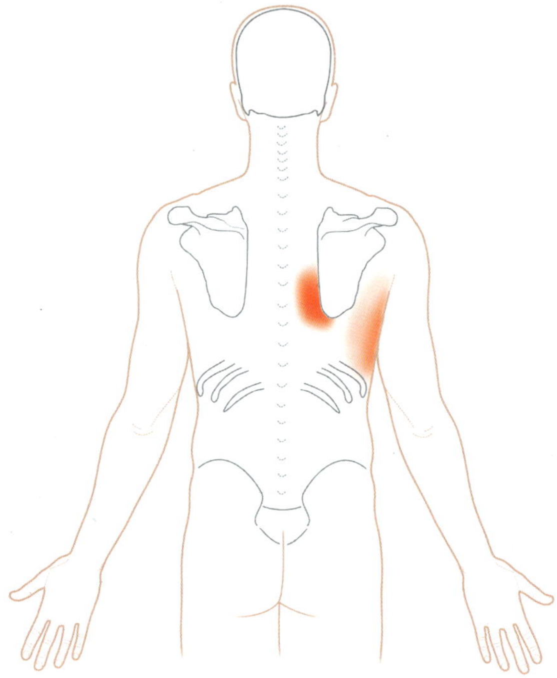

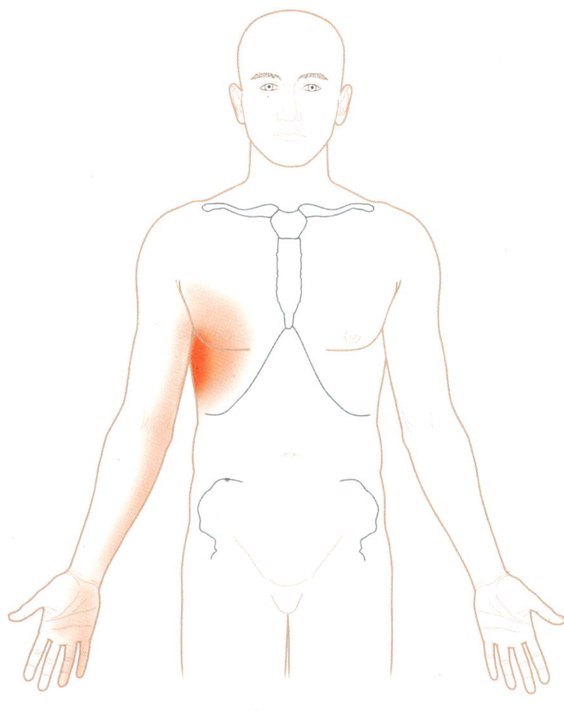

라틴어: *serratus*, 톱니; *anterior*, 앞

기시

위쪽 1-8 갈비뼈들 그리고 중간빗장뼈 라인에서 온 앞쪽 갈비사이막. 아래쪽 네 갈비뼈들은 배바깥빗근과 서로 맞물린다.

종지

어깨뼈 안쪽 내측연. 상부는 1, 2늑골에서 어깨뼈 위각에 붙고 중부는3, 4늑골에서 어깨뼈 내측연 전체에 그리고 하부는5-8늑골에서 어깨뼈 아래각에 붙는다.

동작

어깨뼈를 바깥쪽으로 돌리고 앞으로 당긴다.

신경

긴가슴신경(long thoracic nerve, C5–C8 (위팔얼기의 뒤쪽 코드에서)

운동사슬

앞톱니근은 어깨뼈 아래각의 모음과 안쪽 회전을 편심적으로 감속시킨다. 고정된 기시 또는 종지에 따라 동작들은 바뀔 것이다. 팔이 정지자세로 있을 때, 움직임은 늑간(intercostal space)에서 일어난다. 요구된 대로 (예, 힘을 준 호흡) 갈비뼈들을 가속시키거나 감속시킨다.

근막 통증유발점

통증은 흉곽(ribcage) 옆에서 느껴지며 겨드랑이로도 간다. 어깨뼈 아래각에서는 뒤에서 안쪽 면으로 통증이 지나간다. 통증은 종종 C8 문제로 오인되는데, 그 이유는 통증이 아래 방향인 팔 안쪽으로 가고 넷째와 다섯째 손가락으로 가기 때문이다. 이 근육이 많은 가락돌기들을 가지기 때문에 활동성 근막 통증유발점들을 찾기 위해서는 조심스러운 평가가 요구된다.

치료사 가이드라인

환자 자세잡기

엎드리거나 이환되지 않은 어깨로 옆으로 눕는다.

니들 종류

0.25 – 0.30 mm × 30 mm 니들

니들 방향

안정성을 확보하기 위해서 접선 각도가 필요하다. 이 경우, 갈비사이 공간을 피하기 위해서, 한 손가락을 갈비뼈의 어느 한 쪽에 올려두어서 니들이 제대로 방향을 잡도록 도와라.

주의사항

폐를 찌를 수도 있는 위치임을 주의해라.

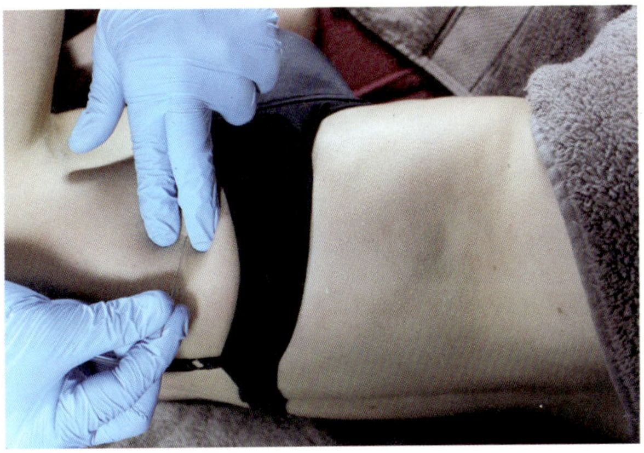

앞톱니근, 옆으로 누운 자세

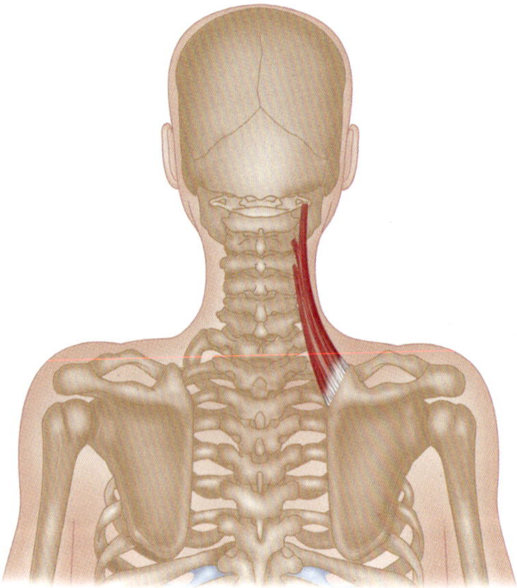

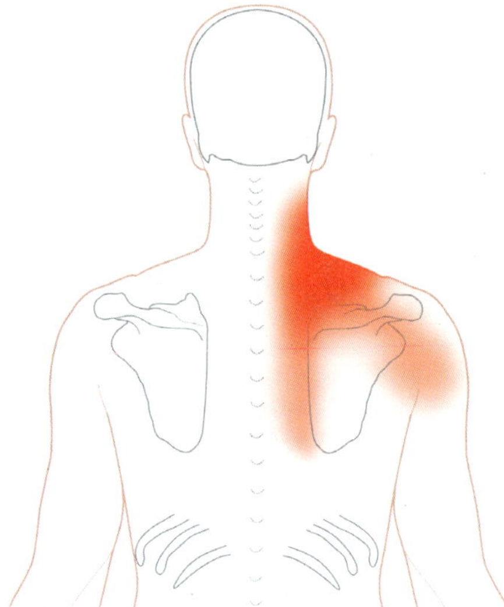

라틴어: *levare*, 들어올리다. *scapulae*, 어깨판

기시

가로돌기들 C1–C4의 뒤쪽 결절들

종지

어깨뼈 안쪽 가장자리의 윗부분

동작

어깨뼈 안쪽 가장자리를 올린다.

신경

등쪽어깨신경 C4, C5 그리고 경추신경 C3, C4

운동사슬

어깨올림근은 등세모근의 하부 섬유들과 앞톱니근에 의해서 만들어진 하향력(downward forces)을 감속하기 위해서 편심성으로 움직인다. 어깨올림근은 경추의 반대쪽 측굴(side flexion)을 감속시킨다.

근막 통증유발점

거의 모든 목 통증은 원인제공인 근막 통증유발점을 가지고 있으며 어깨올림근이 흔히 관여되어 있다. 통증은 어깨뼈의 위각에서 목으로 이르는 부위에 나타나는데, 아래로는 어깨뼈 아래각의 안쪽 모서리로도 전달된다. 환자들은 종종 뻣뻣한 목과 줄어든 동작 범위를 보인다.

치료사 가이드라인

환자 자세잡기

엎드려서 해머록 포지션(hammerlock position)을 취한다.

니들 종류

0.25 – 0.30 mm × 30 mm 니들

니들 방향

사진에서처럼 치료사는 목표 섬유들을 집게 손가락으로 잡고 아래에서 위쪽 방향으로 니들을 자입한다. 근육 섬유들을 늑강에서 들어 올려야 니들링으로 갈비사이 공간을 찌르거나 또는 기흉을 일으킬 위험이 없다.

주의사항

니들을 갈비사이 공간으로 향하지 않도록 해라.

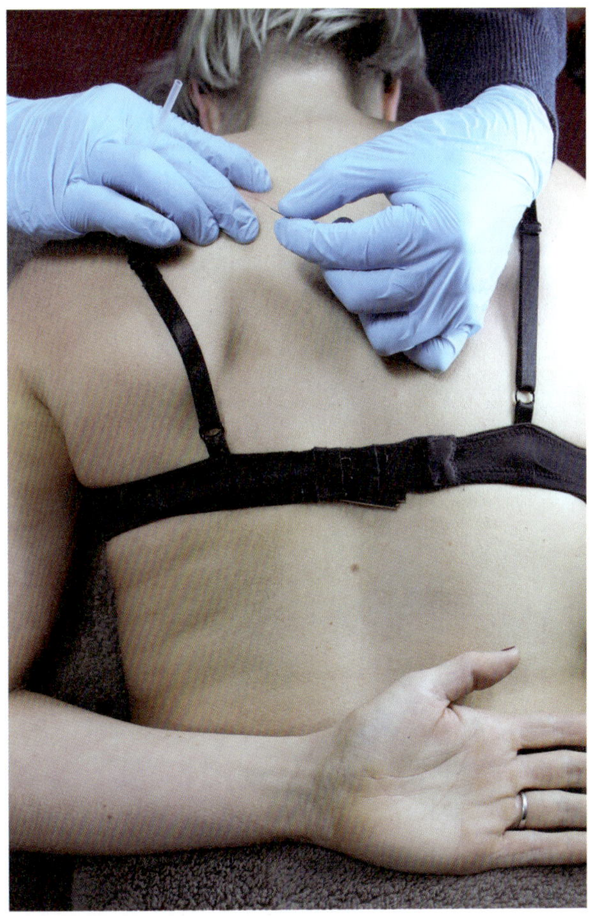

어깨올림근, 엎드린 채로 해머록 포지션

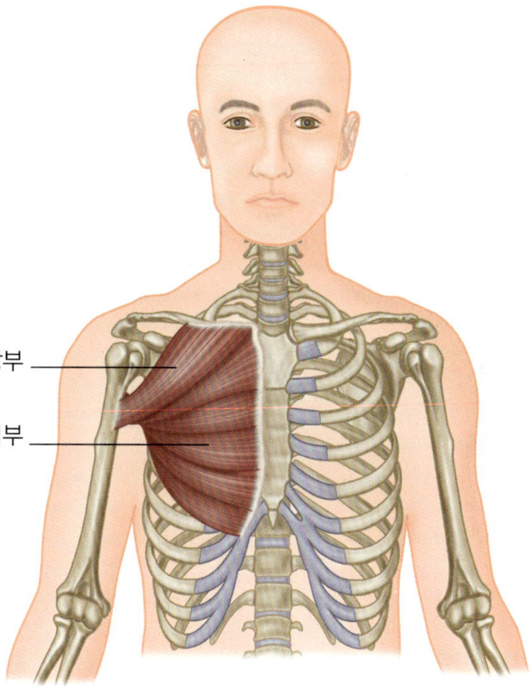

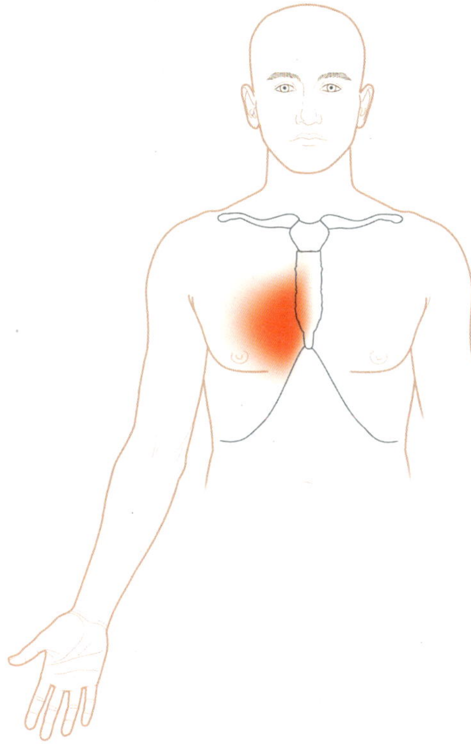

라틴어: *pectoralis*, 가슴의; *major*, 큰

기시

빗장뼈 앞면의 안쪽 반, 복장뼈자루와 복장뼈의 앞면 및 갈비뼈들(1–6)의 연골

종지

위팔뼈 결절사이구의 바깥쪽 능선으로 가는 적층 힘줄(laminated tendon)에 의해서

동작

기시가 고정된 경우, 큰가슴근은 위팔뼈를 모으고 안쪽으로 돌린다. 종지가 고정된 경우, 이 근육은 호흡(힘을 준 호흡, 가슴을 들어 올리는 동안)을 보조한다. 이것은 머리 위로 움직이는 동안 어깨 안정을 보조한다.

신경

C6–C8, T1의 안쪽신경

운동사슬

이 근육은 편심적으로 어깨관절의 신전, 수평 외전, 외회전 및 뒤당기기(retraction)를 감속시킨다.

근막 통증유발점

큰가슴근은 그것의 빗장 및 복장 섬유들 때문에 다수의 근막 통증유발점들을 만들 수 있으며, 통증은 앞쪽 어깨세모근을 가로질러 아래로 팔 바깥쪽 면을 따라 내려가서 엄지와 네 번째 및 다섯째 손가락까지 뻗어간다. 근막 통증유발점은 드물게 협심증 증상과 비슷할 수 있다.

또한 이 근막 통증유발점들에서 온 통증은 어깨뼈사이와 어깨뼈밑 통증으로 느껴질 수 있다. 제한된 외전은 분명히 나타날 것이다.

치료사 가이드라인

환자 자세잡기

상지를 벌리고 똑바로 눕는다.

니들 종류

0.25 – 0.30 mm × 30 mm 니들

니들 방향

유방조직을 찌르는 것을 피해라. 이 근육은 엄지손가락과 다른 손가락들 사이로 잡을 수 있는데, 그것을 가슴 벽에서 떼어 들어 올려라. 목표 섬유들로 니들을 향하게 해라. 갈비뼈들과 평행하게 니들을 위치시켜라.

주의사항

폐를 찌를 그 어떤 가능성도 반드시 피해라.

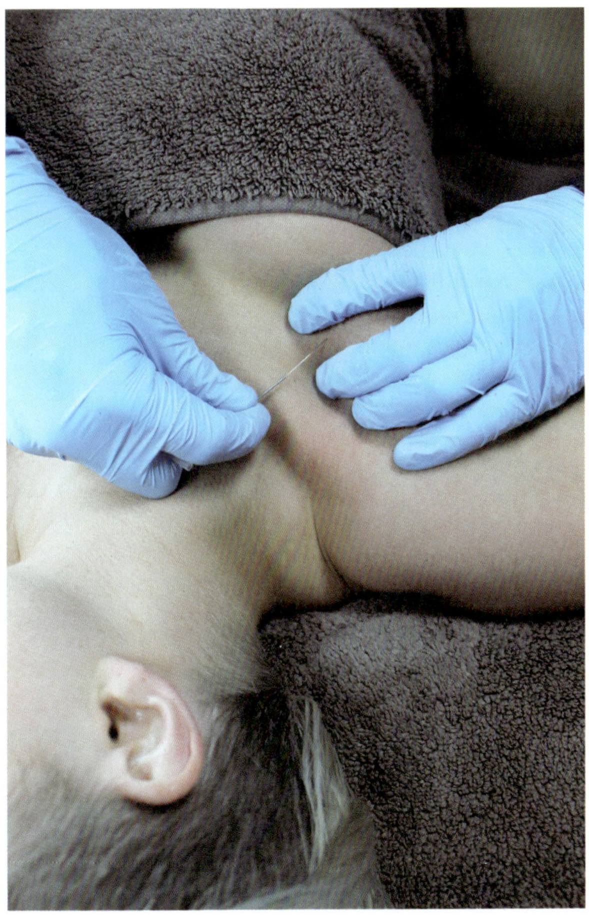

큰 가슴근, 똑바로 누워 상지를 외전한 자세

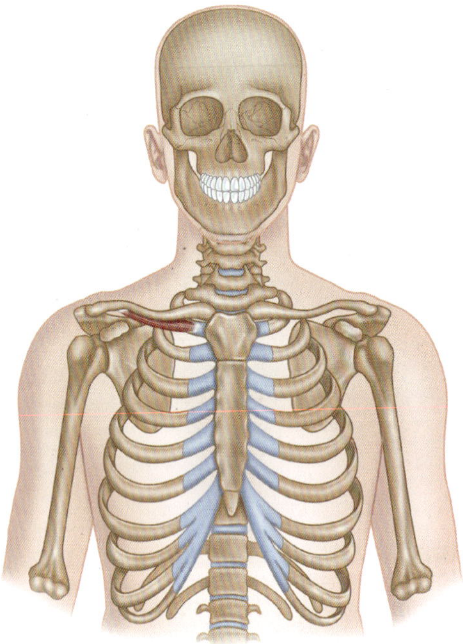

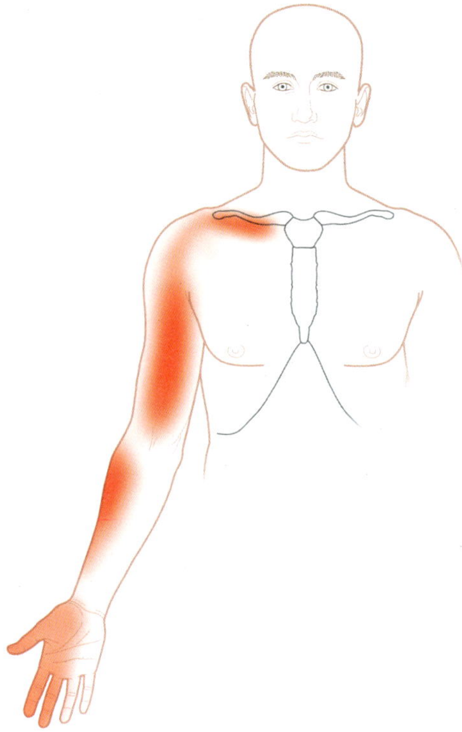

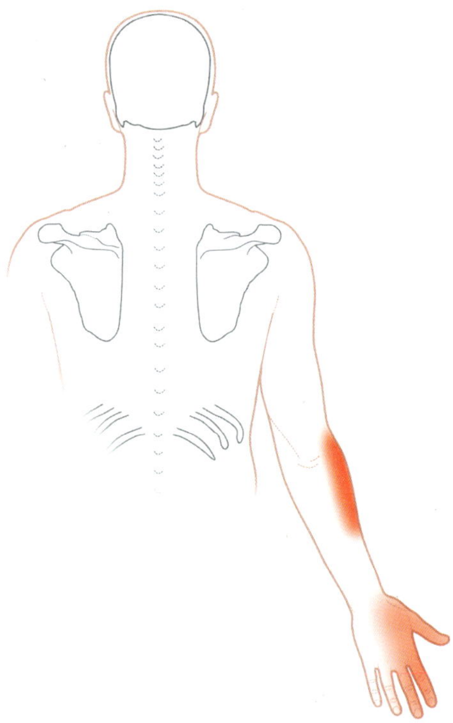

우측 빗장밑근, 연관 양상들.

라틴어: *sub*, 밑; *clavis*, 열쇠

기시
첫째 갈비뼈, 뼈와 갈비연골 연결부

종지
빗장뼈 밑 면의 subclavian groove (빗장밑근고랑) 까지의 빗장뼈 밑면

동작
빗장뼈를 복장빗장관절(Sternoclavicular joint) 쪽으로 당긴다.

신경
빗장밑근으로 가는 신경 C5, C6

운동사슬

약한 허리골반-힙 근육은 빗장밑근 안에 근막 통증유발점들을 만드는 원인이 될 수 있다. 어깨뼈 위치 변화는 이 근육에 영향을 주어서 근막 통증유발점 형성을 이끌 수 있다.

근막 통증유발점

통증은 같은쪽 위팔두갈래근과 바깥쪽 앞 팔로 나타난다. 국소적으로 통증은 빗장뼈 바로 밑, 팔, 어깨에도 나타나며 손이 바늘에 찔린 듯한 느낌을 가질 수도 있다. 통증은 일반적으로 팔꿈치와 손목을 지나가서 손의 요골 부위 절반(radial half), 엄지 및 중지에 통증을 만든다.

치료사 가이드라인

환자 자세잡기

똑바로 눕는다.

니들 종류

0.25 – 0.30 mm × 30 mm 니들

니들 방향

빗장뼈의 아래안쪽 가장자리를 찾은 다음 니들을 아래바깥쪽에서 위안쪽 방향으로 향하게 해라. 근육보다 더 깊이 들어가지 않아야 하며 폐와 가깝게 있음을 염두에 두어라.

주의사항

폐를 찌를 가능성을 항상 피해라.

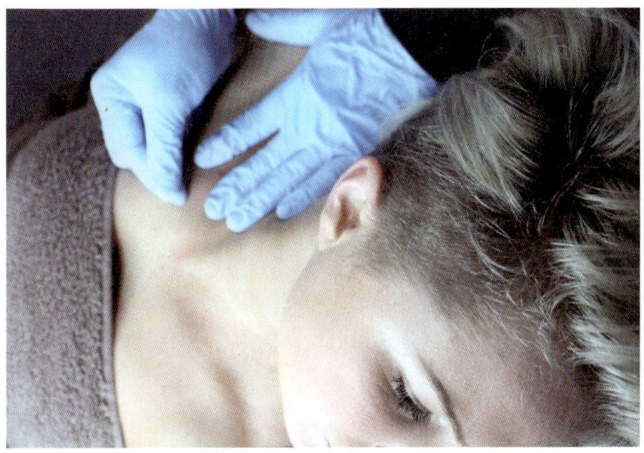

빗장밑근, 똑바로 누운 자세.

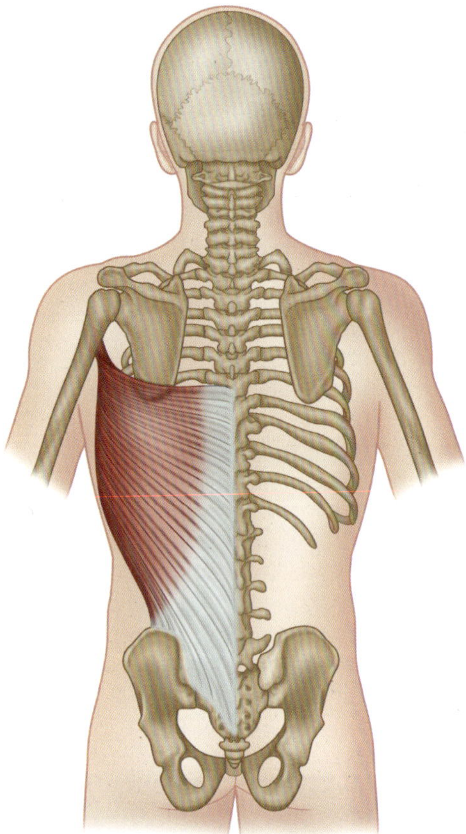

라틴어: *latissimus*, 넓은; *dorsi*, 등

기시

아래쪽 여섯 흉추의 가시돌기들, 등허리근막, 엉덩뼈능선 및 아래쪽 3–4 갈비뼈들

종지

위팔뼈 결절사이구

동작

작은 조력자인 큰원근과 함께 넓은등근은 오목위팔관절에서 위팔뼈를 내전하고 신전하며 안쪽으로 돌린다.

신경

등가슴신경 C6–C8

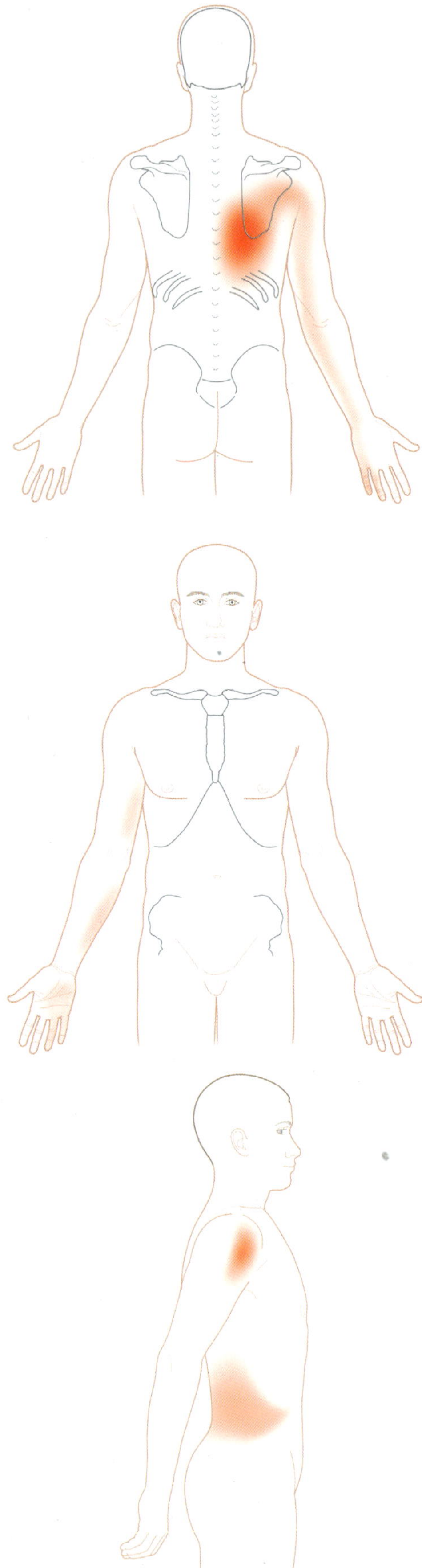

연관 양상의 위치는 종종 넓은등근 TrPs의 위치에 관한 실마리를 준다.

운동사슬

오목위팔관절에서 약간의 기능을 수행하기 위해서 필요한 힘을 제공하기 위해서 넓은등근은 신경근육적으로 효율적인 코어를 요구한다. 신경근육 비효율은 반복적인 스트레스 그리고 연관된 동결견 종류의 증상들을 만드는 기초가 된다. 넓은등근은 오목위팔관절에서 어깨뼈의 바깥쪽 회전, 굽힘 및 외전을 감속시킨다.

넓은등근 종지가 고정될 때 그 근육은 골반을 앞쪽 바깥쪽 방향으로 기울이는 역할을 한다. 양측성 수축은 허리의 과도한 신전을 만드는데, 골반의 앞쪽 기울기를 동반한다. 이 크기의 근육은 뒤쪽 바깥쪽 늑강을 아주 많이 덮고 있으므로 가로막 기능에 영향을 줄 것이다. 위팔뼈의 어떠한 움직임은 등허리근막 그리고 운동사슬을 따라 더 아래로 뻗어가는 데에 영향을 준다. 위성 근막 통증유발점들에 관해서는 다음 근육들을 고려해라. 큰가슴근, 큰원근, 어깨밑근, 위팔세갈래근, 목갈비근, 위쪽 배곧은근, 엉덩갈비근, 앞톱니근, 아래/위뒤톱니근, 하부 등세모근 및 마름근들.

근막 통증유발점

넓은등근은 뒤쪽-바깥쪽 복부 부위를 포함한 중간-등 부위에 통증을 만든다. 쑤시는 성질의 통증이 어깨뼈 아래각과 뒤쪽 어깨에서 나타난다. 연관통은 위팔뼈 안쪽면을 따라 내려가서 앞팔, 손 및 손가락으로 이어진다.

치료사 가이드라인

환자 자세잡기

똑바로 눕거나 엎드리거나 아니면 이환되지 않은 어깨로 옆으로 눕는다.

니들 종류

0.25 – 0.30 mm × 30 mm 니들

니들 방향

치료사는 집게 손가락 사용해서 근육을 바깥쪽으로 당겨라. 니들을 앞에서 뒤쪽 방향으로 향하게 하고 늑강에서 떨어뜨려라.

주의사항

폐를 찌를 가능성을 항상 피해라.

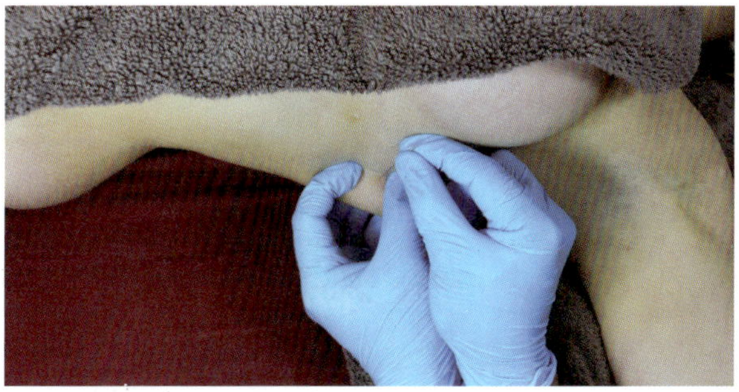

넓은 등근, 똑바로 누워서 상지를 벌리고 외회전시킨 자세

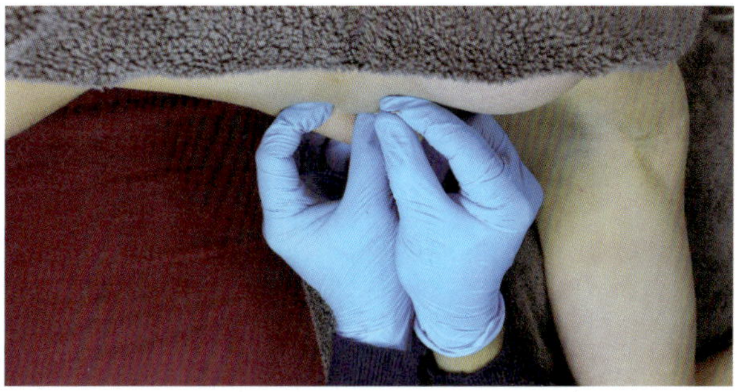

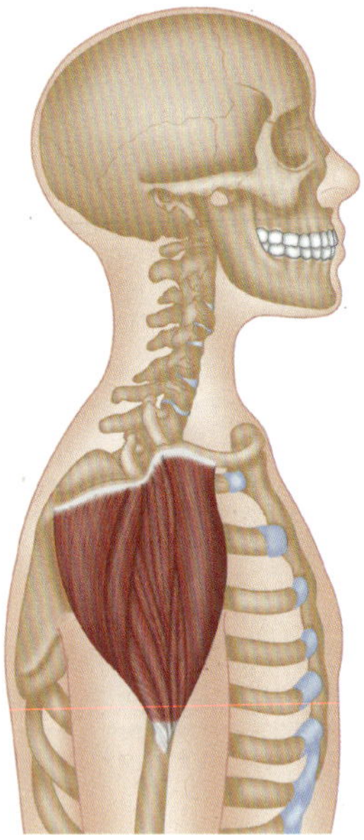

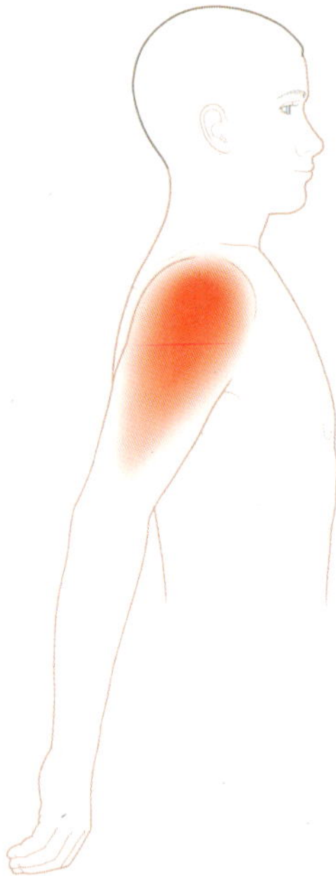

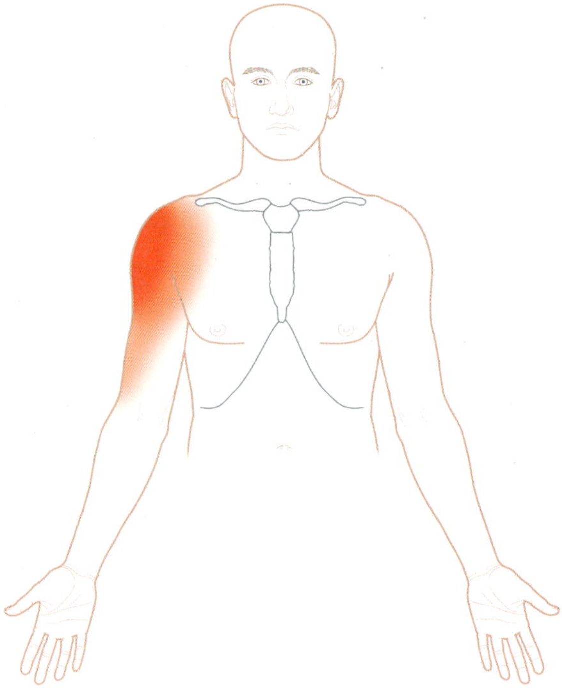

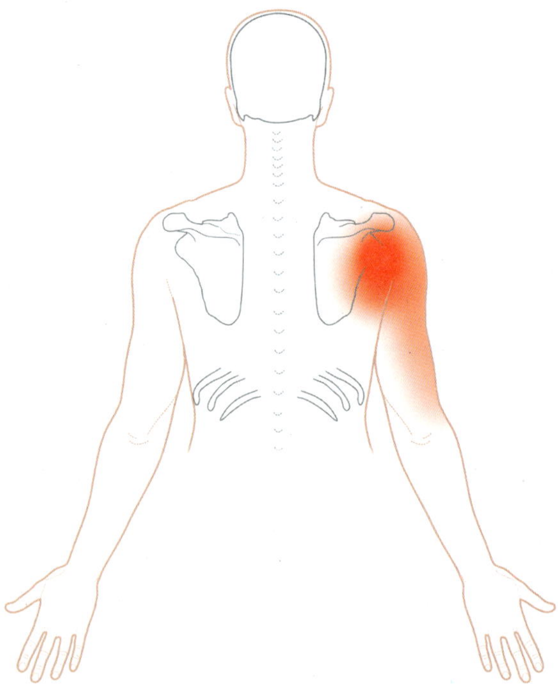

그리스어: *deltoeides*, 그리스어 대문자 델타(Δ)를 닮은 모양

기시

빗장뼈의 바깥쪽 1/3, 어깨봉우리 및 어깨뼈가시에서 어깨세모근 결절까지

종지

위팔뼈 바깥쪽면의 중간(어깨세모근 결절)

동작

팔을 벌린다. 앞쪽 섬유들은 굽히고 안쪽으로 돌리며 뒤쪽 섬유들은 펴고 바깥쪽으로 돌린다.

신경

겨드랑이신경 C5, C6 (위팔얼기의 뒤쪽 코드에서)

운동사슬

가시위근 및 연관 회선근개 근육들과 함께 어깨세모근은 줄어든 코어 효율의 결과로서 규칙적으로 근막 통증유발점들을 발달시킨다. 하체의 힘을 어깨로 전달하지 못하는 것은 관절운동 스트레스와 활동성 근막 통증유발점들을 만든다. 코어 신경근육 효율의 회복은 근막 통증유발점 치료의 기초를 제공하며, 신경근육 치료와 의학적 운동을 활용한다.

근막 통증유발점

통증은 많은 부분에서 무지근하게 느껴지며 이 근육을 수축하거나 팔을 움직이려고 할 때 통증이 커진다. 통증은 낭염(bursitis) 또는 회선근개 손상으로 제일 많이 오인된다. 어깨세모근 통증의 진정한 원천으로서 어깨세모근으로 통증을 연관하는 근육들을 (회선근개, 가슴근 및 목갈비근) 확인할 필요가 있다. 어깨세모근 근막 통증유발점들은 대개 위성 근막 통증유발점들이다.

치료사 가이드라인

환자 자세잡기

바깥쪽과 뒤쪽 근막 통증유발점 드라이 니들링은 환자가 옆으로 눕거나 똑바로 누운 자세로 실행되는 반면, 앞쪽 섬유들은 똑바로 누운 자세에서 실행된다.

니들 종류

0.25 – 0.30 mm × 30 mm 니들

니들 방향

편평 촉진을 사용해서, 감지할 수 있는 단단한 띠(taut band) 내에 있는 근막 통증유발점을 찾아서 잡아라. 니들을 자입해서 위팔뼈 쪽으로 근막 통증유발점들을 향하게 해라.

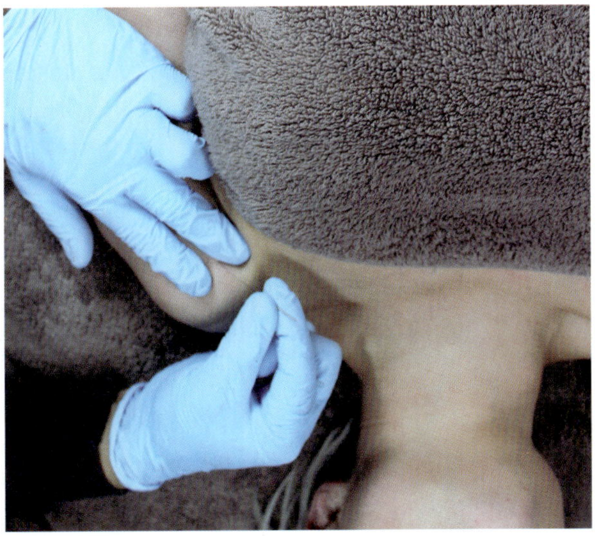

앞쪽 어깨세모근, 똑바로 누운 자세

주의사항

특별한 주의사항이 없다.

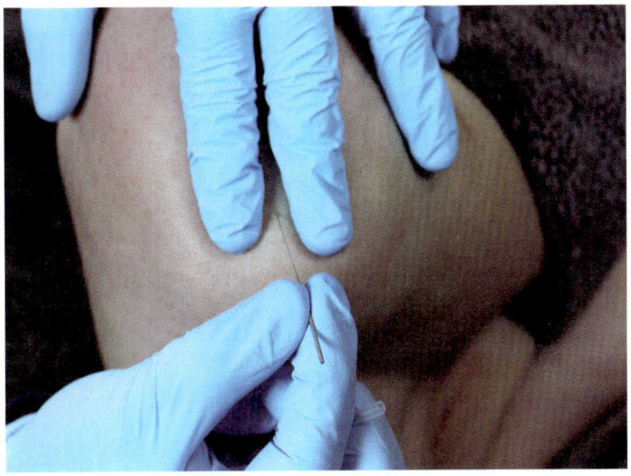

바깥쪽 어깨세모근, 옆으로 누운 자세

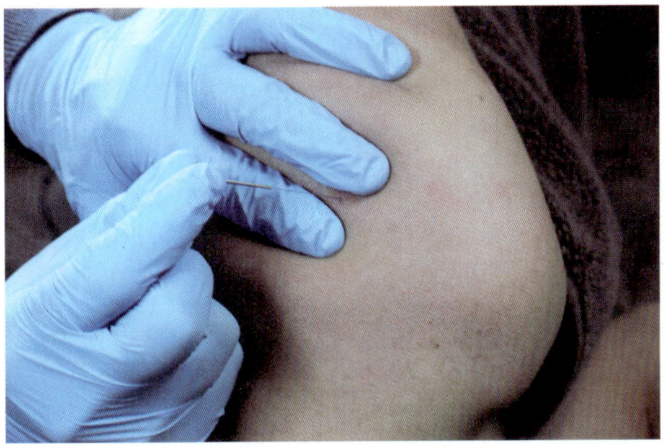

뒤쪽 어깨세모근, 옆으로 누운 자세

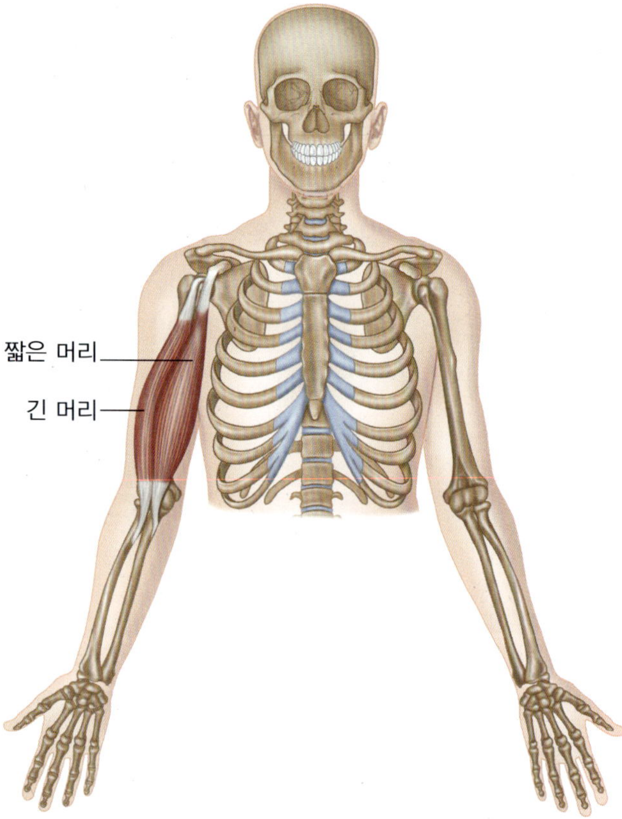

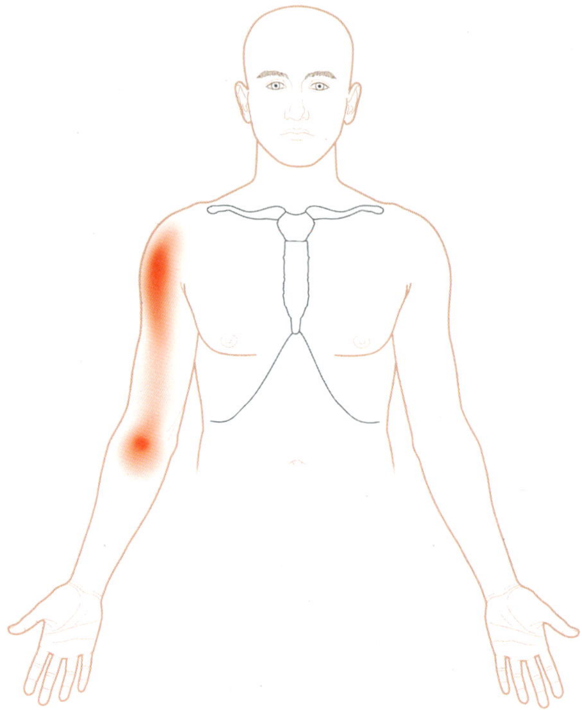

라틴어: *biceps*, 두-머리; *brachii*, 팔의

기시

짧은 머리: 부리위팔근과 나누어 갖는 평탄한 힘줄로 어깨뼈 부리돌기의 끝에서 온다.

긴 머리: 어깨뼈 관절와 결절 그리고 오목위팔관절의 인접한 와순

종지

노뼈결절의 뒷부분 그리고 위팔두갈래근의 건막

동작

기시가 고정 시, 팔꿈치에서 굽힘이 생겨서 앞팔이 회외(supination)을 시작한다. 종지가 고정 시, 위팔뼈는 앞팔 쪽으로 움직인다. 또한 이 근육은 이것의 긴 머리(long head)를 통해서 어깨관절의 중요한 굽힘근일 뿐만 아니라 중요한 어깨 안정근이다.

신경

근피신경 C5, C6

운동사슬

위팔두갈래근은 팔꿈치에서 신전과 회내(pronation)를 그리고 어깨관절에서 신전을 감속시킨다. 엄지와 늑강 사이의 근육근막 연속성을 제공하는 하나의 연결로서 행동한다. 이 근육은 다이내믹한 상태 안에서 중요한 역할을 하며, 팔꿈치를 안정시키기 위해서 위팔세갈래근과 함께 수축할 수 있다.

근막 통증유발점

근막 통증유발점들은 일반적으로 근복의 중앙에서 생기며, 통증을 위로는 앞쪽 어깨세모근으로 전달하고 아래로는 팔꿈치 관절의 바로 먼쪽인 원엎침근 쪽으로 나타난다. 신경근육 치료 가설은 좋지 않은 신경근육 효율과 함께 약한 코어 안정성을 포함하는데, 부가적인 장력을 주기 위해서 보상성 근막 통증유발점 형성한다.

치료사 가이드라인

환자 자세잡기

위팔두갈래근 통증유발점 드라이 니들링은 환자가 똑바로 누운 자세에서 실행되며, 어깨를 약간 벌리고 팔꿈치를 약간 굽힌다.

니들 종류

0.25 – 0.30 mm × 30 mm 니들

니들 방향

집게 그립(pincer grip)으로 감지할 수 있는 단단한 띠(taut band) 내에 있는 근막 통증유발점을 찾아서 잡아라. 바깥쪽에서 안쪽으로 니들을 자입해서 근막 통증유발점으로 향하게 해라. 사진에서처럼 치료사의 엄지 방향이다.

주의사항

이 근육의 먼쪽 바깥쪽면에 있는 노신경(radial nerve)을 피해라.

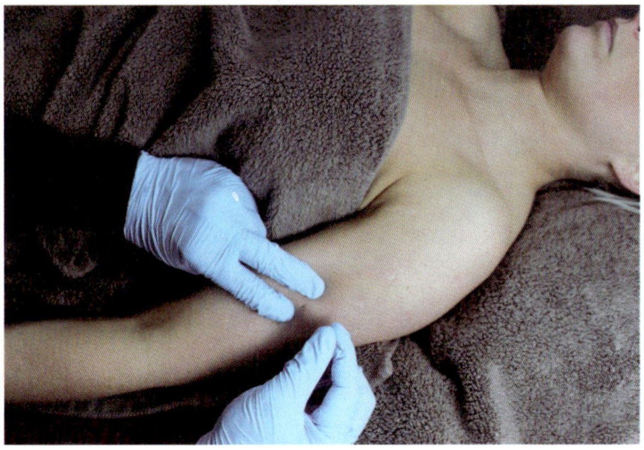

위팔두갈래근, 똑바로 누워 어깨를 약간 벌리고 팔꿈치를 약간 굽힌다.

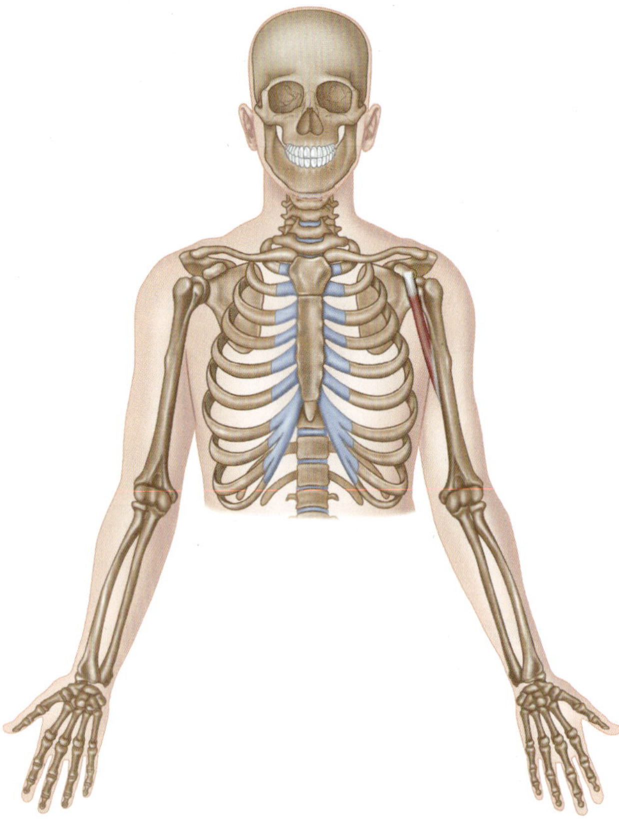

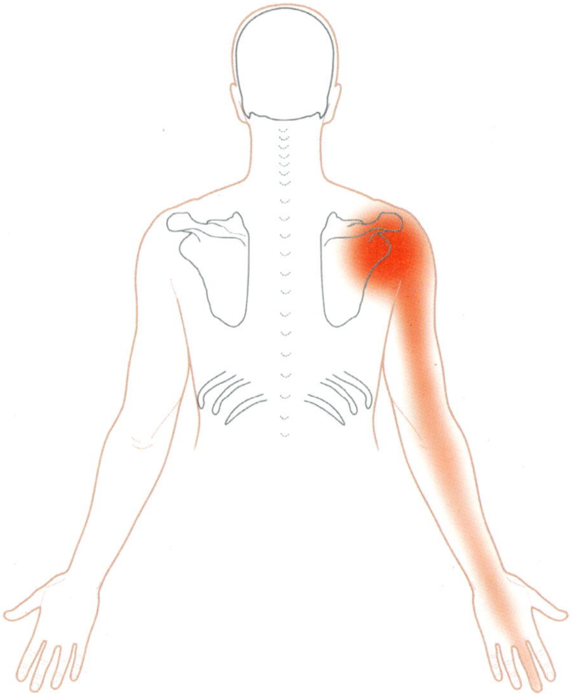

그리스어: *korakoeides*, 까마귀 같은

라틴어: *brachialis*, 팔의

기시

위팔두갈래근과 함께 어깨뼈 부리돌기

종지

위팔뼈 안쪽 가장자리의 위쪽 반

동작

팔을 굽히고 약하게 모은다.

신경

근피신경 C5–C7 (바깥쪽 코드에서 오는)

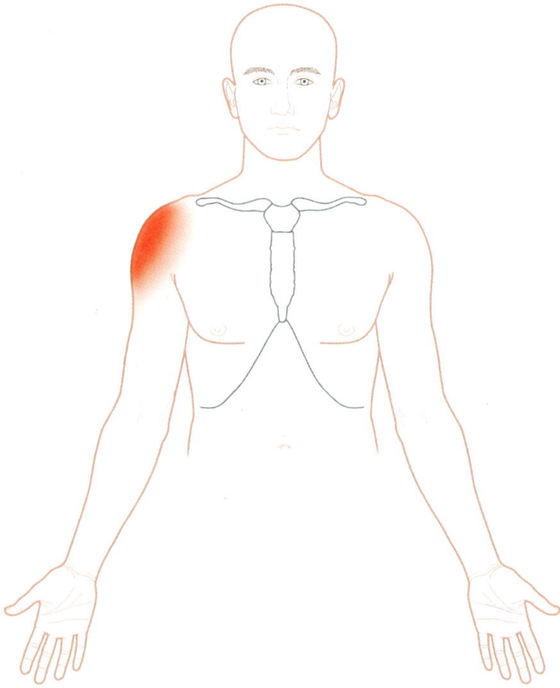

운동사슬

이 부리위팔근은 흉강과 어깨뼈를 팔과 연결한다. 이것의 이유는 작은가슴근과 함께 부리돌기에 힘줄성 뿌리를 같이 나누기 때문이다. 손은 귀 높이로 가도록 팔을 밖으로 올려 벌리는 것은 작은가슴근에서부터 부리위팔근을 통해서 상지의 골막으로 가는 연속성을 보여주며 위팔노근을 통해서 계속 노뼈 붓돌기까지 간다.

근막 통증유발점

통증 및/또는 무감각이 손 뒷면과 중지까지 멀리서 느껴질 수 있다. 통증은 뒤쪽 앞팔, 위팔세갈래근 그리고 전방 어깨세모근으로 전달될 수 있다.

치료사 가이드라인

환자 자세잡기

똑바로 눕는다.

니들 종류

0.25 – 0.30 mm × 30 mm 니들

니들 방향

근육을 찾은 다음 위안쪽에서 아래바깥쪽 방향으로 자입해라.

주의사항

근피신경이 이 근육 사이로 지나간다. 가까이 있는 다른 구조들은 정중신경, 위팔동맥 및 자신경 들이다. 천천히 치료하면서 환자의 피드백을 살펴라.

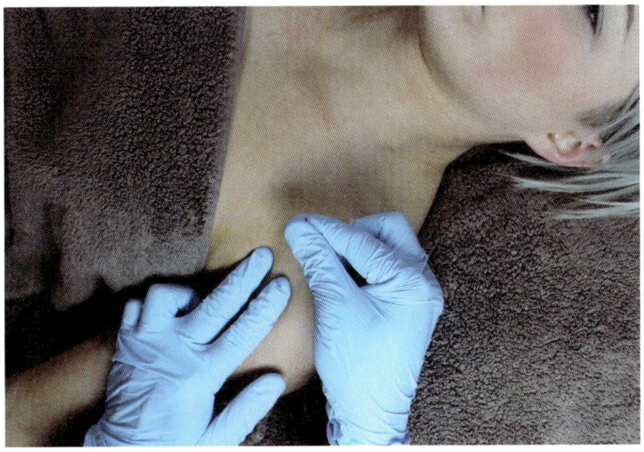

부리위팔근, 똑바로 누운 자세

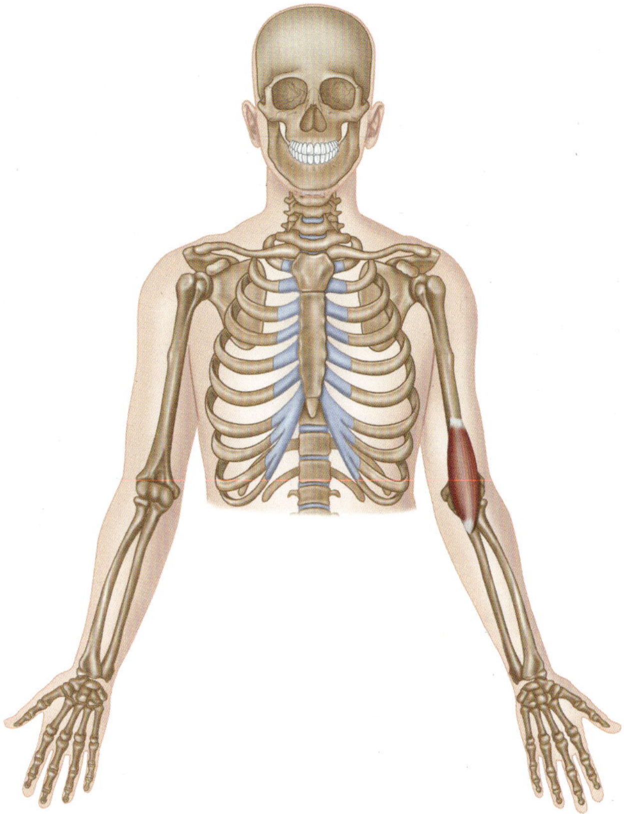

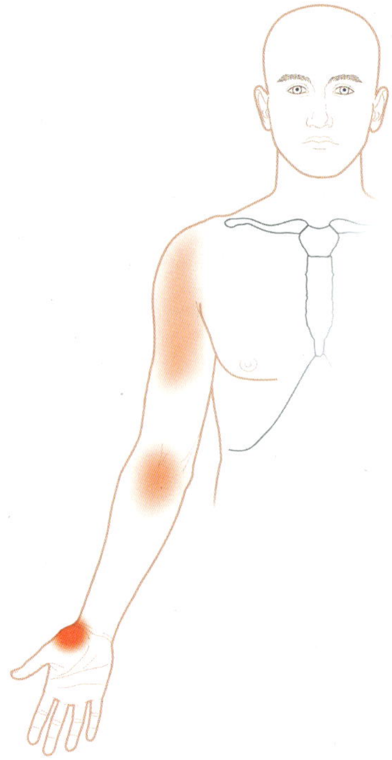

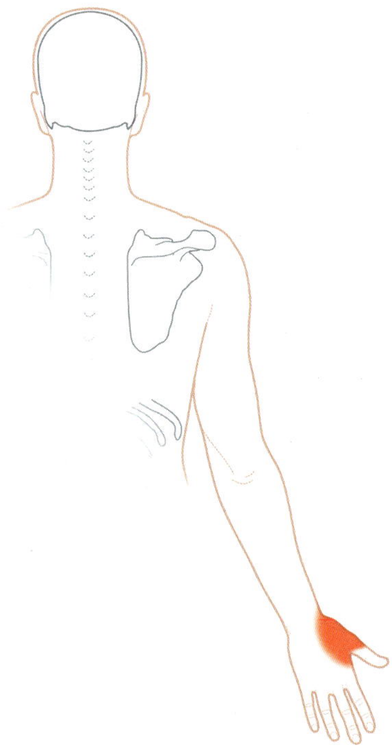

라틴어: *brachialis*, 팔의

기시

위팔뼈의 앞쪽 아래 반 그리고 안쪽과 바깥쪽 근육사이 격막

종지

부리돌기와 자뼈(ulna)의 결절

동작

팔꿈치를 굽힌다.

신경

근피신경 C5, C6 (가쪽 코드에서) 또한 노신경(radial nerve) C7에서 작은 지배

운동사슬

위팔근은 사슬에서 중요한 연계 근육으로 가슴을 상지로 연결한다. 이 근육은 노신경을 포착할 가능성이 있어서 무감각 또는 기타 신경-연관 감각들을 만드는데 엄지의 감각이상을 포함한다 또한 근막 통증유발점들은 이러한 증상들을 일으킬 수 있다.

근막 통증유발점

통증은 엄지 뿌리, 전방 어깨세모근 그리고 팔꿈치 관절 라인 바로 밑으로 퍼져간다. 환자들은 종종 엄지와 손의 얼얼함 또는 무감각을 호소한다. 이러한 문제들은 손목터널증후군으로 오진될 수도 있다.

치료사 가이드라인

환자 자세잡기

똑바로 눕는다.

니들 종류

0.25 – 0.30 mm × 30 mm 니들

니들 방향

근육을 찾은 다음 연관된 신경혈관 조직들을 피하기 위해서 바깥쪽에서 안쪽으로 자입해라.

주의사항

손가락 촉진으로 근육을 찾은 다음, 신경혈관 조직들을 피하기 위해서 위팔두갈래근과 위팔세갈래근 사이의 격막 공간으로 자입해라.

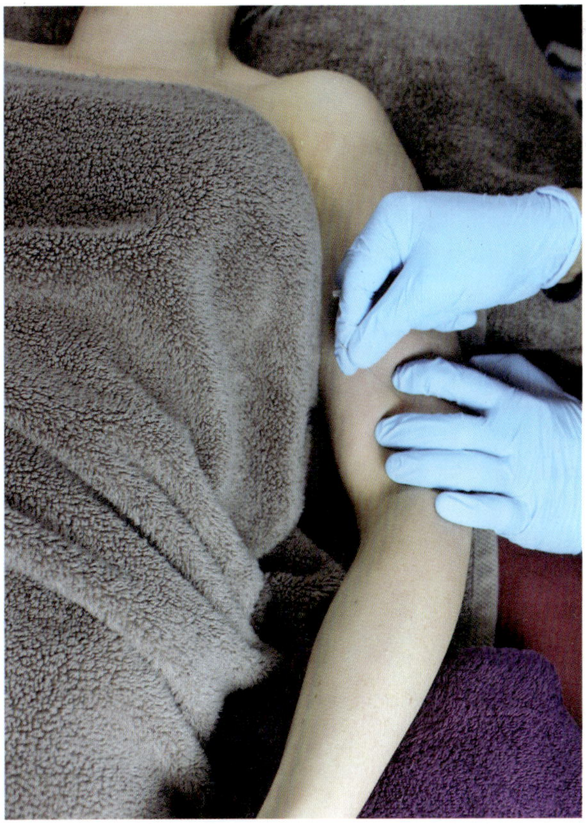

위팔근, 똑바로 누운 자세

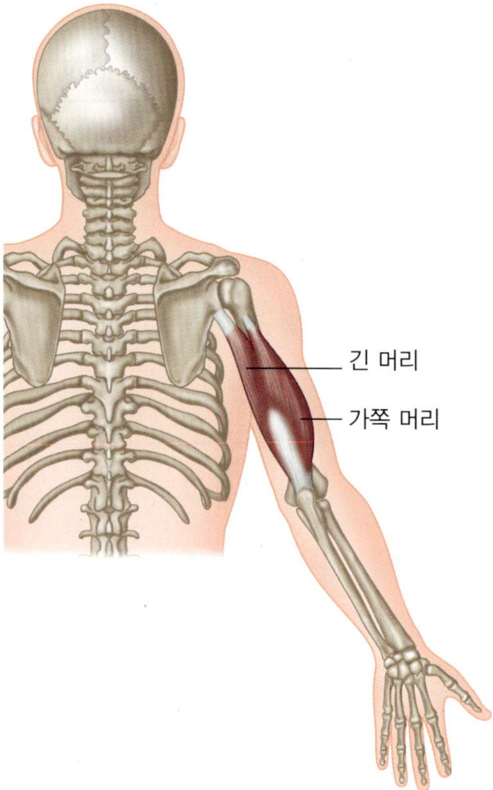

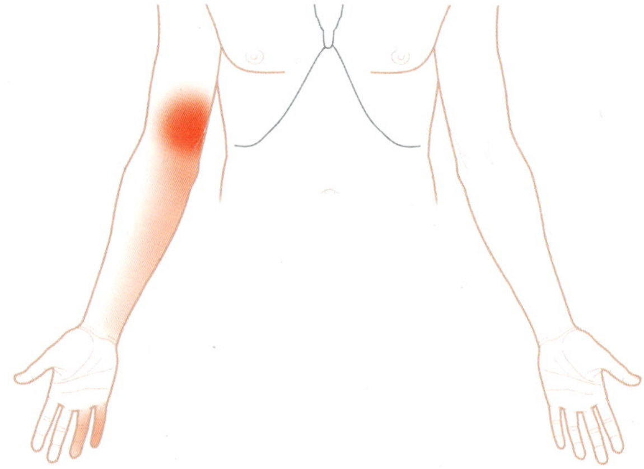

우측 깊숙한 안쪽 머리의 깊숙한 안쪽 가장자리에 있는 TrPs에서 온 연관 양상.

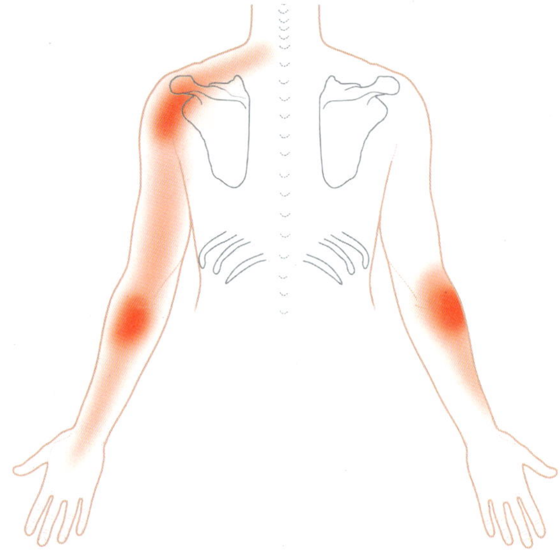

좌측 긴 머리 중심 부위에 있는 TrPs 그리고 우측 깊숙한 안쪽 머리의 중심부에 있는 TrPs에서 온 연관 양상.

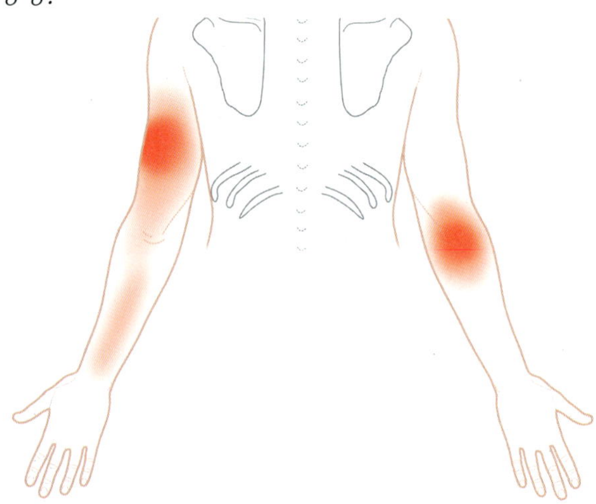

좌측 가쪽 머리 좌측 가장자리 부위에 있는 TrPs 그리고 우측 힘줄 밑 깊숙이 근힘줄성 부착 부위에서 온 연관 양상.

라틴어: *triceps*, 세-갈래 머리; *brachii*, 팔의

기시

긴 머리: 어깨뼈의 아래와 결절
바깥쪽 머리: 뒤쪽 위팔뼈의 위쪽 반 (선상 기시)
안쪽 머리: 뒤쪽 위팔뼈의 아래쪽 반에 깊숙이 놓여있으며, 나선구의 아래안쪽 그리고 둘 다 근육사이 격막

종지

자뼈팔꿈치돌기의 윗면의 뒷부분 그리고 뒤쪽

동작

팔꿈치를 편다. 긴 머리는 어깨관절을 안정시킨다. 안쪽 머리는 팔꿈치를 펼 때 팔꿈치관절낭을 뒤로 당긴다.

신경

노신경 C6–C8, T1

운동사슬

그것의 "작은 조력자"인 팔꿈치근과 함께, 위팔세갈래근은 어깨위팔 관절과 팔꿈치 관절에서 굽힘 감속을 보조한다. 노신경은 이 근육 바깥쪽면의 수축이나 경련에 의해서 자극될 수 있다.

근막 통증유발점

통증이 목과 상부 등세모근에서 느껴질 수 있다. 다른 증상들은 테니스 또는 골프 엘보처럼 팔꿈치와 위팔세갈래근에서 느껴지는 통증으로 오인될 수 있다. 이 근육에 있는 근막 통증유발점들은 팔꿈치에서 팔을 펴는 것을 힘들게 만들 수 있다. 환자들은 팔꿈치의 어느 면도 편하게 둘 수 없다고 호소하는데, 이는 민감성과 통증의 수준 때문이다.

치료사 가이드라인

환자 자세잡기

옆으로 눕는다.

니들 종류

0.25 – 0.30 mm × 30 mm 니들

니들 방향

근육을 찾은 다음 집게 손가락으로 근육을 뼈에서 들어 올린 다음 자입해라. 바깥쪽에서 안쪽 방향 그리고 앞쪽에서 뒤쪽 방향으로 자입해라.

주의사항

노신경을 피해라. 그것은 위팔세갈래근 바깥쪽 머리와 가깝게 있다.

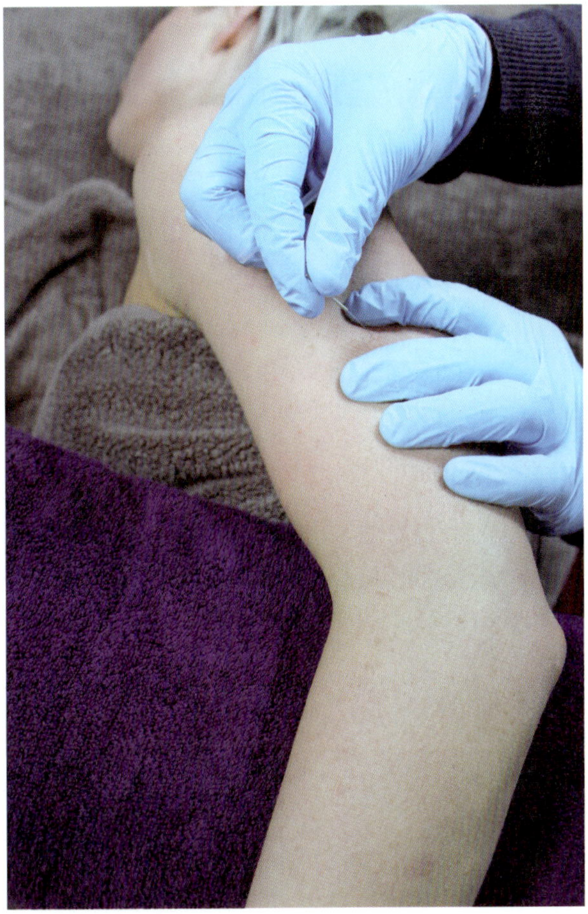

위팔세갈래근, 옆으로 누운 자세

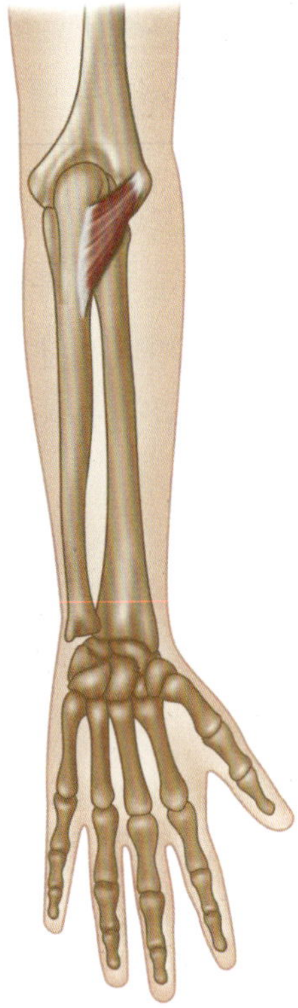

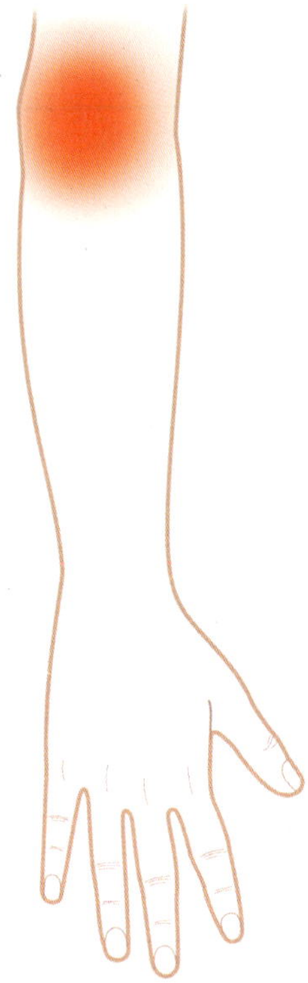

그리스어: *agkon*, 팔꿈치

기시

위팔뼈 바깥쪽 위관절융기의 뒤쪽면 아래쪽 끝에 있는 부드러운 면

종지

자뼈팔꿈치돌기의 바깥쪽면

동작

팔꿈치의 약한 신전근 그리고 회내(pronation)에서 자뼈(ulna)를 외전한다.

신경

노신경 C7–C8

운동사슬

팔꿈치근은 팔꿈치 굽힘과 회외를 감속시킨다. 목과 어깨의 보다 위쪽과 안쪽에 있는 활동성 근막 통증유발점들의 결과로 근막 통증유발점들이 일반적으로 생긴다. 또한 근막 통증유발점들이 여기서 생길 수도 있는데 이유는 골프채, 테니스 라켓, 펜 등을 너무 꽉 잡기 때문이지만 줄어든 코어 힘이 원인 인자로서 고려되어야 한다.

근막 통증유발점

이 근육에 있는 근막 통증유발점들에서 온 통증은 테니스 엘보로 종종 오인된다. 팔꿈치 관절을 굽히거나 앞팔을 회외시키려고 할 때 통증을 느낄 수 있다.

치료사 가이드라인

환자 자세잡기

옆으로 눕는다.

니들 종류

0.25 – 0.30 mm × 30 mm 니들

니들 방향

근육을 찾아서 위안쪽에서 아래, 바깥쪽 방향으로 자입한다.

주의사항

관절 공간 위치에 유의해서 이 부위를 피해라.

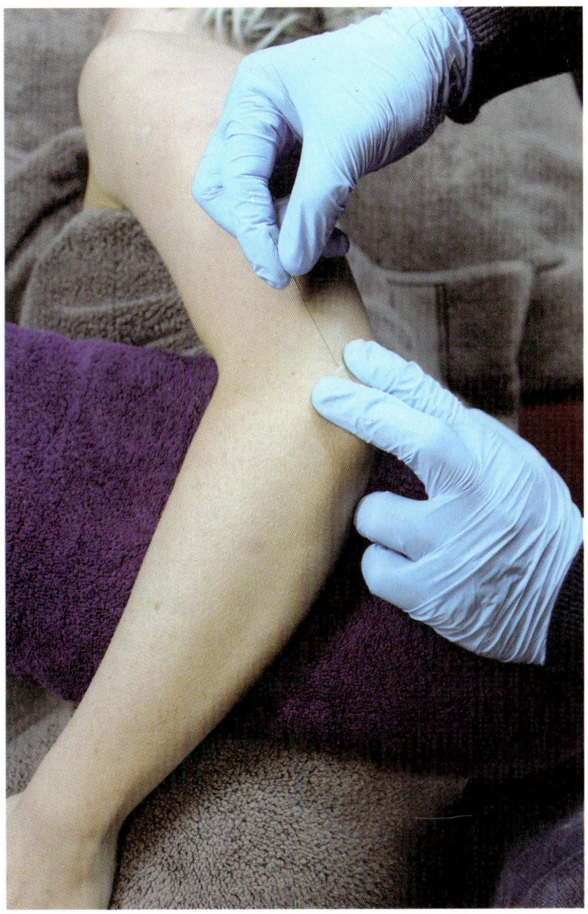

팔꿈치근, 옆으로 누운 자세

7 아래팔과 손 근육들

Muscles of the Forearm and Hand

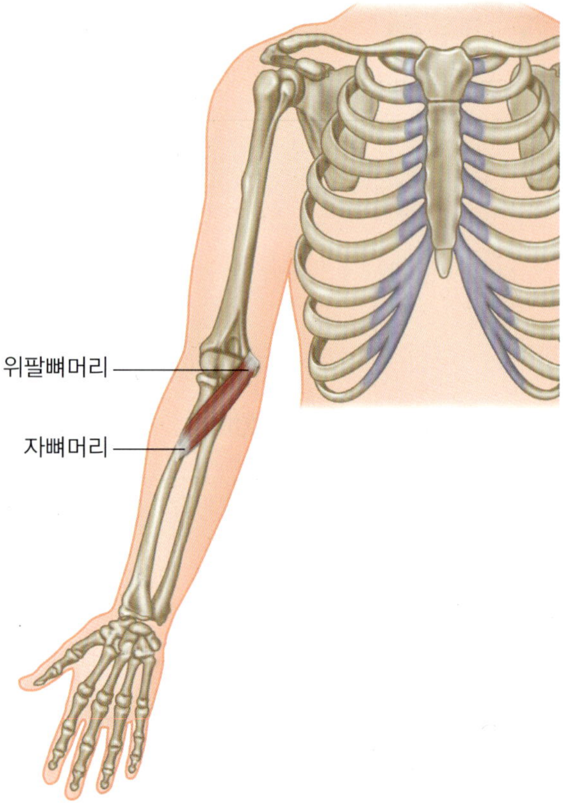

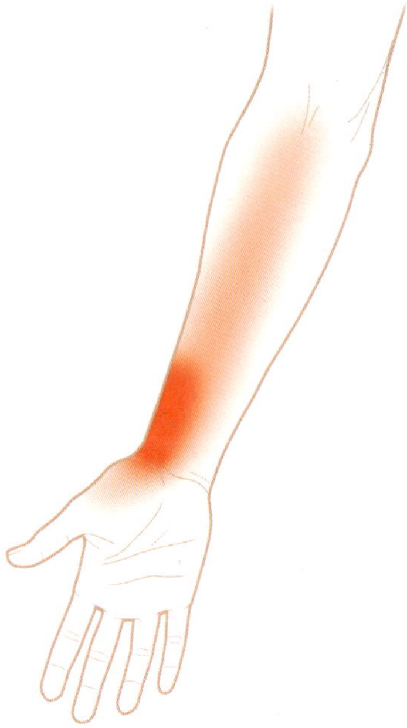

라틴어: *pronare*, 앞쪽으로 굽힘; *teres*, 원 모양

기시

위팔뼈 안쪽 위관절융기 그리고 자뼈의 부리돌기

종지

노뼈 바깥쪽면 중간

동작

팔꿈치에서 앞팔을 회내하고 굽힌다.

신경

정중신경 C6, C7

운동사슬

팔꿈치에서 앞팔의 회외와 신전을 감속시킨다.

근막 통증유발점

앞팔의 자쪽(ulnar side)과 엄지 뿌리에서 통증이 보고된다. 통증과 뻣뻣함 때문에 손바닥을 펴서 회외시키기가 어렵다. 환자는 손으로 컵 모양을 만들기가 어렵다.

치료사 가이드라인

환자 자세잡기

똑바로 눕는다.

니들 종류

0.25 – 0.30 mm × 30 mm 니들

니들 방향

근육을 찾은 다음 위안쪽에서 아래바깥쪽 방향으로 자입해라.

주의사항

이 근육 두 머리 사이에 있는 정중신경을 피해라.

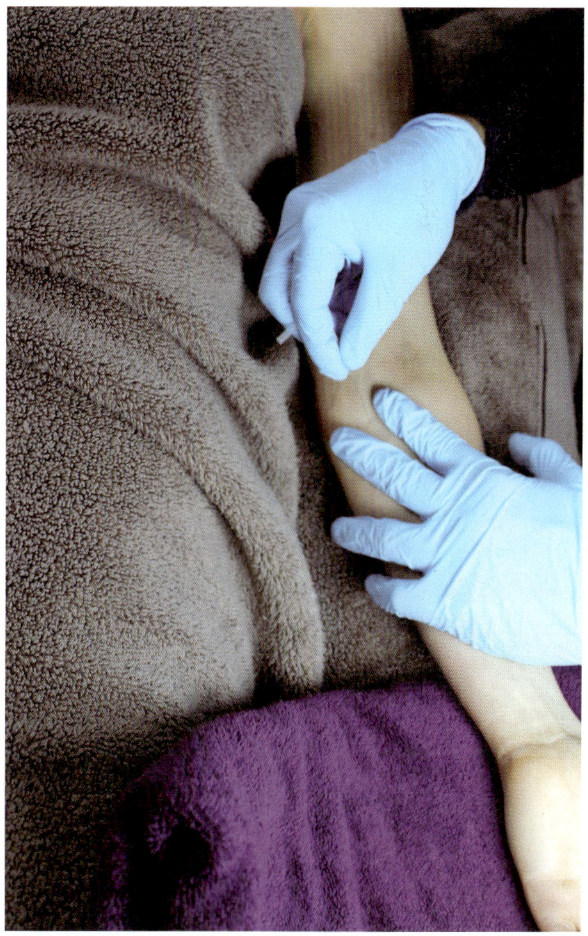

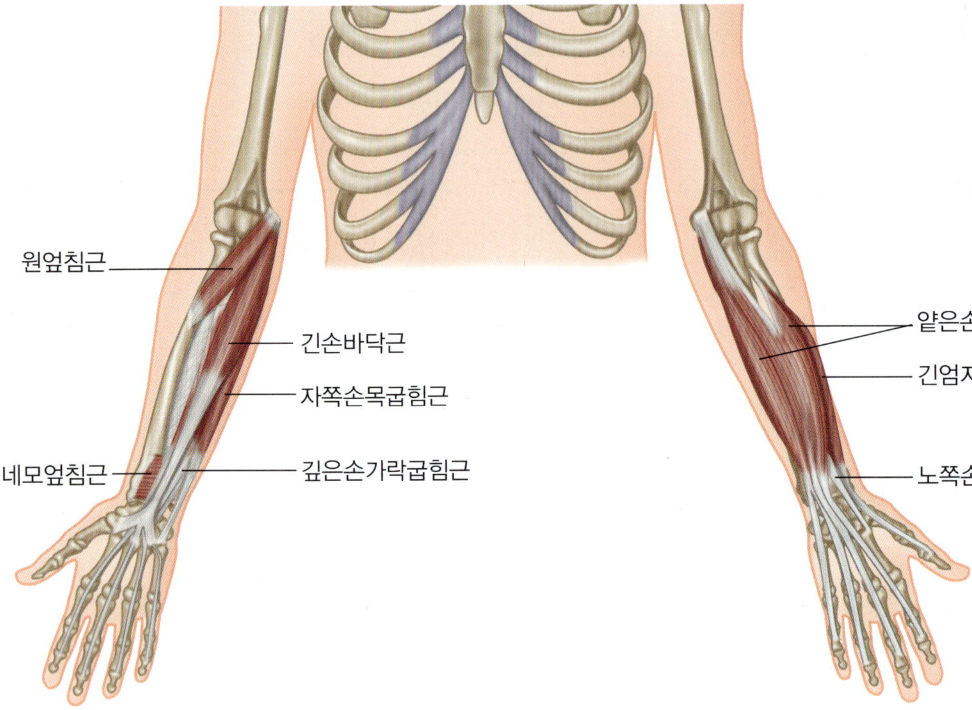

비록 폄근 지지띠가 하나의 굽힘근이라기보다는 하나의 폄근일지라도, 그 지지띠들은 여기서 함께 위치해 있다. 폄근 지지띠에 있는 TrPs은 컴퓨터 사용자들에게 더욱 흔하게 발생한다. 굽힘근 지지띠에 있는 것들은 체조선수들에게서 더욱 흔하다.

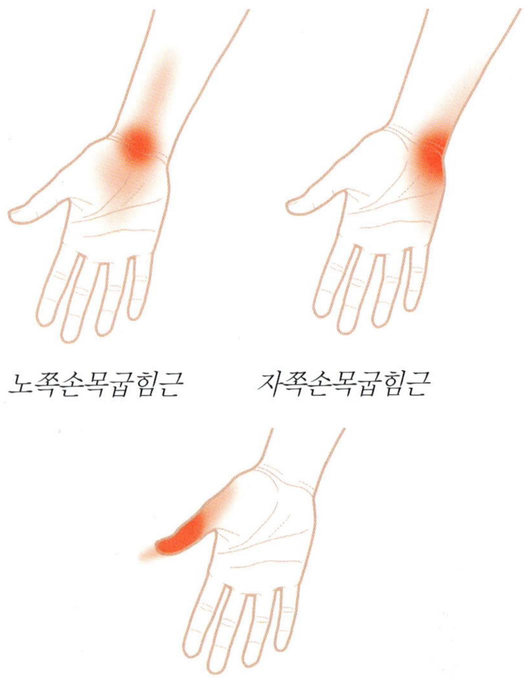

노쪽손목굽힘근 *자쪽손목굽힘근*

긴엄지굽힘근

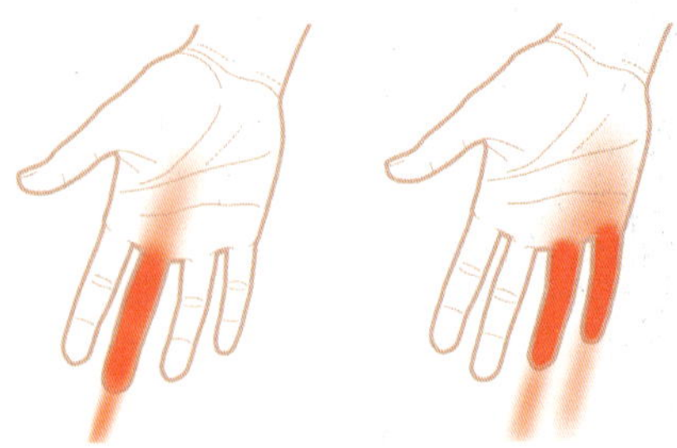

얕은/깊은손가락굽힘근 (노뼈머리) *얕은/깊은손가락굽힘근 (위팔뼈머리)*

라틴어: *flectere*, 굽히다.

기시

위팔뼈 안쪽 위관절융기

종지

손가락들: 손목뼈들, 손바닥뼈들 및 엄지

동작

손목과 손가락을 굽힌다.

신경

노신경과 자신경

운동사슬

이 책의 공통적인 주제는 상지는 하지에서부터 코어를 거쳐 전달되는 힘들에 의존하며 그래서 팔은 약간의 기능을 수행할 수 있다는 개념이다. 코어 안정성이 부족하게 되면 운동 사슬 내에서 교류가 깨졌을 때 요구되는 힘들을 마련해 주려는 의도에서 이 근육들을 추가적으로 뻣뻣하게 만든다. 습관적인 일들은 어떤 근육을 단축시키고 어떤 근육을 억제할 것인가를 정한다. 일반적으로, 앞팔 굽힘근들은 단축되며 반면에 폄근들은 억제될 것이다. 먼저 굽힘근들을 치료한 다음 폄근 지구력과 탄력을 구축하기 위한 의학적 운동을 하는 것이 최상의 결과를 만들 수 있다.

근막 통증유발점

이 부위에는 수 많은 근육들이 있으므로 특정근육에 의해서 영향을 받을 다양한 통증 양상이 있게 된다. 일반적으로, 이 근막 통증유발점들은 손의 앞쪽 부분 그리고 바깥쪽 손가락 세 개로 통증을 유발한다. 스프레이 스트레치 테크닉(spray and stretch technique)이 이 근육들의 치료와 항상성의 회복에 특히 좋다.

치료사 가이드라인

환자 자세잡기

똑바로 눕는다.

니들 종류

0.25 – 0.30 mm × 30 mm 니들

니들 방향

각각의 굽힘근들을 찾아서 위쪽에서 아래쪽 방향으로, 각진 동작으로 자입해라. 정중신경과 자신경을 피하기 위해서 안쪽위관절융기 1~2 cm 밑에 자입해야 한다. 자신경(앞팔의 안쪽)은 명확하게 촉진될 수 있다. 이것은 자쪽손목굽힘근의 두 개의 머리를 뚫고 자뼈의 안쪽을 따라가는데, 자쪽손목굽힘근과 더 깊게 있는 깊은손가락굽힘근 사이로 간다. 깊은손가락굽힘근과 얕은손가락굽힘근 사이를 달려 손목 터널에서 손으로 들어가는 정중신경을 촉진해라.

주의사항

신경들을 피하고 있는 지를 확실히 하기 위해서 촉진해라. 그러나, 천천히 치료하며 환자의 피드백을 보는 것이 신경혈관 구조들을 확실히 피하는 방법이다.

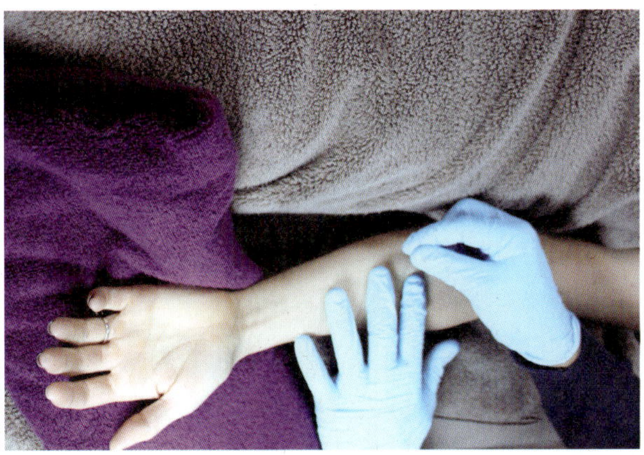

앞팔 굽힘근들, 똑바로 누운 자세. 여기서 니들은 노쪽손목굽힘근을 향하고 있다. 일단 근막 통증유발점을 찾았다면, 앞팔 근육들 중의 어느 하나에 맞춰 니들링을 다시 개시하라.

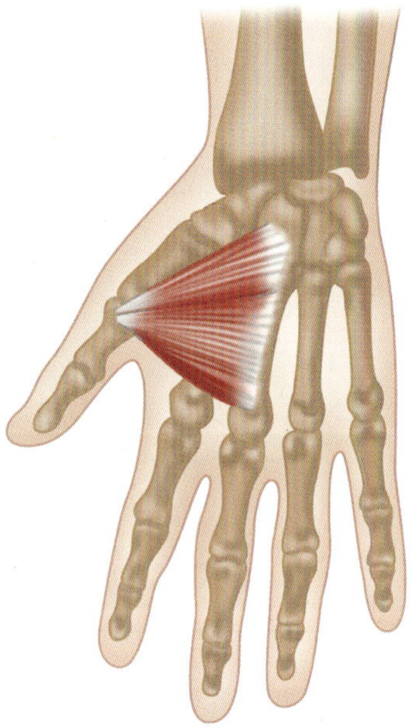

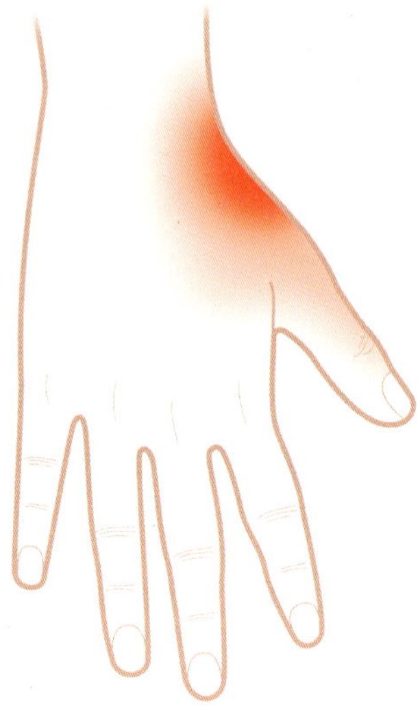

라틴어: *adducere*, 로 이끌다. *pollicis*, 엄지

기시

굽힘근 지지띠 그리고 배모양뼈와 큰마름뼈의 결절

종지

엄지의 몸쪽 손가락뼈 기저의 바깥쪽면

동작

엄지를 외전시키고 엄지에 맞서는 것을 돕는다.

신경

깊은자신경 C8, T1

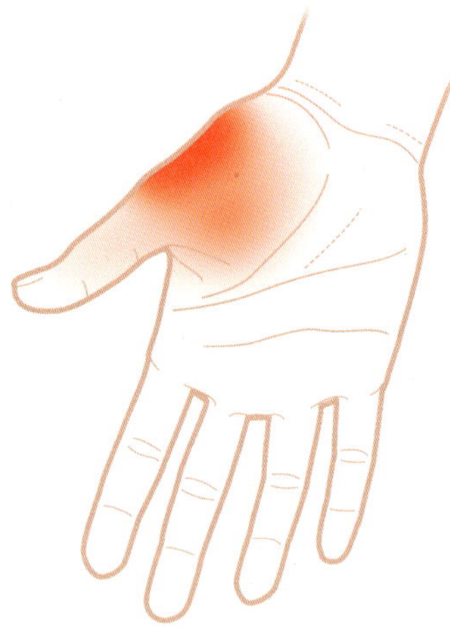

운동사슬

이 근육은 엄지의 외전을 감속시킨다.

근막 통증유발점

엄지 바깥쪽 그리고 엄지 손가락 밑 부분의 손에서 쑤시는 통증을 느껴지는데 잠그는(lock) 경향이 있다. 환자는 엄지의 움직임을 조절하기가 어렵다는 것을 알며 펜을 잡고 있기가 곤란하다. 단추를 채우기가 힘들거나 미세한 근육 조절을 요하는 동작을 행하기가 어려워진다.

근막 통증유발점 통증은 엄지 웹 공간(thumb web space)과 무지구 융기에서 느껴질 수 있다. 이 단계에서 잊지 말아야 할 것은 다른 근육들이 이 부위로 통증을 전달한다는 것이다. 목갈비근, 위팔근, 뒤침근, 긴노쪽손목폄근 및 위팔노근. 잊지 말고 이 근육들을 먼저 확인해라 (가장 안쪽이며 위쪽에 있는 순서로).

치료사 가이드라인

환자 자세잡기

똑바로 누워, 앞팔을 받힌다.

니들 종류

0.14 – 0.16 mm × 15 mm 니들.

니들 방향

엄지와 검지 사이에서 피부의 뒤쪽면을 통해서 자입해라.

주의사항

가늘고 짧은 니들이 추천된다.

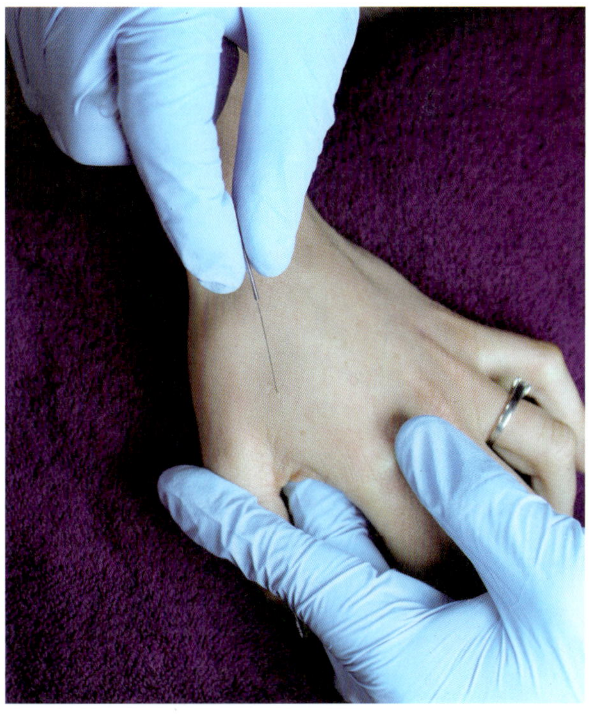

앞팔을 받힌 채 똑바로 누운 자세

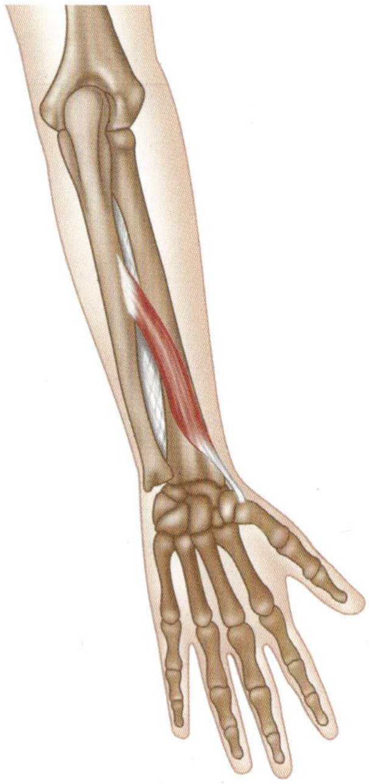

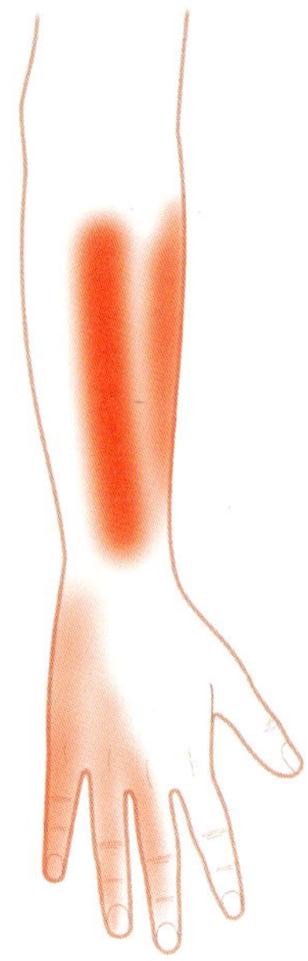

라틴어: *abducere*, 멀리 이끈다. *pollicis*, 엄지; *longus*, 긴

기시

노뼈와 자뼈의 뒤쪽 면들 및 뼈사이막

종지

제 1 중수골의 기저부

동작

손목손허리관절에서 엄지를 외전하고 신전한다.

신경

뒤뼈사이신경 신경 C6–C8

운동사슬

이 근육은 엄지 내전을 감속시킨다.

근막 통증유발점

긴엄지벌림근은 손과 손가락을 뻣뻣하게 만들 수 있는 많은 근육들 중의 하나로 종종 관절염으로 오인된다. 환자들은 경련으로 인해서 잠에서 깬다고 말한다. 억제 영향의 결과로 손가락과 앞팔은 국소적 내구력을 잃으며 빨리 피로함을 느낀다. 엄지의 기술적인 제어가 줄어든다.

긴엄지벌림근의 연관통 양상들은 C6, C7 및 C8 피절들, 얕은 노쪽 감각 신경 지배를 닮았고, 드 퀘르벵 건초염이 나타나는 부위와도 비슷하다. 손목과 엄지의 노쪽 면에 있는 통증 증례에서 긴엄지벌림근 근막 통증유발점들을 찾는 것이 고려되어야 하며 특히 다른 신경학적 이상 또는 염증 상태가 배제되었을 경우만 해당된다. .

치료사 가이드라인

환자 자세잡기

똑바로 누워서, 앞팔을 회내하여 받힌다.

니들 종류

0.25 – 0.30 mm × 30 mm 니들

니들 방향

근육을 찾은 다음 위/안쪽에서 아래/바깥쪽 방향으로 자입한다.

주의사항

앞팔의 이 지점에서 니들 깊이가 중요하다. 뼈사이막을 피해야만 한다. 노신경 분지를 포함한 신경들을 촉진해서 피해라.

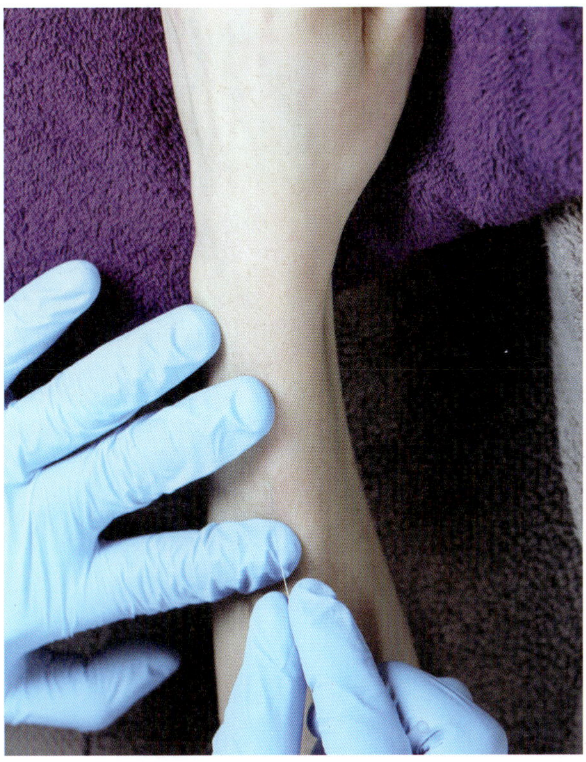

앞팔을 조금 회내하고 똑바로 누운 자세

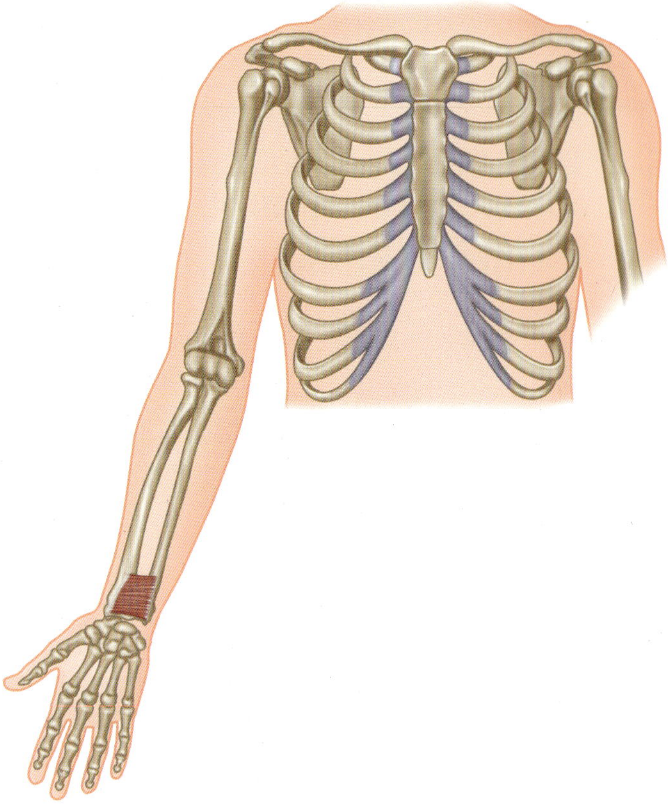

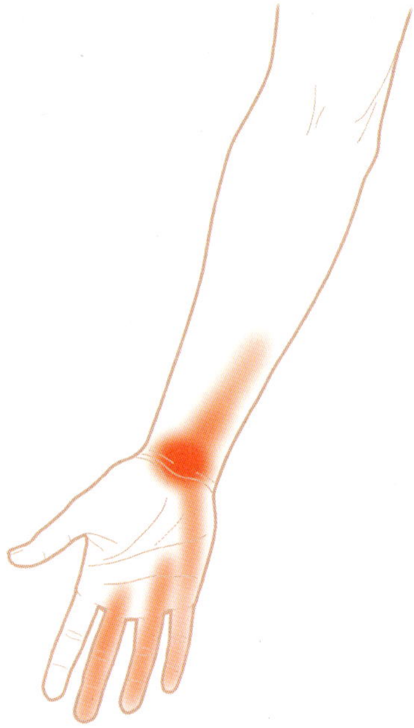

라틴어: *pronare*, 앞쪽으로 굽히다. *quadratus*, 정방형의

기시

자뼈대의 먼쪽 1/4

종지

먼쪽 노뼈대

동작

앞팔을 회내한다. 깊은 섬유들은 노뼈와 자뼈를 서로 묶는다.

신경

정중신경에서 오는 앞쪽 뼈사이막 C7, C8, T1

운동사슬

노뼈와 자뼈 사이의 관계를 안정시키지 못할 경우, 상지 근막 소매를 따라 복잡한 문제를 일으켜서 견관절, 견갑대 그리고 목의 문제를 만든다. 증가된 중량 훈련 등으로 앞팔을 강화시키려는 의도는 문제를 더 복잡하게 만들 것이다. 지구력에 중점을 둔 적절한 코스의 신체활동을 하기 전에 네모엎침근의 근막 통증유발점을 치료해야 한다.

근막 통증유발점

두 가지 주요한 양상이 관찰된다. 가장 흔한 양상은 앞팔의 안쪽 면을 따라 근위부와 원위부로 통증이 퍼져나가는 것이다. 어떤 경우에서, 통증 부위는 팔꿈치의 안쪽 뼈(medial epicondyle)까지 그리고 먼쪽으로는 새끼손가락까지 이어진다. 두 번째 양상으로는 통증이 셋째와 넷째 손가락까지 멀게 뻗어가는 것이다. 네모엎침근에서 기시한 통증 양상들은 C8–T1 피절들 그리고 자신경과 정중 신경 감각지배를 닮았다. 그러므로, 네모엎침근 통증은 안쪽 앞팔과 손 통증의 가능한 원인으로 고려되어야 하는데 특히, 다른 신경학적 이상들이 배제되었을 때이다.

치료사 가이드라인

네모엎침근의 드라이 니들링은 추천하지 않는다.
(그 대신에, 자세 이완 테크닉이 사용될 수 있다.)

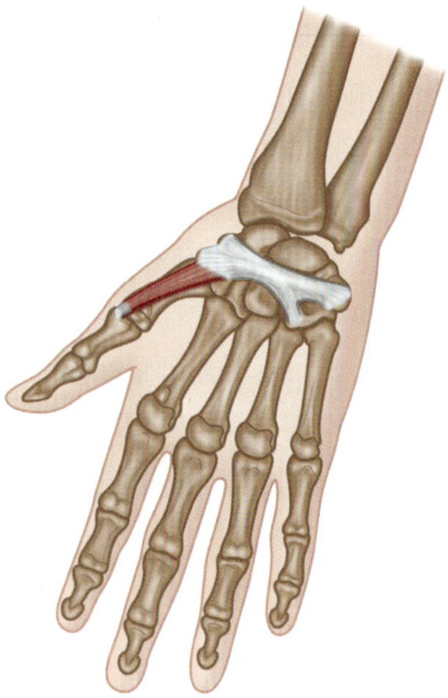

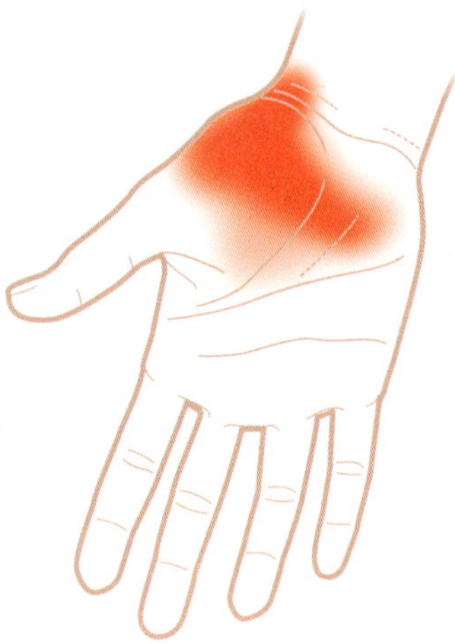

라틴어: *abducere*, 멀리 이끈다. *pollicis*, 엄지; *brevis*, 짧은

기시

굽힘근 지지띠, 가로손목인대 및 배모양뼈와 큰마름뼈의 결절들

종지

엄지의 근위 지골 기저부 측면

동작

엄지를 외전하고 엄지가 다른 손가락들과 맞서는 동작(oppose)을 돕는다.

신경

정중신경의 반회가지(recurrent branch) C7, C8 및 T1

운동사슬

이 근육은 엄지 내전을 감속시킨다.

근막 통증유발점

환자는 쥐는 힘이 부족하다. 엄지와 손목의 (노쪽) 손바닥 쪽에서 통증과 감각이상을 느낀다.

치료사 가이드라인

환자 자세잡기

똑바로 누워서 앞팔을 회내시킨다.

니들 종류

0.25 – 0.30 mm × 30 mm 니들

니들 방향

엄지에서 새끼쪽으로 니들을 향하는데, 노뼈 중간 1/3의 뒤쪽 부분을 따른다.

주의사항

얕은 각도의 니들 적용이 추천된다. 뼈사이막 (interosseous membrane)을 피하기 위함이다.

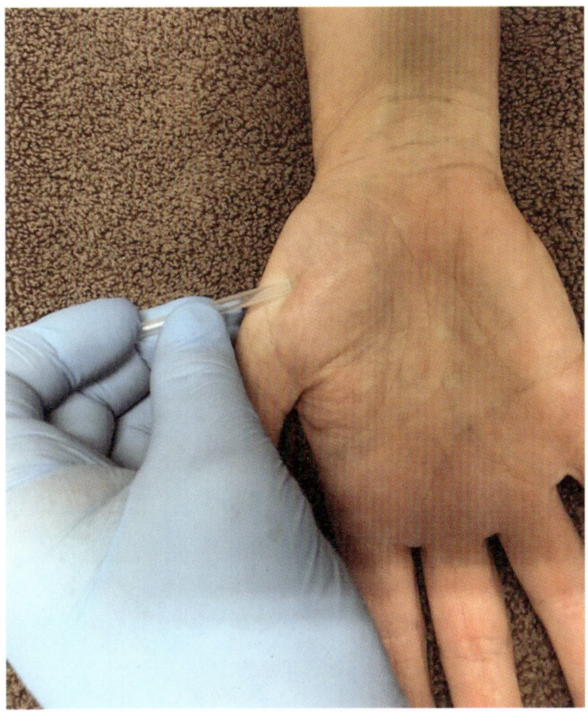

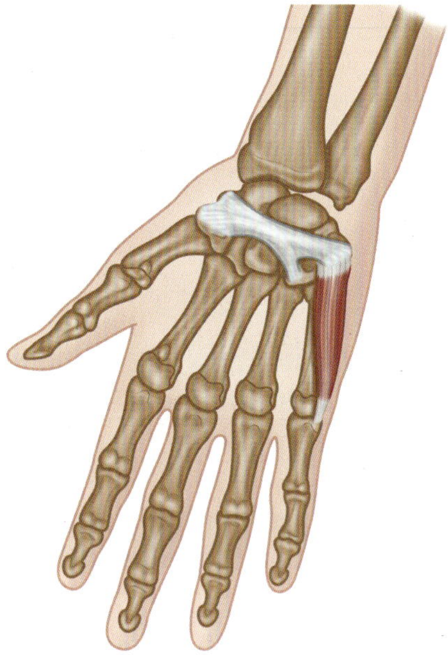

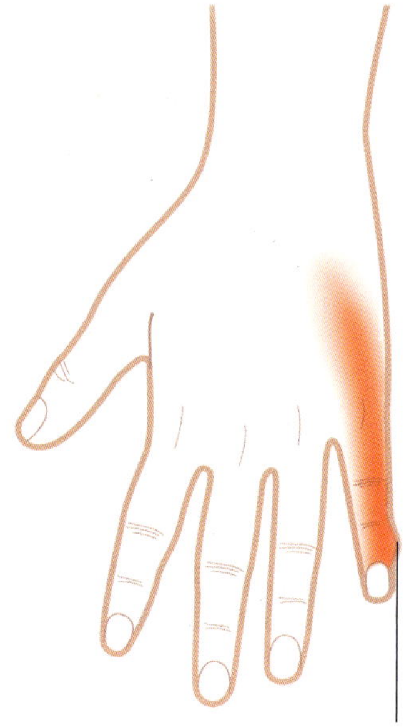

라틴어: *abducere*, 멀리 이끈다. *digiti*, 손가락; *minimi*, 제일 작은

기시

콩모양뼈와 자쪽손목굽힘근 힘줄

종지

새끼 손가락의 근위 지골의 기저부의 내측면

동작

새끼를 외전한다.

신경

노신경 깊은 가지 C8과 T1

운동사슬

이 근육은 새끼의 내전을 감속시킨다.

근막 통증유발점

근육의 이름이 보여주듯이, 새끼손가락에 통증과 뻣뻣함이 있으며 관절염 종류의 통증으로 종종 기술된다.

치료사 가이드라인

환자 자세잡기

똑바로 누워 앞팔을 회내시킨다.

니들 종류

0.14 – 0.16 mm × 15 mm 니들

니들 방향

안쪽에서 바깥쪽 방향으로, 노뼈 중간 1/3의 뒤쪽 부분을 따라 자입해라.

주의사항

정중신경이 얕은손가락굽힘근과 깊은손가락굽힘근 사이에 있으므로 피해야만 한다.

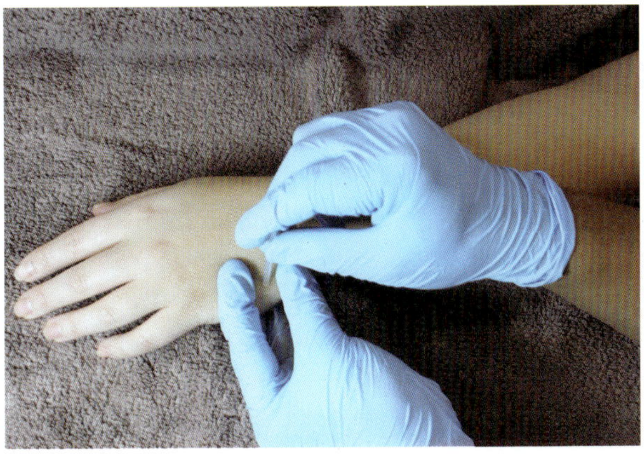

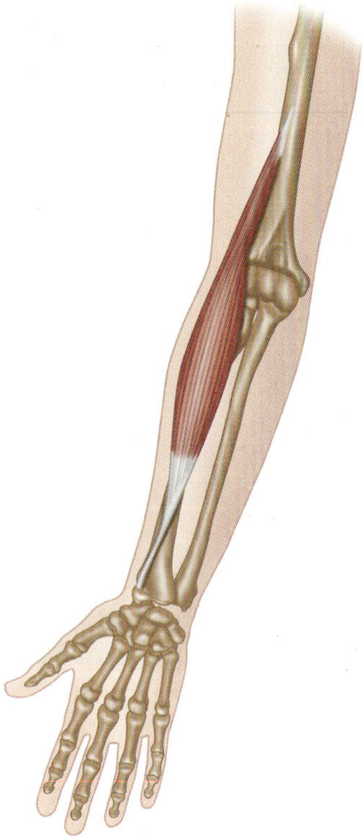

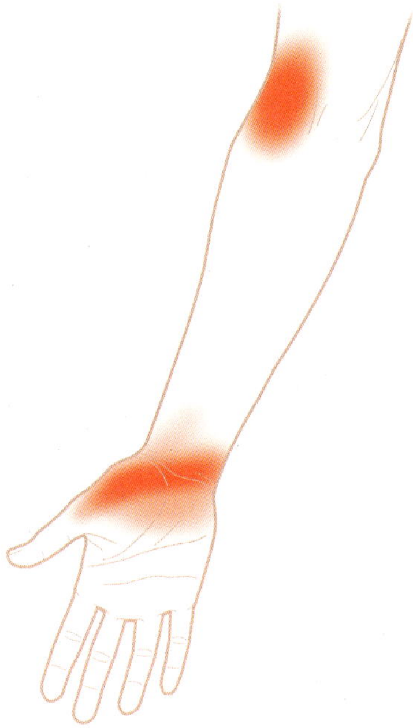

라틴어: *brachium*, 팔; *radius*, 바퀴살

기시

위팔뼈의 가쪽위관절융기 능선(lateral supracondylar ridge) 의 근위 2/3 그리고 바깥쪽 근육사이 격막의 근막

종지

노뼈붓돌기 먼쪽 끝의 바깥쪽면

동작

팔꿈치관절을 굽히고 앞팔의 회내와 회외를 보조한다.

신경

노신경 C5, C6

운동사슬

위팔노근은 앞팔과 해부학적인 팔을 연결하는 중요한 근육으로, 팔꿈치에서 앞팔의 신전을 감속시킨다. 이것은 빠른 움직임 동안 팔꿈치 관절의 분리를 막아주는 근육이다. 베이비 또는 위성 근막 통증유발점들은 뒤침근, 긴노쪽손목폄근, 위팔세갈래근 및 손가락폄근을 포함한다.

근막 통증유발점

통증은 손목 그리고 웹 공간에 있는 엄지손가락의 밑부분으로 전달된다. 또한 통증은 가쪽위관절융기에서도 느껴진다. 운동 사슬에 있는 모든 연관 근육들의 완전한 검사가 실행되어야 한다.

치료사 가이드라인

환자 자세잡기

환자는 똑바로 누워서 팔꿈치를 약간 굽히고, 앞팔을 약간 회내시키거나 중립 자세로 둔다.

니들 종류

0.25 – 0.30 mm × 30 mm 니들

니들 방향

몸쪽 앞팔의 안쪽 또는 바깥쪽에서 니들을 자입해서, 손가락 쪽으로 향하게 해라 (니들을 위쪽에서 아래쪽으로 움직여라).

주의사항

노신경을 찌르면 안 되는데, 그것은 위팔뼈 가쪽 위관절융기 위의 위팔노근과 가깝게 팔꿈치 오금 (cubital fossa)를 통해서 지나간다. 자신의 손가락을 찌르지 않도록 니들 깊이와 방향에 유의해라.

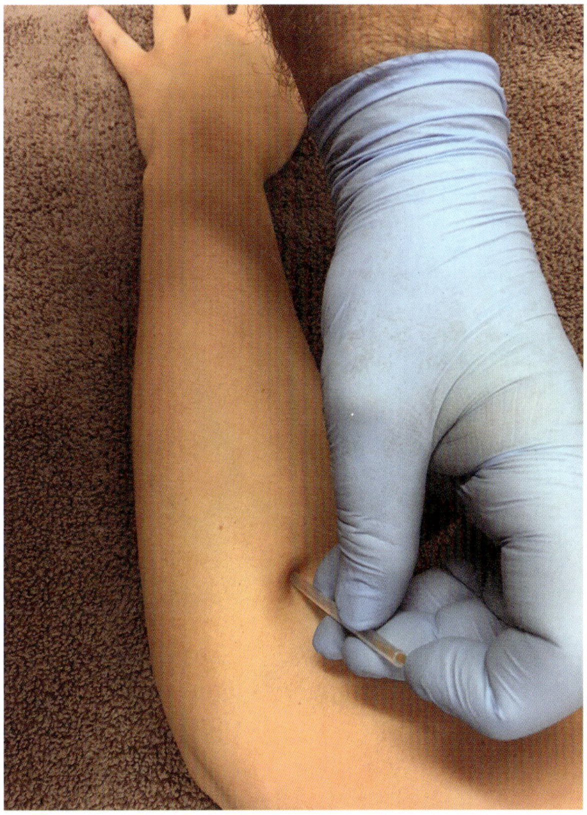

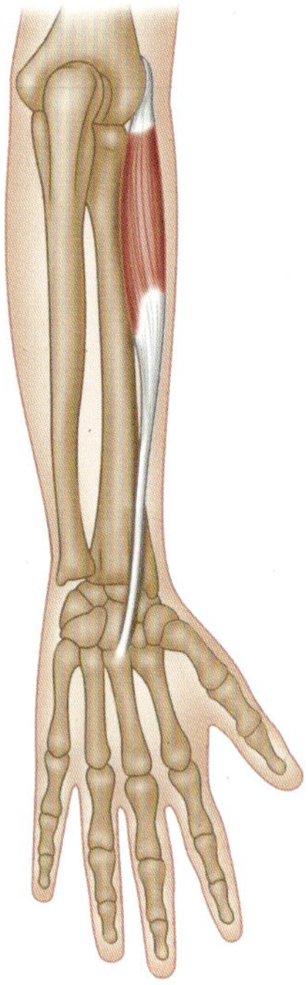

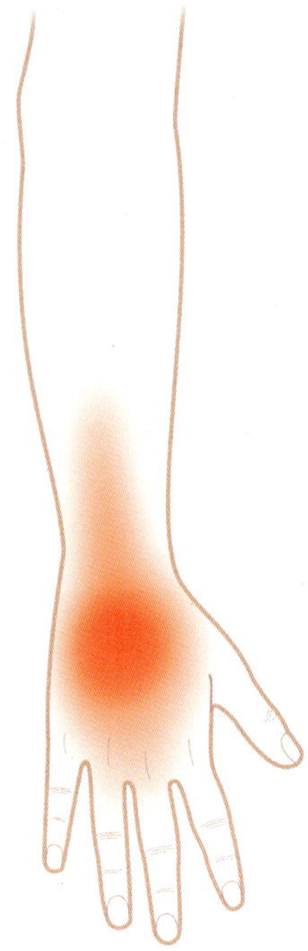

라틴어: *extendere*, 펴다. *carpi*, 손목의; *radius*, 바퀴살; *brevis*, 짧은

기시

위팔뼈의 가쪽 위관절융기

종지

제3중수골의 후방 기저부

동작

손목과 손을 펴고 손을 외전시킨다.

신경

노신경 C5–C8

운동사슬

이 근육은 손목과 손의 굽힘과 손의 내전을 감속시킨다. 베이비 또는 위성 근막 통증유발점들은 뒤침근, 위팔노근 및 위팔세갈래근을 포함한다.

근막 통증유발점

손목과 손 통증은 이 근막 통증유발점들의 흔한 양상으로, 아침에 뻣뻣해지고 손가락을 구부릴 때 통증이 커진다. 연관 근육들이 눈에 띄게 약해져서 골프채나 핸들을 오래 잡고 있는 것이 힘들다. 감각 변화들은 얼얼함, 찌르는 느낌 및 무감각을 포함한다. 통증은 종종 건염(tendinitis)으로 오인된다.

치료사 가이드라인

환자 자세잡기

똑바로 누워 앞팔을 회내시킨다.

니들 종류

0.25 – 0.30 mm × 30 mm 니들

니들 방향

편평 촉진을 사용하며, 니들을 노뼈 쪽으로 향해라.

주의사항

앞팔의 위쪽 바깥쪽에 위치한 정중신경을 피하도록 천천히 조심스럽게 자입한다.

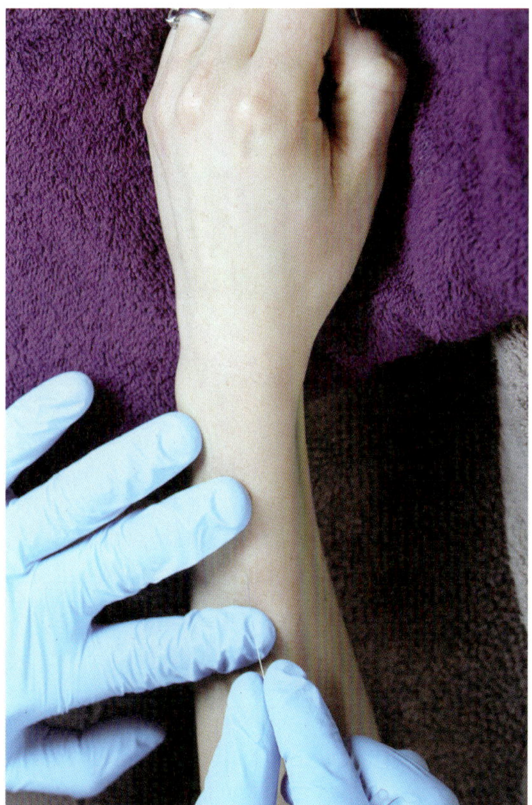

똑바로 누워 앞팔을 약간 회내시켜서 받힌다.

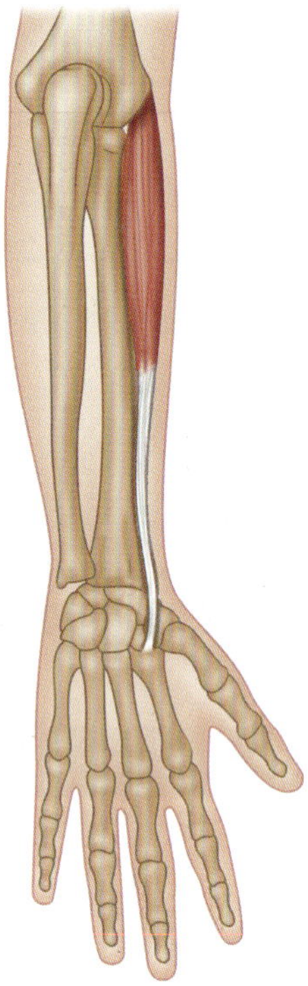

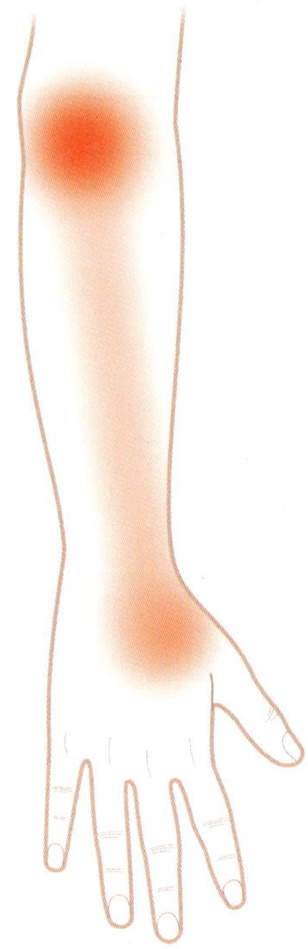

라틴어: *extendere*, 펴다. *carpi*, 손목의; *radius*, 바퀴살; *longus*, 긴

기시

위팔뼈의 가쪽위관절융기 능선(lateral supracondylar ridge) 의 아래쪽 1/3, 그리고 바깥쪽 근육사이 격막

종지

제2중수골의 등쪽 기저부

동작

손목관절에서 손을 펴고 외전한다.

신경

노신경 C5–C8

운동사슬

이 근육은 손목 굽힘을 감속시킨다

근막 통증유발점

이 근육에 있는 근막 통증유발점들은 심하고, 수그러들 줄 모르는 가쪽 위관절융기염 (테니스 엘보)를 만든다. 이 근막 통증유발점들의 치료 실패는 끊임없이 반복되는 테니스 엘보를 만든다 이는 원인이 아닌 증상을 치료한 좋은 예이다. 많은 환자들은 팔꿈치에 집중된 수그러들 줄 모르는 화끈거리는 감각 그리고 손목 그리고 해부학적 코담배갑(anatomical snuffbox)으로 알려진, 엄지와 검지 사이의 삼각형 부위로 가는 연관통을 호소한다.

치료사 가이드라인

환자 자세잡기

똑바로 누워 앞팔을 회내시킨다.

니들 종류

0.25 – 0.30 mm × 30 mm 니들

니들 방향

집게손가락으로, 니들을 노뼈 쪽으로 향하게 한다.

주의사항

조심스럽게 천천히 니들링을 해서 위쪽, 바깥쪽 앞팔에 위치한 정중신경을 반드시 피해야만 한다.

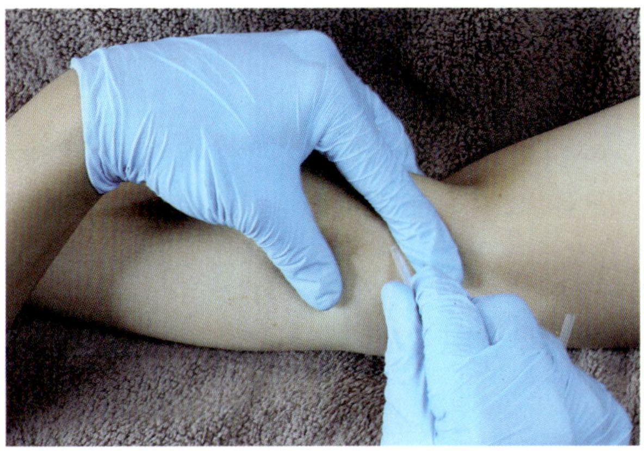

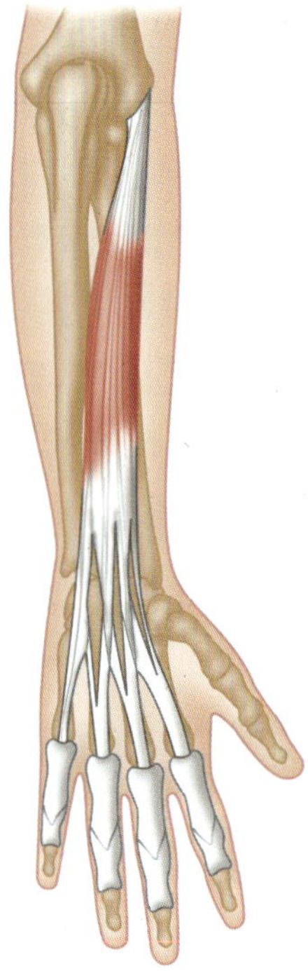

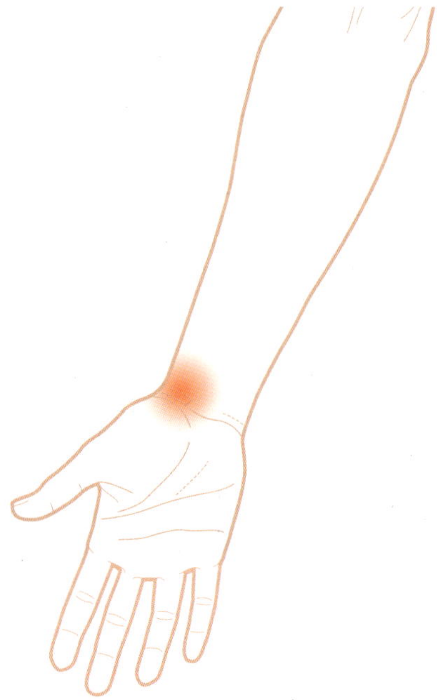

손바닥 가운데손가락 폄근

라틴어: *extendere*, 펴다. digitorum, 손가락/발가락

기시

위팔뼈의 가쪽 위관절융기

종지

2-5 손가락의 폄근 확장부

동작

손허리손가락관절에서 2-5 손가락을 편다.

손목관절에서 손을 편다.

신경

뒤쪽 뼈사이 신경 C6–C8

운동사슬

이 근육은 굽힘을 통해서 손가락, 손 및 손목을 감속시킨다. 손가락 굽힘 테스트는 좋은 평가인데, 거기서 환자에게 손가락 끝을 손바닥 살에 대라고 시키되, 손허리손가락관절은 편 채로 하게 해라. 모든 손가락들은 손바닥 면에 닿아야만 한다. 그렇게 하지 못하는 것은 단축이 있음을 보여주며, 아마도 치료가 필요할 수 있다. 손가락폄근은 뒤침근, 위팔노근, 긴노쪽손목폄근 및 자쪽손목폄근에 있는 위성 근막 통증유발점들에 책임이 있다.

근막 통증유발점

통증, 뻣뻣함, 경련 및 허약 등이 흔한 감각문제이며, 통증은 앞팔을 따라 내려가 손의 뒤쪽 부분으로 가서 가운데손가락으로 간다. 통증은 가쪽위관절융기염, C7 신경근증 및 드퀘르벵 건초염과 혼동될 수 있다. 손가락 통증이 주된 증상일 경우 둘째손가락폄근, 손가락폄근, 새끼손가락폄근 같은 모든 관련 근육들을 고려해서 적절히 치료해야 한다.

치료사 가이드라인

환자 자세잡기

앞팔을 회내시키거나 똑바로 누운 자세에서 부분적으로 회내시킨다.

니들 종류

0.25 – 0.30 mm × 30 mm 니들

니들 방향

집게 손가락을 사용하며, 노뼈 쪽으로 니들을 향하게 해라. 이 근육은 위팔노근의 약간 안쪽/뒤쪽에 있으며, 이것에 맞춰 니들을 움직여서 목표를 찾아라.

주의사항

조심스럽게 천천히 니들링을 해서 위쪽, 바깥쪽 앞팔에 위치한 정중신경을 반드시 피해야만 한다.

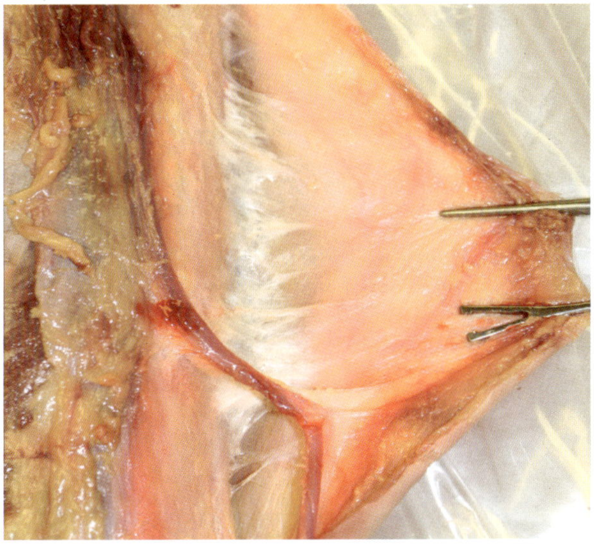

여기 앞팔 굽힘근들은 앞팔 근육들과의 면밀한 관계를 보여준다. 앞팔 안쪽 면에 있는 자신경과 동맥을 주목해라. 깊은 근막이 모든 방향으로 달리는 것을 명백히 볼 수 있다.

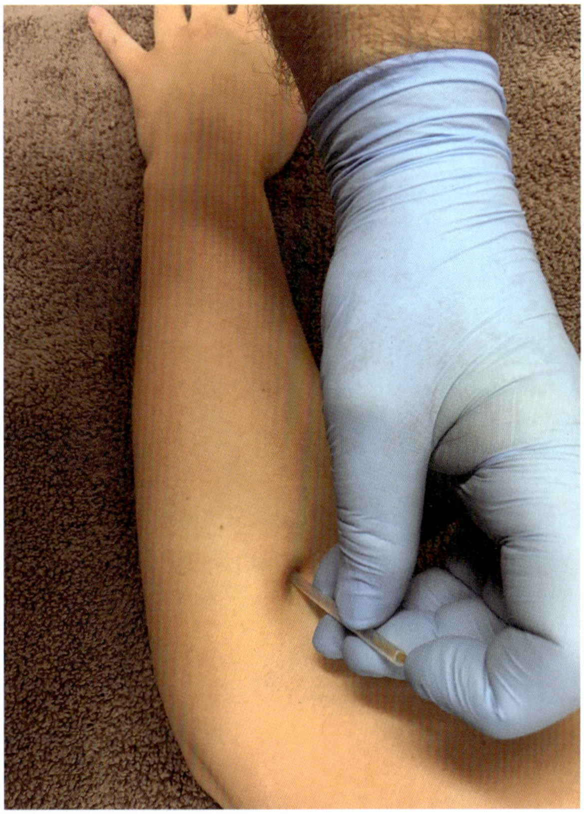

손가락폄근, 앞팔을 부분적으로 회내시켜 똑바로 누운 자세. 편평 촉진 혹은 집게 손가락을 사용한다.

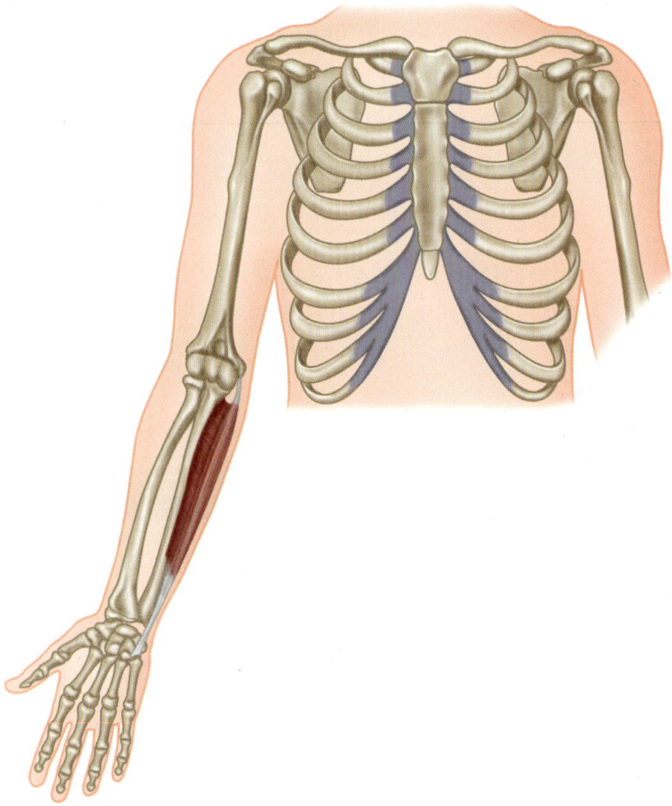

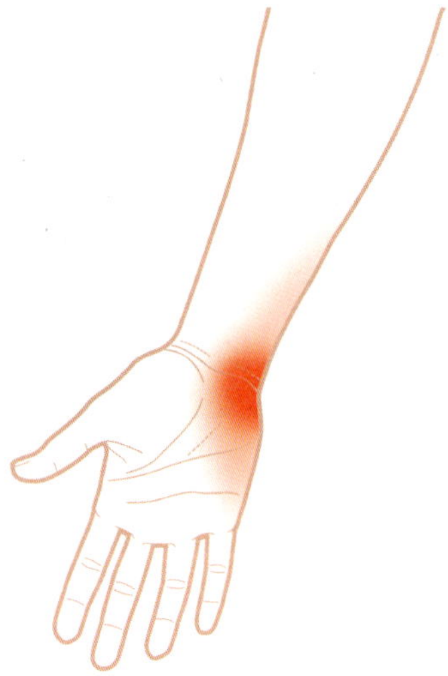

라틴어: *flectere*, 굽히다. *carpi*, 손목; *ulnaris*, 팔꿈치/팔에 관련된

기시

위팔뼈 머리: 위팔뼈의 안쪽위관절융기

자뼈 머리: 팔꿈치돌기와 자뼈의 몸쪽 뒤쪽

종지

둘째 손허리뼈 뿌리/콩모양뼈 및 셋째 손허리뼈의 일부/갈고리뼈 및 다섯째 손허리뼈

동작

손목을 굽히고 외전시킨다. 그리고 앞팔의 약한 회내와 팔꿈치 굽힘을 제공한다.

신경

자신경 C7, C8, T1

운동사슬

이 근육은 손목과 손의 굽힘과 외전 그리고 팔꿈치에서 앞팔의 폄을 감속시킨다.

근막 통증유발점

무감각과 화끈거리는 감각들이 셋째, 넷째 및 다섯째 손가락에서 느껴질 수 있다. 손목관절을 가로질러 퍼져나갈 수 있는 날카로운 통증이 손목의 안쪽 면에서 보고된다. 손목터널 또는 삔 손목, 안쪽위관절융기염, 자신경증, 손목터널증후군, 샤르코관절병, 류마티스성 관절염, 골관절염, C5 신경근증, 말초 신경증, 듀피트렌 구축, 당뇨병 신경증, 다발신경증, 전신 홍반성 낭창, 복합지역통증증후군 및 전신감염 또는 염증 들로 오진될 수 있다. 물론 이들은 의사에 의해서 진단되어야 하며 의심스러울 때 의뢰해라.

치료사 가이드라인

환자 자세잡기

똑바로 누워 앞팔을 약간 회내시킨다.

니들 종류

0.25 – 0.30 mm × 30 mm 니들

니들 방향

각각의 굽힘근들을 찾아서 각진 동작으로, 위쪽에서 아래쪽 방향으로 자입해라.

주의사항

조심스럽게 천천히 니들링을 해서 노신경 또는 뒤쪽 뼈사이신경을 반드시 피해야 한다. 접선 접근법으로 니들링을 하는 것은 이 구획의 깊은 니들링을 피하기 위함이다. 정중신경은 이 근육 깊숙이 흐르다. 니들링 전에 손가락 촉진을 통해서 뒤쪽 뼈사이신경을 확인하기 위한 숙련된 촉진이 필수적이다.

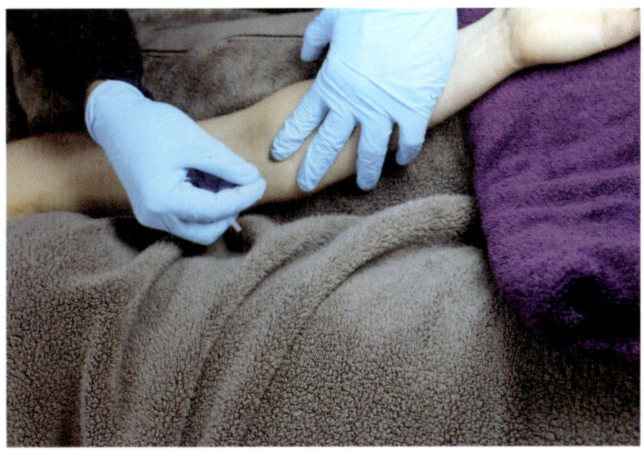

긴엄지벌림근, 앞팔을 약간 회내하여 받친 채로 똑바로 누운 자세

뒤침근 (회외근; Supinator)

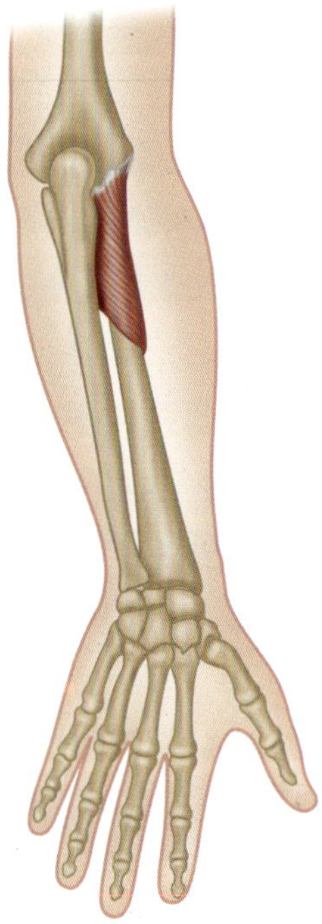

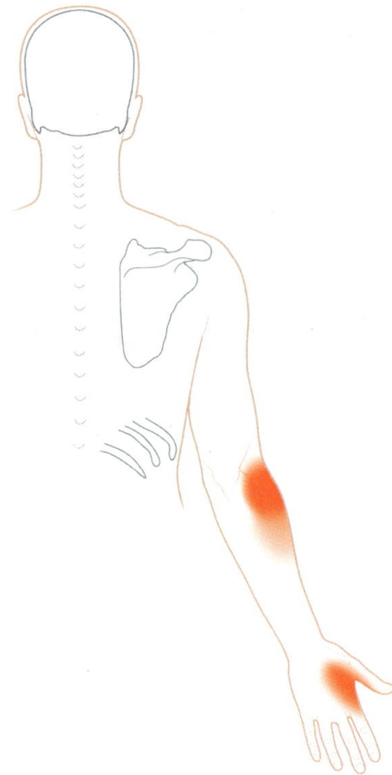

라틴어: *supinus*, 등을 대고 눕다.

기시

위팔뼈 가쪽 위관절융기, 팔꿈치관절의 노쪽곁인대 그리고 자뼈의 위쪽 능선을 포함한 노뼈머리띠인대

종지

노뼈의 가쪽 위쪽 1/3

동작

앞팔과 손을 회외시킨다.

신경

노신경 깊은 가지 C5–C7

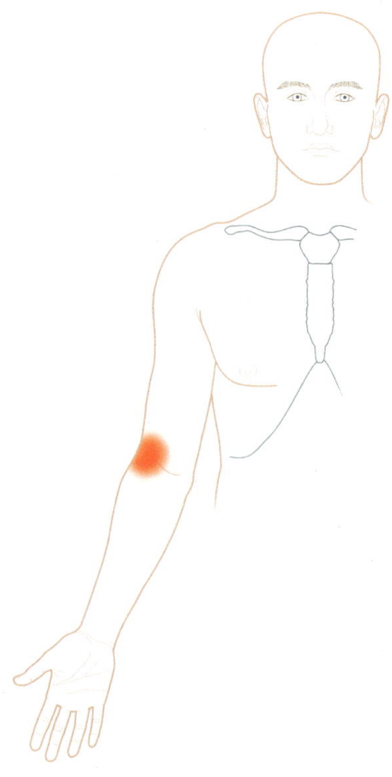

운동사슬

뒤침근은 팔꿈치를 펴는 동안 이것을 감속시키는 데에 관련이 있다. 앞팔이 회내와 회외 사이에 있을 때, 뒤침근은 팔꿈치 폄을 감속시킬 것이다.

근막 통증유발점

뒤침근은 바깥쪽 팔꿈치 통증을 만든다. 이 근육은 통증을 엄지 웹의 손등 쪽으로 몰래 보낸다. 감각의 변화는 손과 손가락의 무감각과 허약이다 (이것은 노신경 깊은 가지의 압박으로 기인될 수 있다. 뒤쪽 뼈사이신경).

치료사 가이드라인

환자 자세잡기

똑바로 누워, 앞팔을 회외시킨다.

니들 종류

0.25 – 0.30 mm × 30 mm 니들

니들 방향

위팔노근 깊숙이 팔꿈치 오금을 피하며, 니들을 천천히 자입하면서 환자의 피드백을 살펴라. 만약 니들이 노신경의 얕은 감각지(sensory branch)와 가까울 경우, 환자는 즉시 불쾌하다고 할 것이어서 치료사는 니들 방향을 다시 잡을 수 있다.

주의사항

조심스럽게 천천히 니들링을 해서 정중신경을 반드시 피해야 하는데, 이것은 얕은손가락굽힘근과 깊은손가락굽힘근 사이를 지나간다. 천천히 치료해야 환자의 중요한 피드백을 얻을 수 있고 치료사도 피할 동작을 제어할 시간을 가질 수 있다.

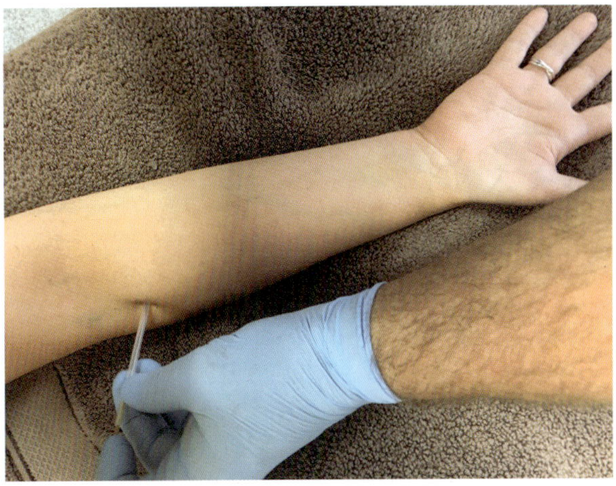

엄지맞섬근 (무지대립근; Opponens pollicis)

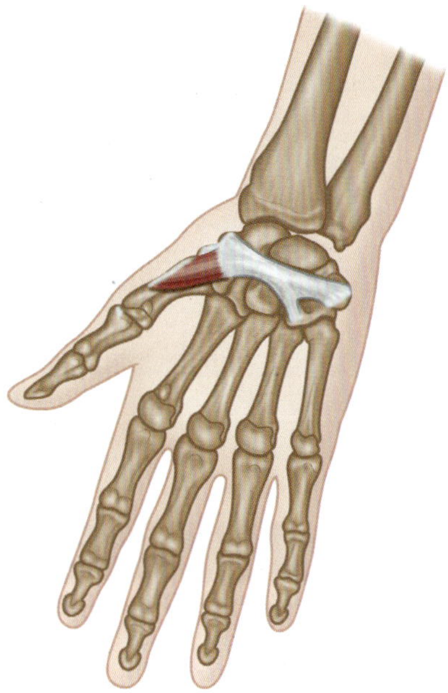

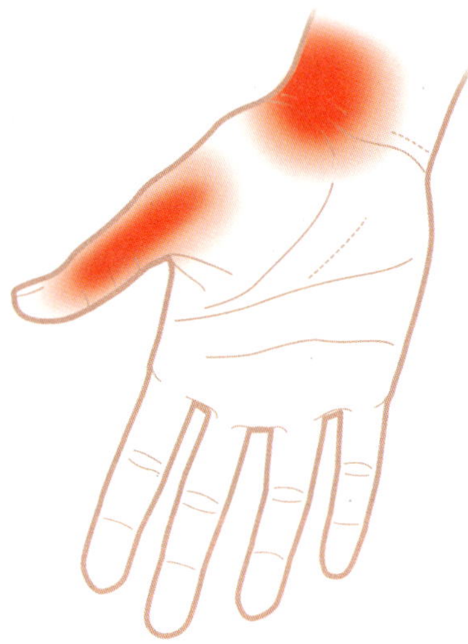

라틴어: *opponens*, 맞서다. *pollicis*, 엄지

기시

굽힘근 지지띠 그리고 배모양뼈와 큰마름뼈의 결절

종지

첫째 손허리뼈의 바깥쪽면

동작

첫째 손허리뼈를 손바닥의 중앙 쪽으로 바깥쪽면으로 움직이고 엄지를 다른 손가락들과 맞대게 하고 안쪽으로 돌린다.

신경

정중신경 C6-C8, T1

운동사슬

엄지맞섬근은 맞섰다가 되돌아가는 동안 내전과 신전을 감속시킨다. 이 근육의 문제들은 Travell과 Simons가 환자들에게 서투른 엄지(clumsy thumb)에 관해서 말한 바로 그것이다.

근막 통증유발점

통증은 엄지와 손목의 손바닥 면으로 연관된다. 많은 환자들은 통증의 원인으로 손목 손바닥 면의 노쪽에 있는 특정 부위를 지적할 수 있다고 보고된다. 통증은 다음으로 오진된다. C6/C7 신경근증, 손목터널증후군, 드퀘르벵 협착성건초염, 손목손허리뼈기능장애, 골관절염, 관절기능장애, 손톱주위염, 뼈 암, 뼈 골절, 삠, 류마티스성 관절염, 듀피트렌 구축, 신경절낭포, 혼합 결합조직질환, 레이노현상, 동상, 전신감염/염증, 영양부족, 대사 불균형 및 투약 부작용 등이다.

치료사 가이드라인

환자 자세잡기

똑바로 누워 앞팔을 바닥에 붙인다.

니들 종류

0.14 – 0.16 mm × 15 mm 니들

니들 방향

첫째 손허리뼈의 앞쪽 안쪽 가장자리를 따라 가늘고/얇은 니들을 무지구를 향해서 자입한다.

주의사항

가늘고, 짧은 니들을 추천한다.

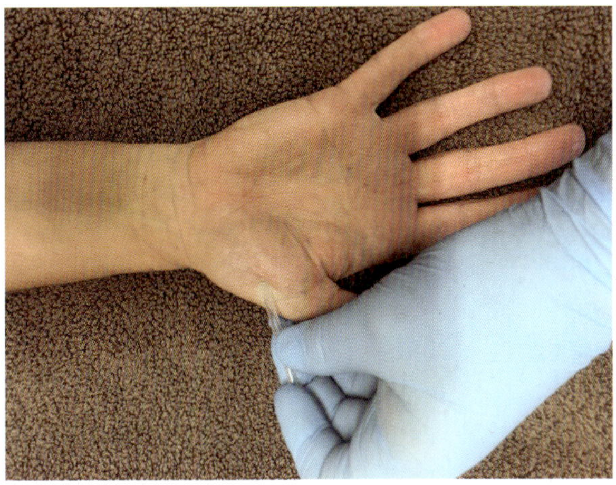

엄지맞섬근, 앞팔을 바닥에 대고 똑바로 누운 자세

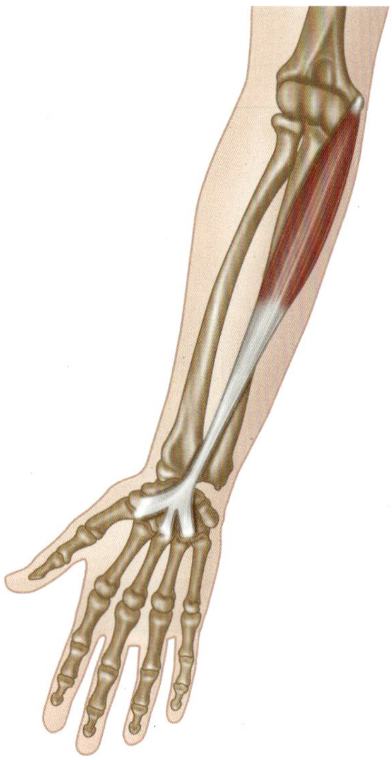

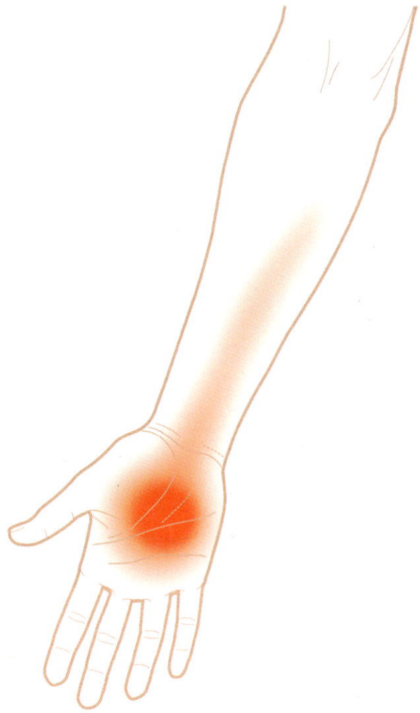

라틴어: *palmaris*, 손바닥에 관련된; *longus*, 긴

기시

위팔뼈 안쪽위관절융기

종지

굽힘근지지띠의 먼쪽 반, 손바닥건막 및 가로손목인대

동작

손목에서 손을 굽히고 손바닥건막을 뻣뻣하게 하고 앞팔의 회내와 굽힘을 보조한다.

신경

정중신경 C7, C8, T1

운동사슬

이 근육은 손을 중력에 맞서서 회외시키는 동안 손목에서 손의 폄 그리고 팔꿈치에서 앞팔의 폄을 감속시킨다.

근막 통증유발점

긴손바닥근에서 오는 국소 통증은 다른 많은 근육들에 있는 깊숙이 쑤시는 통증이라기보다 바늘로 찌르는 감각으로 느껴진다. 통증은 엄지 뿌리와 손바닥의 먼쪽 주름까지 뻗어간다. 이 통증의 잔여감은 먼쪽 앞팔 손바닥까지 이동할 수 있다.

치료사 가이드라인

환자 자세잡기

똑바로 누워 앞팔을 회외시킨다.

니들 종류

0.25 – 0.30 mm × 30 mm 니들

니들 방향

편평 촉진을 사용하며 피부에 직각으로 니들을 향하게 하는데, 긴손바닥근이 노쪽손목굽힘근의 안쪽에 위치해 있는 것을 기억해라.

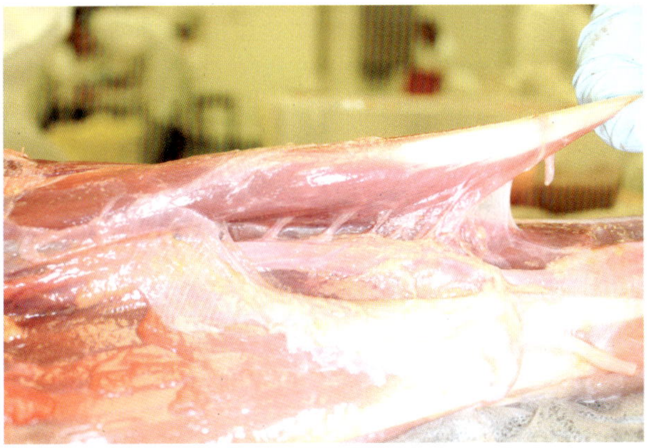

긴손바닥근 (J. Sharkey가 제공한 사진, 2010).

주의사항

천천히 조심스럽게 니들링을 해서 너무 깊게 찌르는 것을 피해야 한다. 정중신경은 얕은손가락굽힘근과 깊은손가락굽힘근 사이를 지나간다. 노신경은 자쪽손목굽힘근과 깊은손가락굽힘근 사이를 지나간다. 이 두 신경 모두 피해야 한다.

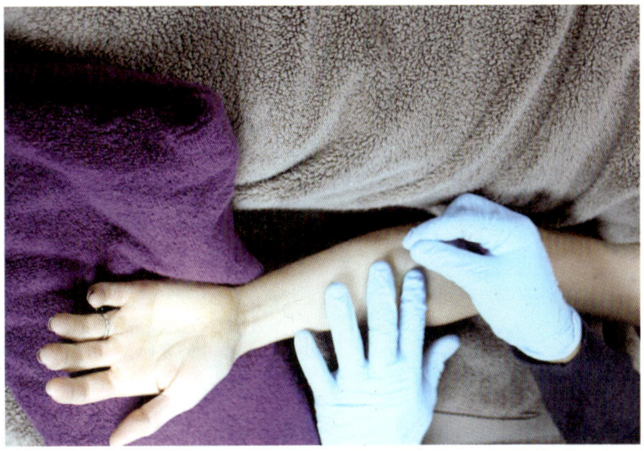

긴손바닥근, 앞팔을 회외시킨 채 똑바로 누운 자세

긴손바닥근에 관한 몇 마디.

긴손바닥근은 살이 많은 근육으로, 근복부가 상당히 크고 긴 힘줄을 갖고 있다. 적색 근육 섬유들이 이 힘줄의 전체 길이를 따라 달리는 것을 보면 흥미롭다는 생각이 든다(사진을 보라). 또한 근막 조각들이 이 근육을 이웃 근막과 근주막조직들에 붙게 만드는 것을 주목할 가치가 있다.

8 힙과 넙다리 근육들

Muscles of the Hip and Thigh

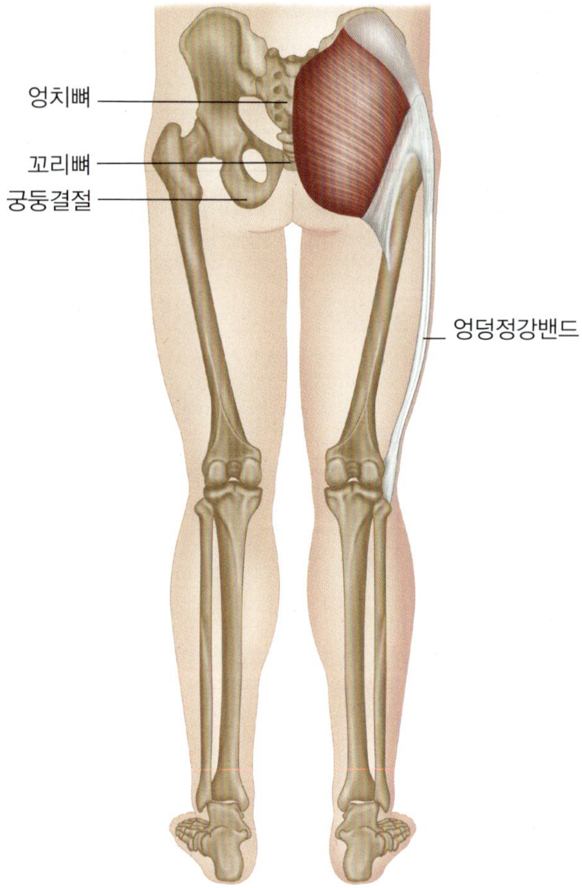

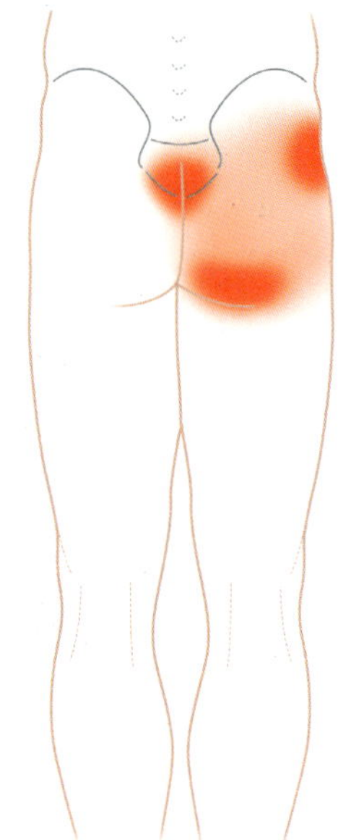

근육의 아래 중앙부, 궁둥결절 중앙부 위에 있는 TrPs의 연관 양상.

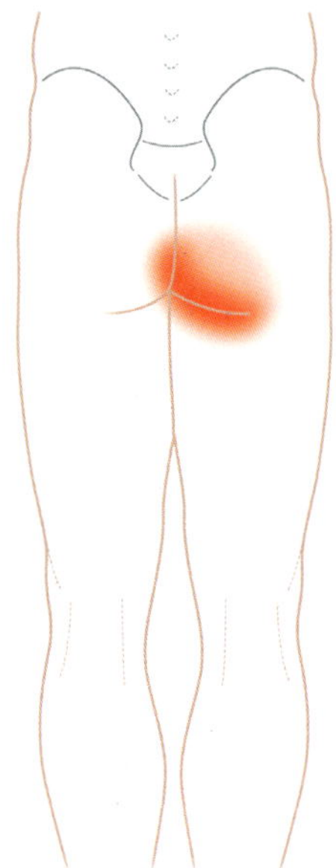

근육의 안쪽 아래쪽 가장자리 아래 부분에 있는 TrPs의 연관 양상.

그리스어: *gloutos*, 엉덩이. 라틴어: *maximus*, 가장 큰

기시
뒤볼기선 뒤에 있는 엉덩뼈 볼기면, 엉덩뼈 뒤쪽 가장자리, 척추세움근의 건막, 엉치결절인대 및 볼기건막

종지
넙다리근막의 엉덩정강밴드 및 넓은 건막에 의한 넙다리뼈의 볼기결절

동작
힙관절을 바깥쪽으로 돌리고 펴며 힙관절에서의 내전을 보조한다. 편심적으로, 큰볼기근은 힙 굽힘, 내전 및 내회전을 감속시키기 위해서 수축한다.

신경
아래볼기신경 L5, S1, S2

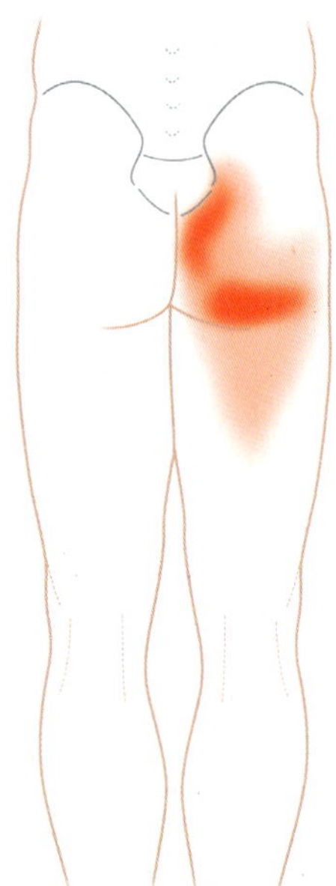

근육의 엉치부(위쪽/안쪽)를 따라있는 TrPs의 연관 양상.

운동사슬

큰볼기근은 엉치엉덩관절과 무릎관절 모두를 안정시키는데 중요한 역할을 한다. 이는 엉치결절인대의 건막에 붙여있는 위쪽 섬유들과 엉덩정강밴드에 붙어서 아래쪽 무릎에까지 장력을 제공하는 아래 섬유들에 의해서 안정성을 유지한다. 약한 볼기근들은 운동 사슬의 위 아래로 멀리까지 영향을 전달한다.

근막 통증유발점

볼기근 근막 통증유발점들은 허리근, 중간볼기근 및 작은볼기근의 경련에서 기인한 볼기근들의 억제 결과일 수 있다고 가정된다. 이러한 근막 통증유발점들의 형성은 천장관절 지지대(sacroiliac support)를 위해서 장력을 많이 필요로 한다. 종종 허리, 꼬리뼈, 둔부 주름(gluteal crease)에서 통증이 느껴지고 이는 힙의 낭염(butsitis)과 닮아있다.

치료사 가이드라인

환자 자세잡기

옆으로 누워서 해부학적 다리를 적절한 베개로 받힌다.

니들 종류

0.25 – 0.30 mm × 30 mm 니들

니들 방향

치료사는 근육 섬유들 깊이까지 피부와 피하조직을 누른다. 편평 촉진이 추천된다.

주의사항

궁둥신경을 피하도록 조심해라. 해부학적 랜드마크들을 확인하고 안전한 니들링 부위에 있는가를 확인해라.

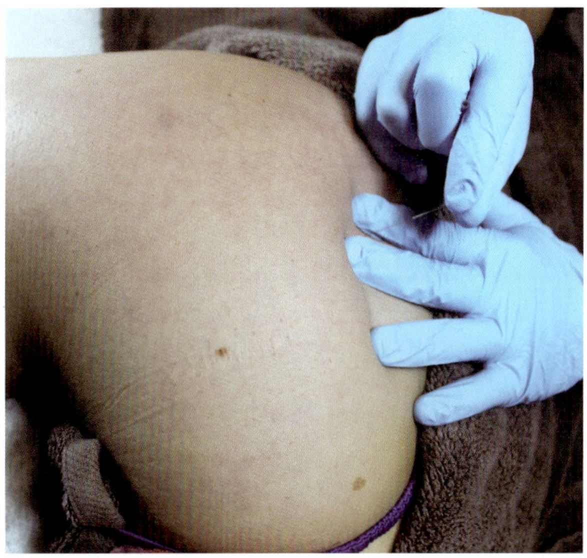

큰볼기근, 다리를 받히고 옆으로 누운 자세

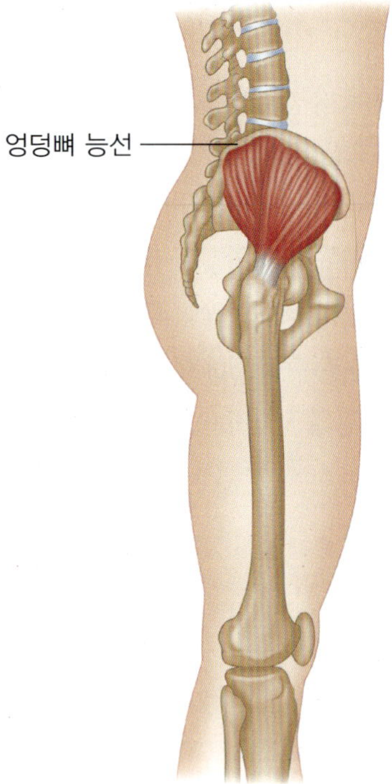

중간볼기근의 TrPs은 엉덩뼈 능선을 따라서 또 그 밑에서 나타난다.

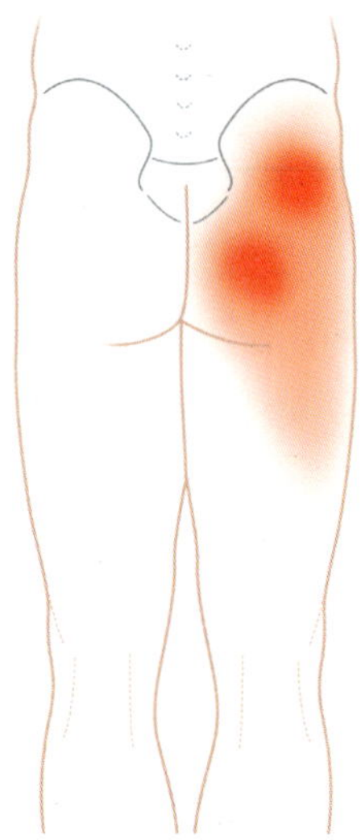

TrPs의 연관 양상은 일반적으로 엉덩뼈 능선을 따라서 또 그 밑에 있는 근육의 중간부 밑에서 발견된다.

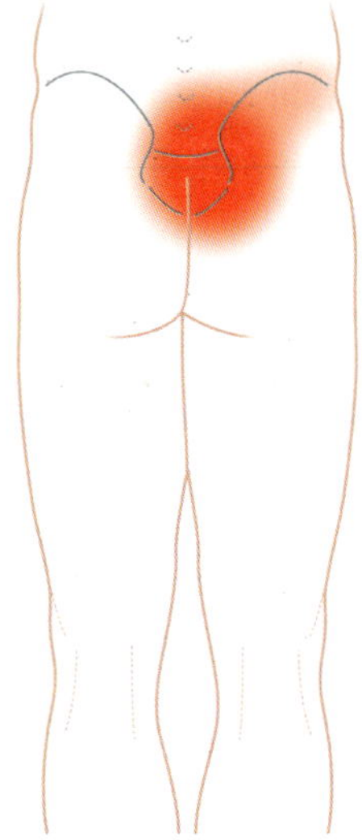

TrPs의 연관 양상은 일반적으로 엉덩뼈 능선을 따라서 또 그 밑에 있는 근육의 앞부분 밑에서 발견된다.

그리스어: *gloutos*, 볼기. 라틴어: *medius*, 중간

기시

엉덩뼈의 바깥면, 후방과 중간 볼기선들의 사이

종지

넙다리뼈 큰돌기의 뒤쪽가쪽 면

동작

힙을 외전시키고 내회전/외회전 시킨다. 걸을 때 골반을 기울인다.

신경

위볼기신경 L4, L5, S1

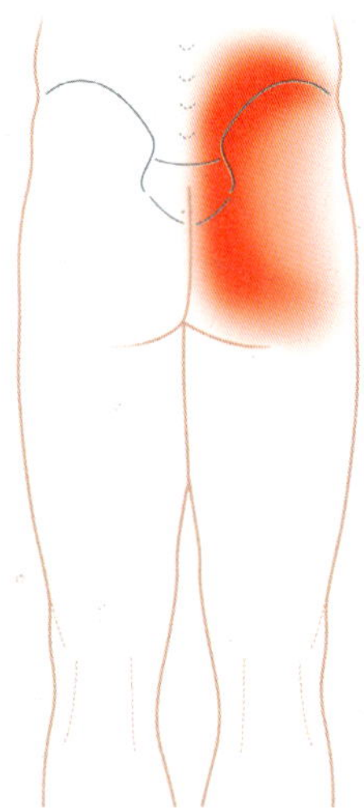

TrPs의 연관 양상은 일반적으로 엉덩뼈 능선을 따라서 또 그 밑에 있는 근육의 뒷부분 밑에서 발견된다.

운동사슬

측방경선(lateral line)에 안정을 제공하는 매우 중요한 근육이다. 이 근육의 허약은 달리기 선수들에게 요통을 만들고 부적절한 무릎 스트레스를 만든다. 이 통증은 종종 추간판성 문제와 천장관절 기능장애로 오인된다. 한 다리로 서는 검사(학 테스트)를 하면 종종 환자는 관상면에서 엉덩넙다리 관계(iliofemoral relationship)를 안정시킬 수 없는데, 중간볼기근이 편심적으로 수축하거나 혹은 그 움직임을 감속할 필요가 있기 때문이다. 이것은 걷는 동안 바깥쪽으로 힙을 과장되게 흔든다는 증거가 되는데, 이것은 발의 과도한 회내, 하강된 아치(dropped arch), 두 번째 발가락의 회전(모톤의 발; Morton's foot) 및 정강뼈/넙다리뼈의 안쪽 회전 때문이다. 위성 근막 통증유발점들은 허리네모근, 궁둥구멍근, 작은볼기근, 큰볼기근 및 넙다리근막긴장근이다.

근막 통증유발점

벨트라인 위 아래에서 허리통증이 느껴진다. 힙의 통증은 편안한 수면을 방해한다. 이 근육은 허리와 힙 통증의 주된 원인일 뿐만 아니라 뒤위엉덩뼈가시(PSIS)와 천장관절을 따라서 타는 듯한 감각을 만든다. 통증은 종종 요통으로 오인되며, 불편함(압통)이 궁둥이와 위쪽 넙다리까지 이어진다.

치료사 가이드라인

환자 자세잡기

안 아픈 쪽으로 옆으로 눕는데, 치료할 다리 밑에 베개를 받혀라.

니들 종류

0.25 – 0.30 mm × 30 mm 니들

니들 방향

치료사는 근육 섬유들 깊이까지 피부와 피하조직을 누른다. 편평 촉진이 추천된다.

주의사항

궁둥신경을 피하도록 주의해라. 해부학적 랜드마크들을 확인하고 니들링에 안전한 부위인지 확인해라. 관련된 신경혈관 구조들을 피하기 위해서 근복부에 자입해라.

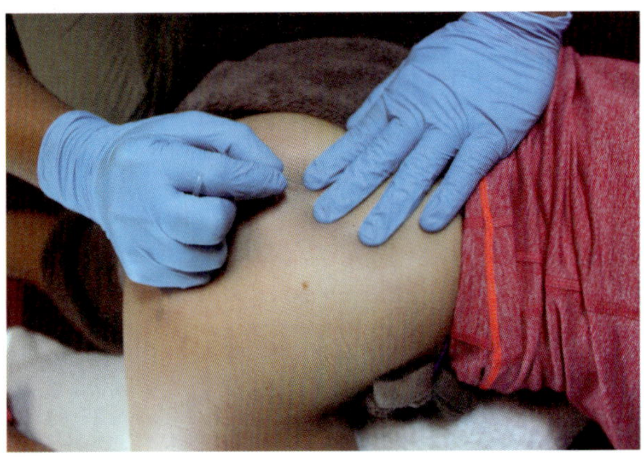

중간볼기근, 다리를 받힌 채, 옆으로 누운 자세

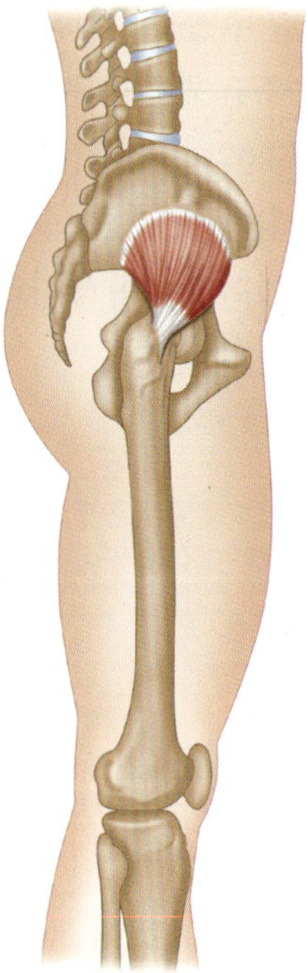

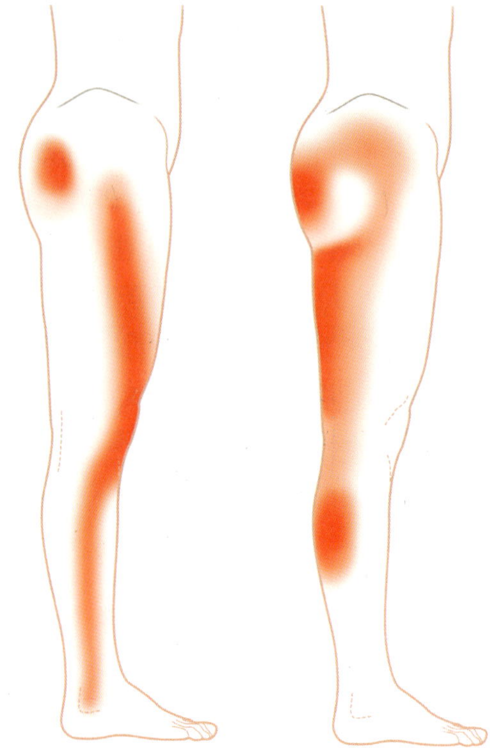

앞 부분　　뒷 부분

그리스어: *gloutos*, 볼기. 라틴어: *minimus*, 가장 작은

기시

중간과 아래 볼기선 사이, 엉덩뼈의 바깥면

종지

넙다리뼈 큰돌기의 앞쪽

동작

힙을 외전하고 안쪽으로 돌린다. 걸을 때 골반기울기를 보조한다.

신경

위볼기신경 L4, L5, S1

운동사슬

작은볼기근은 힙관절에서 넙다리뼈의 외회전과 내전을 감속시킨다.

근막 통증유발점

통증이 뒤쪽 및/또는 바깥쪽 넙다리뿐만 아니라 엉덩이 깊숙이 느껴진다. 무감각은 또 다른 증상이며, 통증은 바깥쪽 발목까지 이어질 수 있다. 이러한 통증과 불편함은 궁둥신경통으로 오인될 수 있다.

치료사 가이드라인

환자 자세잡기

환자를 아프지 않은 쪽으로 옆으로 눕히고, 치료할 다리 밑에 베개를 받혀라.

니들 종류

0.25 – 0.30 mm × 30 mm 니들

니들 방향

치료사는 근육 섬유들 깊이까지 피부와 피하조직을 누른다. 편평 촉진이 추천된다.

주의사항

궁둥신경을 피하도록 조심해라. 해부학적 랜드마크들을 확인하고 니들링이 안전한 부위에 있는지를 확인해라.

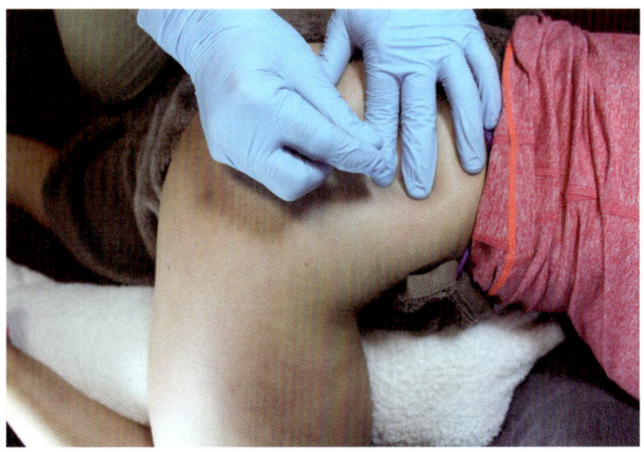

작은볼기근, 다리를 받힌 채로 옆으로 누운 자세

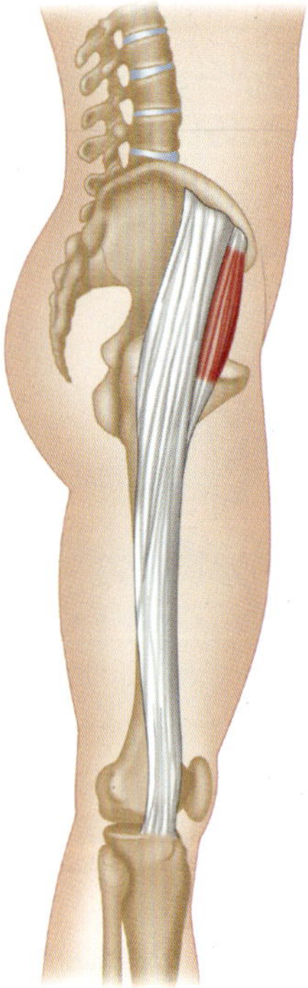

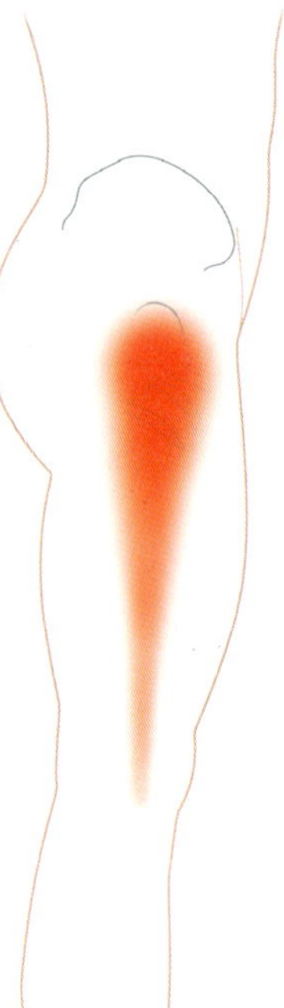

라틴어: *tendere*, 당기다. *fasciae*, 밴드의; *latae*, 넓은

기시
앞위엉덩뼈능선, 앞쪽 엉덩뼈 능선의 바깥쪽 테두리(outer lip), 넙다리근막

종지
엉덩정강밴드

동작
엉덩정강밴드의 장력에 의해서 힙과 무릎관절 안정을 보조한다.

신경
위볼기신경 L4, L5, S1

운동사슬

넙다리근막긴장근은 무릎과 골반을 통해서 안정을 제공하는 매우 중요한 구조다. 이 근육은 나선(spiral)과 외측(lateral) 등의 여러 사슬(chain)을 연결하는 합류지점이다. 앞쪽안쪽 섬유들은 넙다리 굽힘에 책임이 있는 반면, 뒤쪽 바깥쪽 섬유들은 무릎에 안정을 제공한다. 넙다리근막긴장근은 여러 근육들을 보조한다. 중간볼기근과 작은볼기근, 넙다리곧은근, 엉덩허리근, 두덩근 및 넙다리빗근 등이다.

근막 통증유발점

통증이 힙관절 안에 있는 큰돌기와 같은 높이에서 느껴진다. 걷거나 달리는 동작이 통증을 더 증가시킨다. 통증은 아래쪽으로 내려가 바깥쪽 넙다리 중간에 나타날 수 있으며 부가적인 무릎 통증을 일으킬 수 있다.

치료사 가이드라인

환자 자세잡기

환자는 아프지 않은 쪽으로 옆으로 눕는데, 치료할 다리 밑에 베개를 받혀라.

주의사항

넙다리뼈 쪽으로 자입한다.

니들 종류

0.25 – 0.30 mm × 30 mm 니들

니들 방향

근육을 찾아서 위에서 아래 방향으로 자입한다.

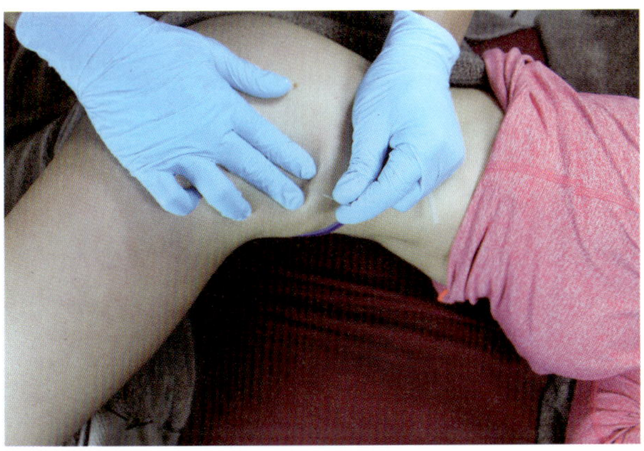

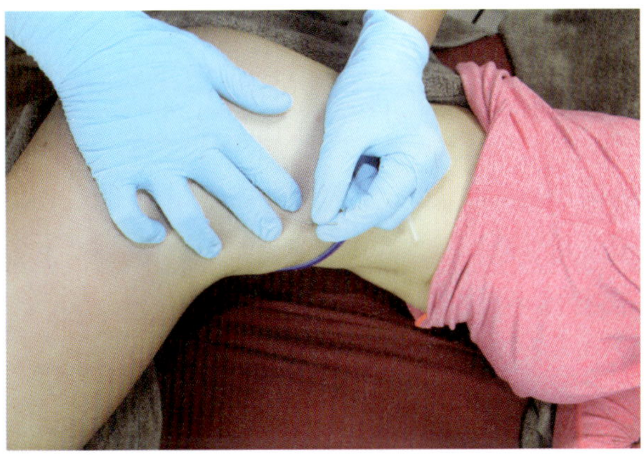

넙다리근막긴장근, 옆으로 누워 다리를 받힌다.

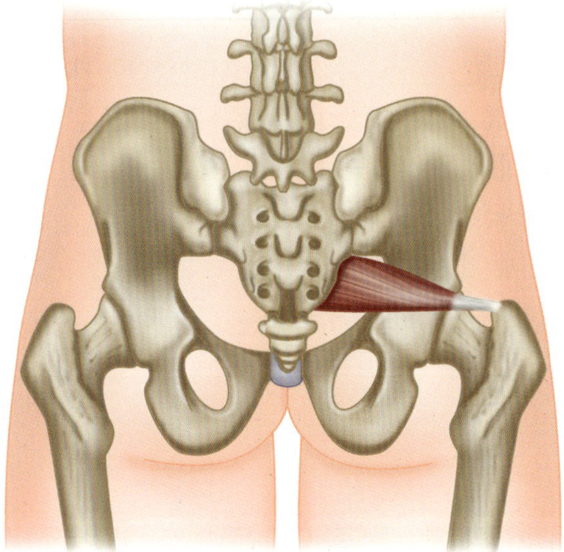

라틴어: *pirum*, 배; *forma*, 모양

기시
앞쪽 엉치뼈의 둘째, 셋째 및 넷째 늑골가로관절
큰궁둥절흔의 위쪽 가장자리에서 나오는 적은 수의
섬유들

종지
넙다리뼈 큰돌기의 위쪽 가장자리

동작
힙을 바깥쪽으로 돌리고 힙이 굴곡된 상태일 때
넙다리를 외전한다.

신경
허리신경 L5의 앞가지들, 그리고 엉치신경들 S1, S2

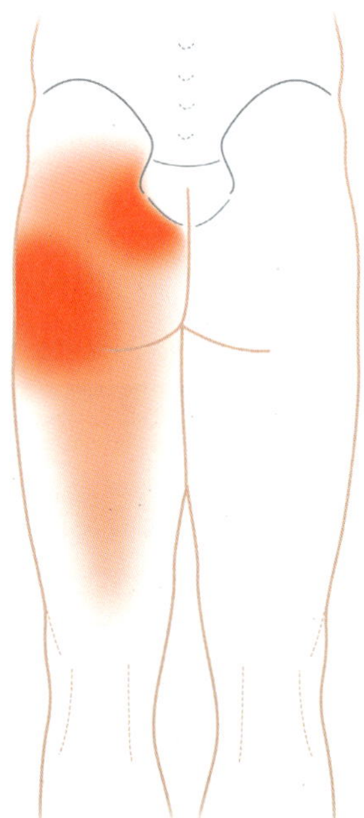

운동사슬

힙이 굴곡되어 있을 때, 궁둥구멍근은 편심적으로 수축해서 힙의 내회전과 내전을 감속시킨다. 궁둥구멍근은 엉치뼈를 기울이게 만들 수 있어서 짧은-다리 불일치(short-leg discrepancy)를 만든다. 그 결과, 엉치엉덩 관절에서 엉치뼈를 돌아가게 하거나 비틀어서 부가적인 엉치엉덩 스트레스가 발생한다. 적절한 시기에 교정을 하지 않을 경우, 어깨 부상으로 이어지기 쉽다.

근막 통증유발점

통증은 엉덩이, 힙 및 척추 뿌리에서 느껴지는데, 엉치 뿌리 그리고 때때로 상부 뒤넙다리근까지 간다.

치료사 가이드라인

환자 자세잡기

엎드린다.

니들 종류

0.25 – 0.30 mm × 30 mm 니들

니들 방향

근육은 큰궁둥구멍 바깥쪽에 위치하므로 니들은 안쪽에서 바깥쪽으로 향해야 하는데, 밑에 있는 신경 구조를 염두해라. 천천히 치료하면서 환자의 피드백을 살펴라. 이러한 적용은 인접한 쌍둥이근에서도 사용될 수 있다.

주의사항

궁둥구멍근 밑에 위치한 궁둥신경을 피해야 한다 (그리고 일부 경우에서 근육을 넘어가거나 관통한다).

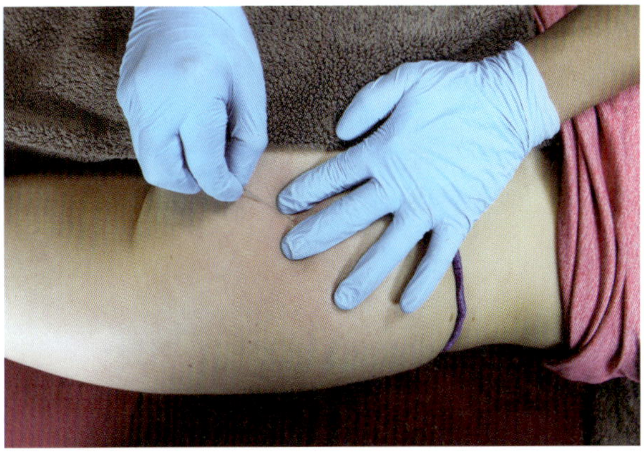

궁둥구멍근, 엎드린 자세

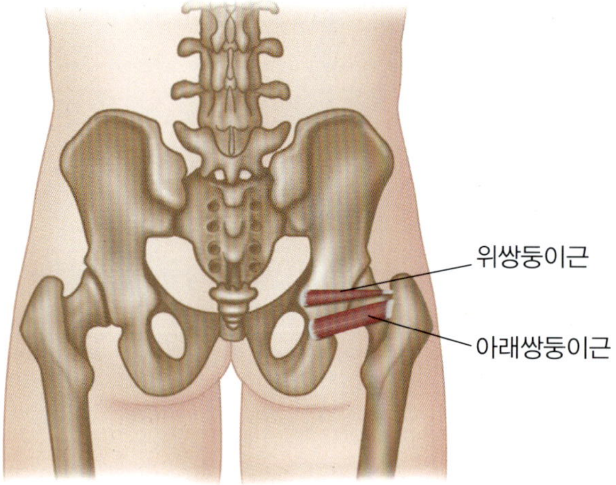

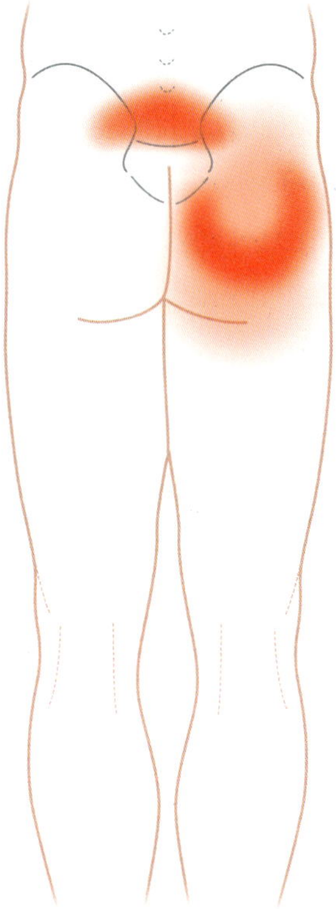

라틴어: *gemellus*, 쌍둥이

기시

아래쪽: 궁둥뼈 결절의 위쪽 가장자리

위쪽: 궁둥뼈 가시

종지

넙다리뼈 큰돌기 안쪽면의 중간 부분

동작

힙을 바깥쪽으로 돌리고 안정시킨다.

신경

넙다리네모근으로 가는 신경 L4, L5, S1 (아래쪽)

속폐쇄근으로 가는 신경 L5, S1, S2 (위쪽)

운동사슬

골반 부위의 어떤 통증은 움직임을 자각하게 하거나 움직이기 싫게 만들 것이다. 이것은 종종 자세 적응 및 어떤 기능을 실행하기 위해서 근육시너지에서 변화를 만든다.

근막 통증유발점

골반 안쪽 통증 때문에 짧은 시간도 앉아있기 힘들어한다. 척추 뿌리 그리고 둔부로 강렬하고 수그러들 줄 모르는 통증이 나타난다. 쌍둥이근과 폐쇄근들은 손가락 사용만으로는 치료가 까다롭다. 이 부위의 근막 통증유발점들은 드라이 니들링으로 성공적으로 치료될 수 있다.

치료사 가이드라인

환자 자세잡기

엎드린다.

니들 종류

0.25 – 0.30 mm × 30 mm 니들

니들 방향

쌍둥이근은 큰궁둥구멍 바깥쪽에 위치해 있으므로 니들은 안쪽에서 바깥쪽으로 향해야 한다. 아래 있는 신경 구조를 염두에 두어라. 천천히 치료하면서 환자의 피드백을 살펴라.

주의사항

궁둥신경을 피해야 한다.

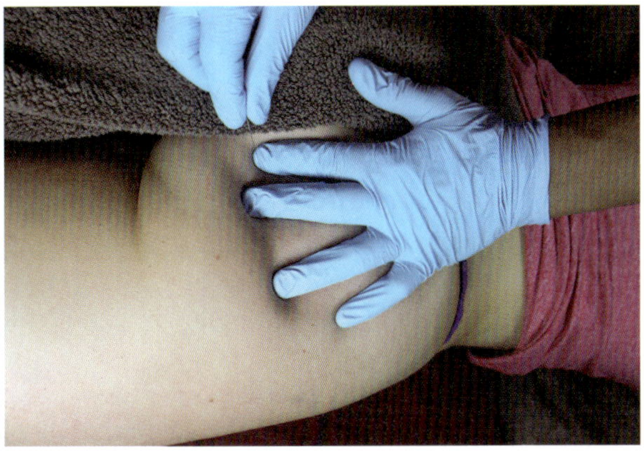

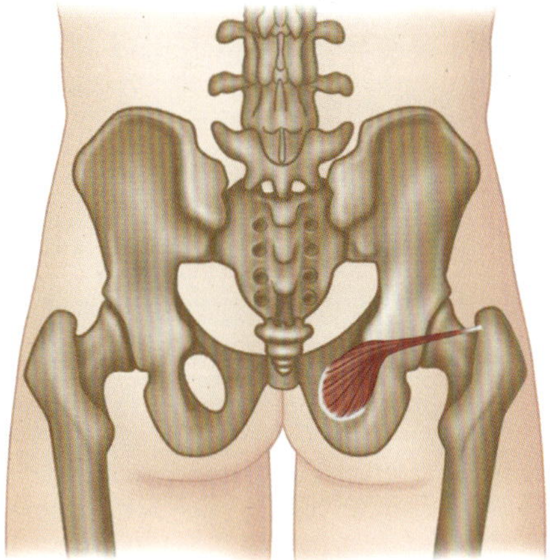

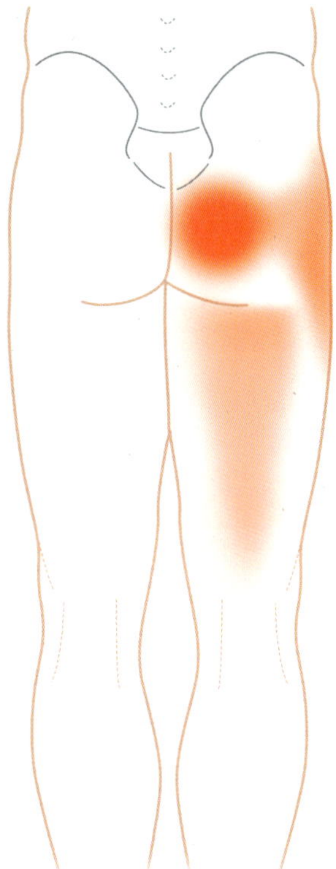

라틴어: *obturare*, 막다. *internus*, 속

기시

폐쇄막의 골반면 그리고 폐쇄구멍의 뼈 가장자리

종지

넙다리뼈 큰돌기 안쪽면의 앞 부분

동작

힙에서 편 넙다리를 바깥쪽으로 돌리고 힙을 안정시키고 수평 폄(horizontal extension)을 만든다. 굽은 넙다리를 외전시킨다.

신경

허리신경 L5앞가지 및 엉치신경들 S1, S2

운동사슬

속폐쇄근의 편심수축이 넙다리뼈의 내회전을 감속시키는 반면, 넙다리뼈 머리(femur head)를 절구(acetabulum)로 당겨서 외전 동안 넙다리뼈 머리를 고정시킨다. 이것은 내전에서 되돌아 갈 때 넙다리뼈 머리를 편심적으로 조절한다.

근막 통증유발점

국소적 통증이 골반 분지(pelvic basin) 안 깊숙이 느껴지며, 큰돌기 의 앞쪽의 안쪽 부분까지 이어진다.

치료사 가이드라인

환자 자세잡기

엎드린다.

니들 종류

0.25 – 0.30 mm × 30 mm 니들

니들 방향

속폐쇄근은 큰궁둥구멍 바깥쪽에 위치해 있으므로 니들이 안쪽에서 바깥쪽으로 향해야 한다. 아래 있는 신경 구조를 염두에 두어라. 천천히 치료하면서 환자의 피드백을 살펴라.

주의사항

궁둥신경을 피해야 한다.

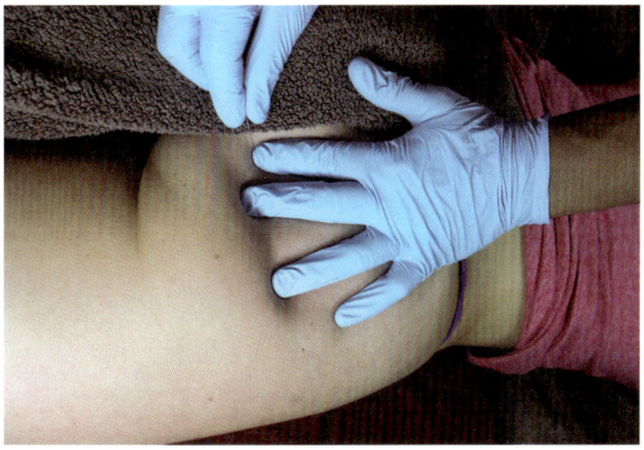

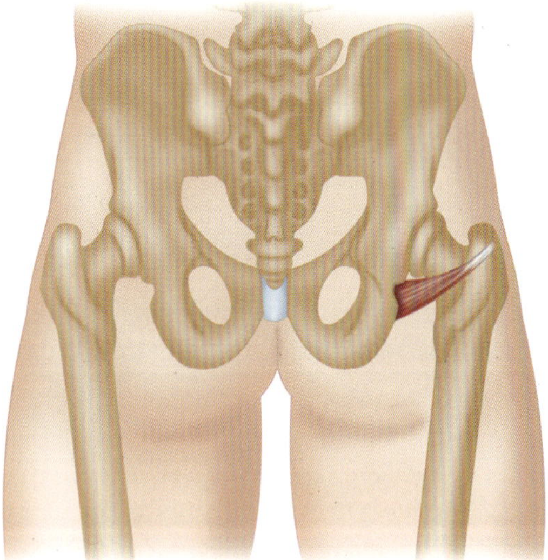

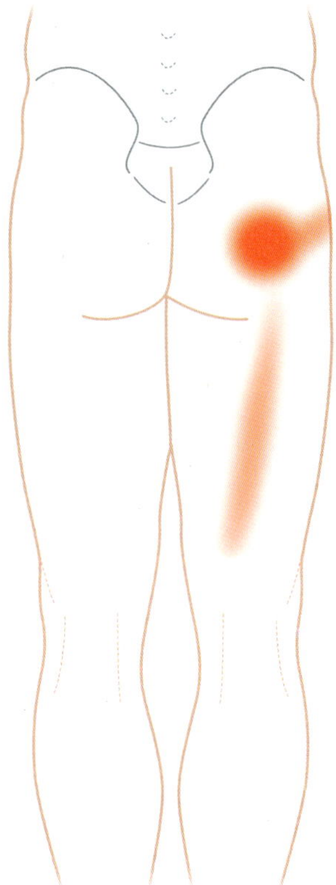

라틴어: *obturare*, 막다. *externus*, 바깥

기시

두덩뼈 가지와 엉치뼈

종지

넙다리뼈 돌기오목(trochanteric fossa)

동작

힙을 바깥쪽으로 돌리고 안정시킨다.

신경

폐쇄신경의 뒤쪽 분지 L3, L4

운동사슬

바깥폐쇄근의 편심수축은 넙다리뼈의 내회전과 외전을 감속시킨다.

근막 통증유발점

국소적 통증이 골반 분지 안 깊숙이 느껴지며, 큰돌기 뒤쪽 부분까지 이어진다. 저항을 줄 때, 내회전은 통증을 증가시킨다 (때때로 통증은 아래로는 넙다리뼈 안쪽면까지 이어진다). 바깥폐쇄근에 있는 근막 통증유발점들이 주범일 수 있으므로 저항을 준 내회전을 실행해 볼 가치가 있다.

치료사 가이드라인

환자 자세잡기

엎드린다.

니들 종류

0.25 – 0.30 mm × 30 mm 니들

니들 방향

바깥폐쇄근은 큰궁둥구멍 바깥쪽에 있으므로 니들이 안쪽에서 바깥쪽으로 향해야 한다. 아래에 있는 신경 구조를 염두에 두어라. 천천히 치료하면서 환자의 피드백을 살펴라.

주의사항

궁둥신경을 피해야만 한다.

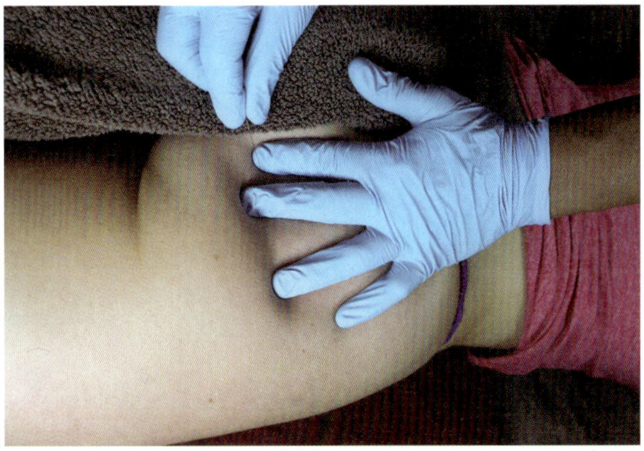

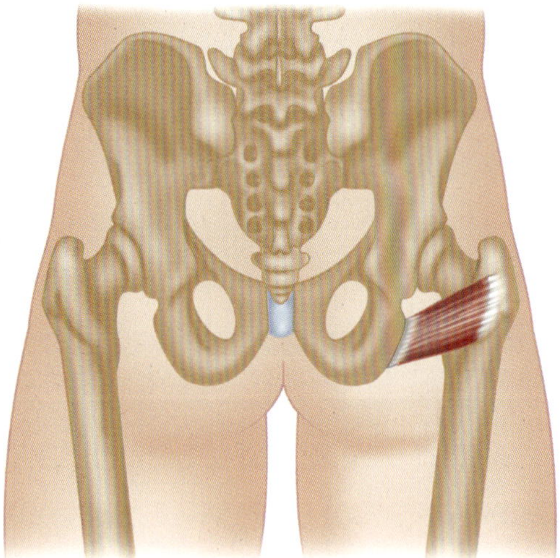

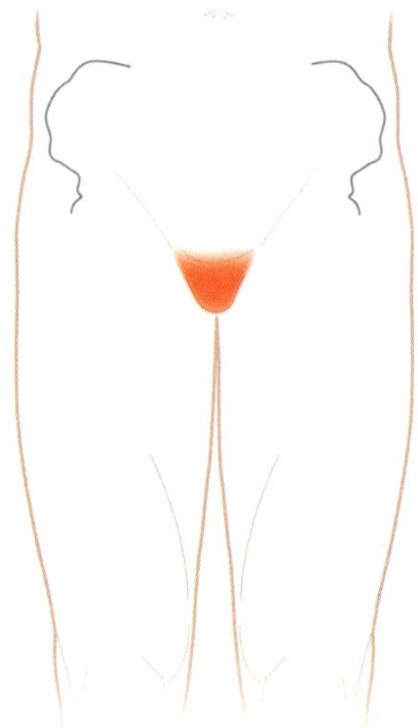

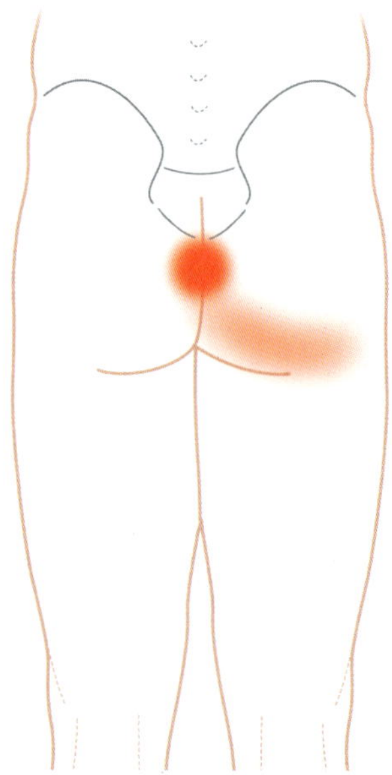

라틴어: *quadratus*, 정방형; *femoris*, 넙다리

기시

궁둥뼈결절의 바깥쪽 가장자리

종지

넙다리뼈 네모결절 그리고 이 결절 아래의 작은돌기 높이까지의 수직선 부위

동작

힙을 바깥쪽으로 돌리고 안정시킨다.

신경

넙다리네모근으로 가는 신경 L4, L5, S1

운동사슬

넙다리네모근은 힙에서 넙다리뼈 내회전을 편심적으로 감속시킨다.

근막 통증유발점

통증은 국소적으로 뒤쪽 두덩뼈와 하부 둔부에서 느껴진다. 수면과 아래층으로 걸어 내려가는 것이 곤란하다고 호소하는 경우도 있다.

치료사 가이드라인

환자 자세잡기

엎드린다.

니들 종류

0.25 – 0.30 mm × 30 mm 니들

니들 방향

근육을 찾아서 안팎(in-and-out) 직선 동작으로 자입한다.

주의사항

궁둥신경을 피해야 하는데, 이것은 거의 정중선으로 위치해있다. 둔부주름(gluteal crease) 바로 밑 엄지 너비 하나에서 감지할 수 있다.

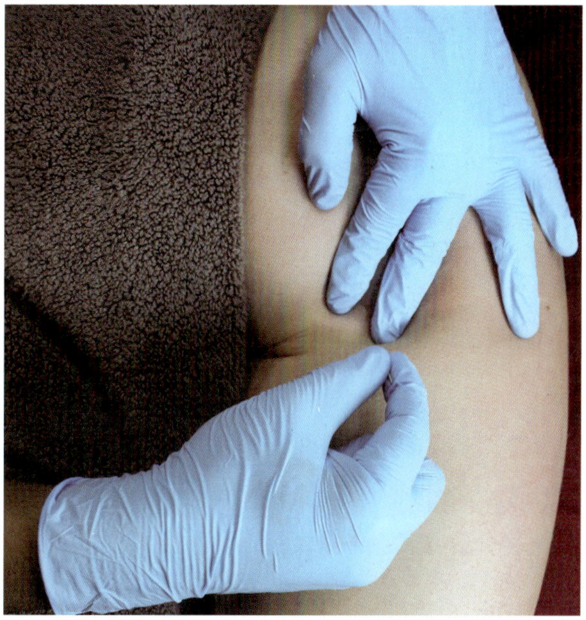

넙다리네모근, 엎드린 자세

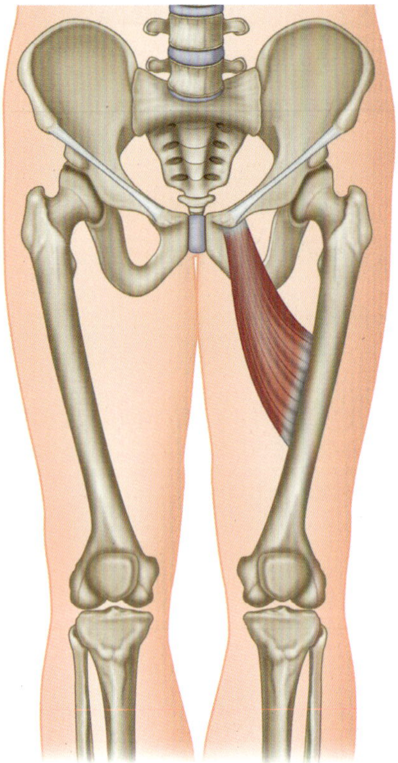

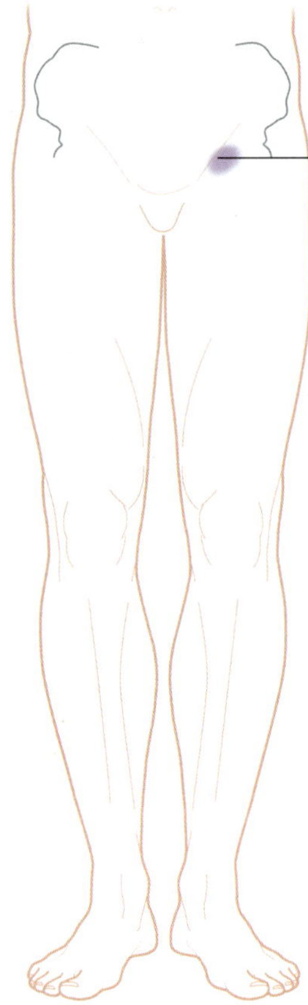

라틴어: *adducere*, 이끌다. *longus*, 긴

기시
두덩뼈 앞쪽으로 능선과 결합부 사이에서 각을 이룬다.

종지
넙다리뼈거친면 안쪽 테두리(medial lip)의 중간 1/3

동작
힙관절을 모은다. 힙관절에서 편 넙다리뼈를 굽힌다. 힙관절에서 굽힌 넙다리뼈를 편다.
힙관절 바깥쪽 회전을 보조한다.

신경
폐쇄신경의 앞 분지 L2–L4

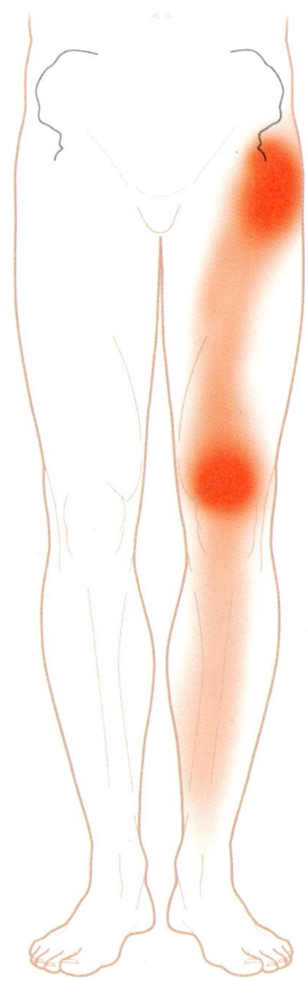

운동사슬

긴모음근은 넙다리 외회전과 넙다리 외전을 감속시킨다.

근막 통증유발점

긴모음근에 있는 근막 통증유발점들은 환자들이 사타구니 통증을 보일 때 고려해야 한다. 통증은 힙관절 깊숙이, 안쪽 넙다리 및 무릎의 안쪽면에서 느껴질 수 있다. 힙에서 관절 뻣뻣함 같은 감각변화가 보고되며, 모든 방향에서 동작 범위를 제한시킨다.

치료사 가이드라인

환자 자세잡기

똑바로 누워 치료할 힙과 무릎을 굽혀서 약간 외회전시킨다. 그 대신에, 환자는 아픈 다리를 밑으로 해서 옆으로 누워서 힙과 무릎을 펴며 다른 다리를 힙과 무릎에서 굽히고 (그것을 비껴서) 적절히 받혀준다.

니들 종류

0.25 – 0.30 mm × 30 – 50 mm 니들

니들 방향

집게손가락을 사용해서 감지할 수 있는 단단한 띠(taut band) 안에 있는 근막 통증유발점을 찾아서 잡고 있어라. 니들을 손가락 쪽으로 자입한다.

주의사항

넙다리신경, 동맥 및 정맥뿐만 아니라 폐쇄신경에 자입하면 안 된다.

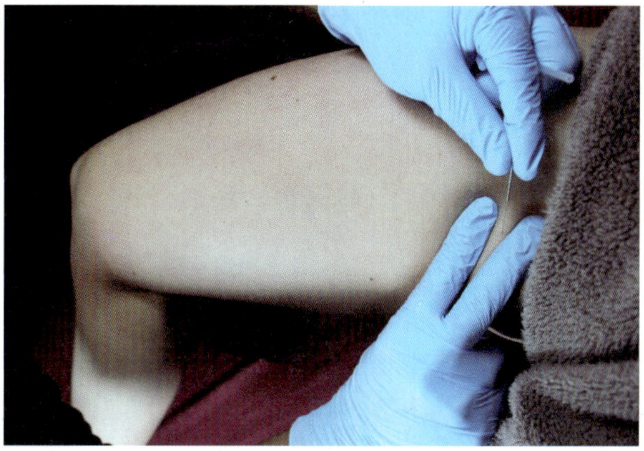

긴모음근, 하지를 약간 외회전시킨 채 똑바로 누운 자세

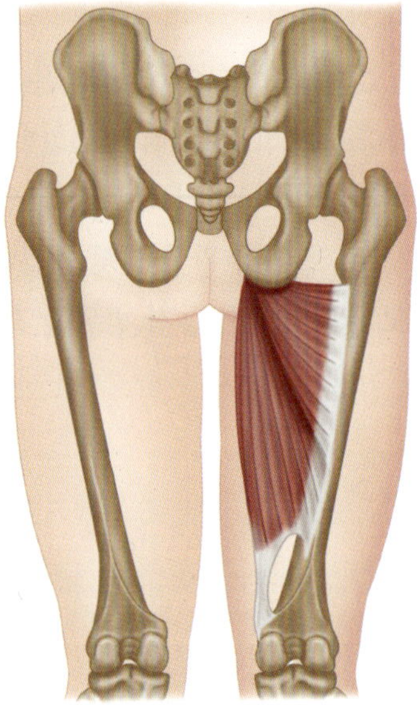

뒷면

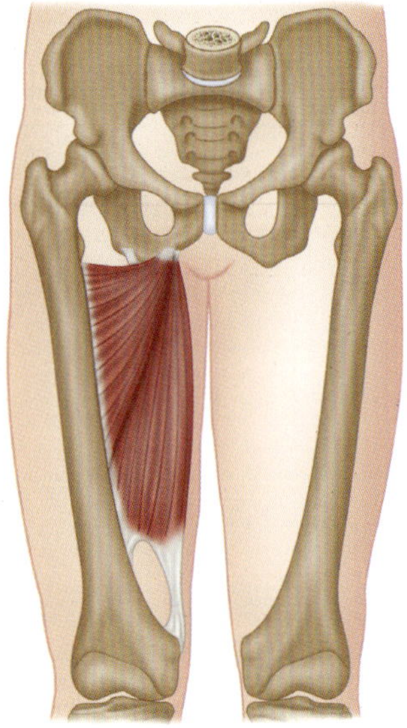

앞면

라틴어: *adducere*, 이끌다. *magnus*, 큰

기시

앞쪽 섬유들: 두덩뼈 아래쪽 또는 앞쪽 가지, 능선과 결합부 사이에서 각을 이룬다.

뒤쪽 섬유들: 궁둥뼈결절

종지

넙다리뼈의 전체 길이, 볼기결절에서부터 뻗어나가 넙다리뼈거친면을 따라, 안쪽 관절구위선 및 넙다리뼈 안쪽 관절구에 있는 모음근결절

동작

큰모음근의 상부 섬유들은 힙관절을 모으고 바깥쪽으로 돌린다. 궁둥뼈에서 온 수직 섬유들은 힙관절의 약한 신전(weak extension)을 보조할 수도 있다.

신경

궁둥신경의 정강부 L4, L5, S1. 폐쇄신경의 뒤쪽 분지 L2–L4

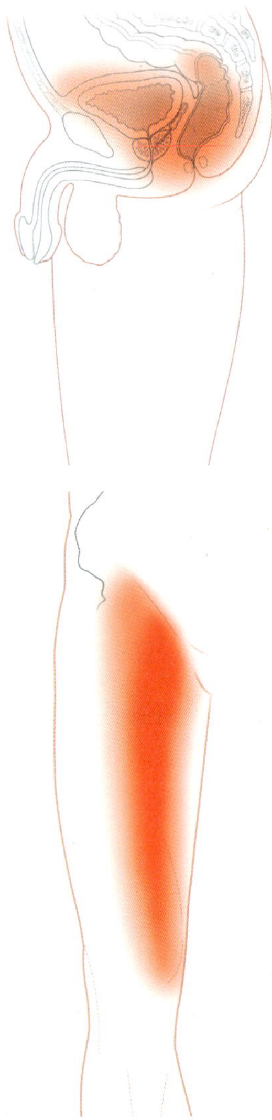

높은 큰모음근에 있는 TrPs의 골반 연관 양상.

운동사슬

큰모음근 넙다리 외회전과 넙다리 외전을 감속시킨다.

근막 통증유발점

큰모음근에서 연관된 통증은 깊숙한 골반통, 그리고 치골, 방광, 대장 또는 질 통증을 포함한 여러 방식으로 자체를 표현한다. 이 통증은 종종 심각한 내장 또는 부인과 병리로 오인될 수 있다. 병리가 명확하지 않을 때, 이 심각한 통증의 근원으로 근막 통증유발점들이 고려되어야 한다.

치료사 가이드라인

환자 자세잡기

똑바로 누워 치료할 다리의 힙과 무릎을 굽히고, 힙을 외회전 시킨다.

니들 종류

0.25 – 0.30 mm × 30 – 50 mm 니들

니들 방향

집게손가락을 사용해서 감지할 수 있는 단단한 띠(taut band) 안에 있는 근막 통증유발점을 찾아서 잡고 있어라. 니들을 손가락 쪽으로 자입하는데, 앞쪽에서 뒤쪽 방향이다.

주의사항

넙다리신경, 동맥 및 정맥뿐만 아니라 폐쇄신경에 자입하면 안 된다.

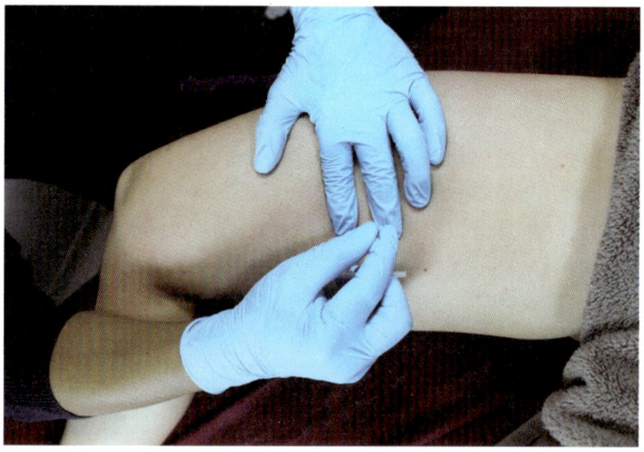

큰모음근, 넙다리를 외회전 시킨 채 똑바로 누운 자세

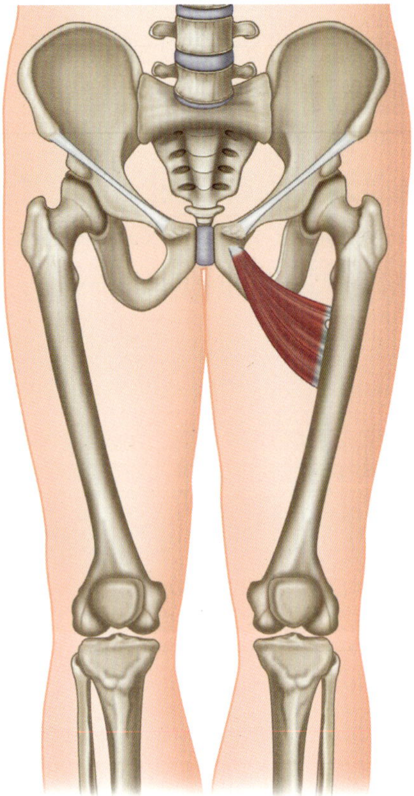

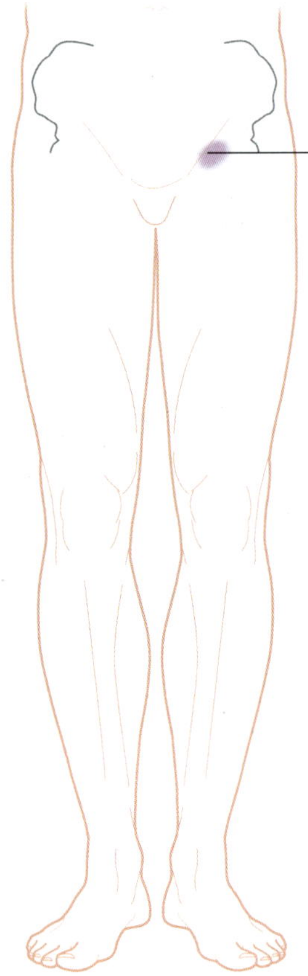

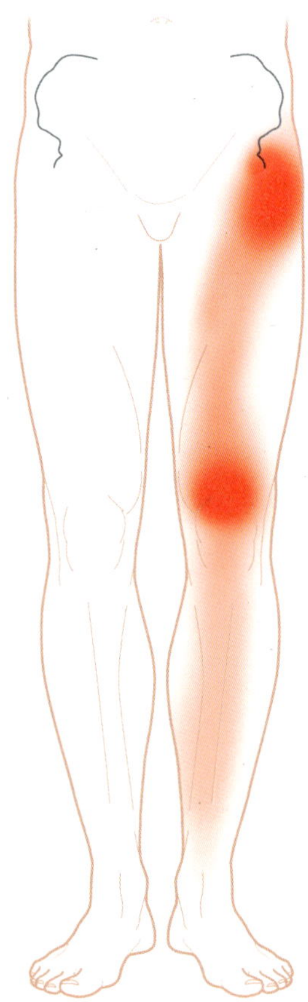

라틴어: *adducere*, 이끌다. brevis, 짧은

기시
두덩뼈 아래 가지의 바깥 면

종지
작은돌기에서 넙다리뼈거친면 윗 부분으로 이어지는 선 위

동작
힙관절을 모은다. 힙관절에서 편 넙다리뼈를 굽힌다. 힙관절에서 굽힌 넙다리뼈를 편다. 힙관절 바깥쪽 회전을 보조한다.

신경
폐쇄신경의 앞쪽 분지 L2–L4

운동사슬

짧은모음근은 넙다리 외회전과 넙다리 외전을 감속시킨다.

근막 통증유발점

통증은 힙 깊숙이 느껴지는데 대부분 넙다리 안쪽이며 무릎 관절의 안쪽면으로 전달되기 때문에 관절염 통증으로 오인될 수 있다.

치료사 가이드라인

환자 자세잡기

똑바로 누워 치료할 다리의 힙과 무릎을 굽히고 힙을 외회전 시킨다. 그 대신, 환자는 아픈 다리 쪽으로 옆으로 누워서 그 힙과 무릎을 펴고 다른쪽 다리는 (그것을 비껴서) 무릎과 힙에서 굽혀서 적절히 받혀준다.

니들 종류

0.25 – 0.30 mm × 30 – 50 mm 니들

니들 방향

집게손가락을 사용해서 감지할 수 있는 단단한 띠(taut band) 안에 있는 근막 통증유발점을 찾아서 잡고 있어라. 니들을 손가락 쪽으로 자입해라.

주의사항

넙다리신경, 동맥 및 정맥뿐만 아니라 폐쇄신경에 자입하면 안 된다.

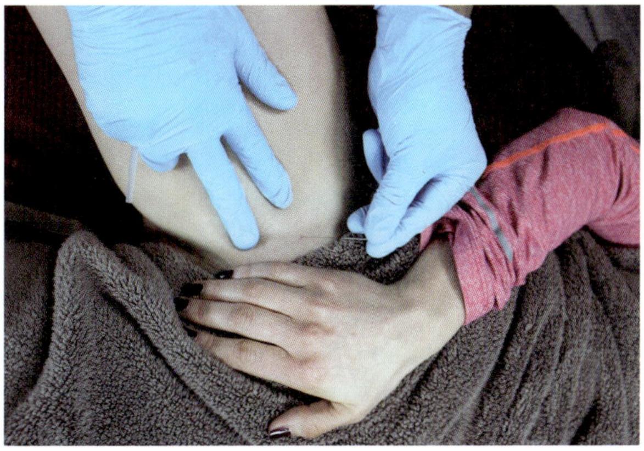

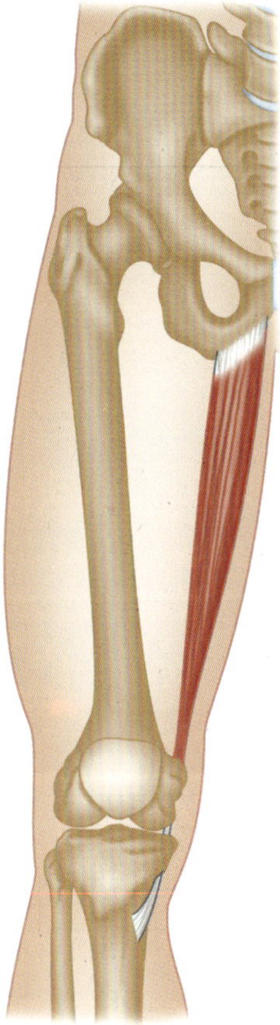

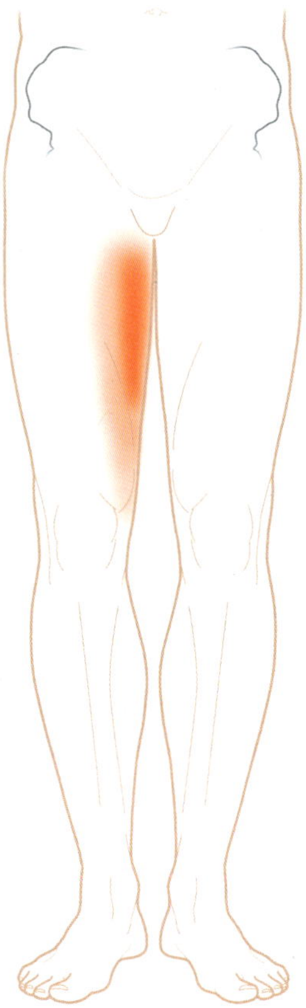

라틴어: *gracilis*, 가는, 예민한

기시

두덩결합의 앞쪽 아래 반, 두덩뼈 아래 가지의 안쪽 가장자리

종지

정강뼈대의 앞쪽과 안쪽면, 관절구 바로 밑

동작

힙관절을 모은다. 무릎관절을 굽힌다. 무릎을 굽혔을 때 이것을 안쪽으로 돌린다.

신경

폐쇄신경의 앞쪽 분지 L2–L4

운동사슬

두덩정강근 넙다리 외회전과 넙다리 외전을 감속시킨다.

근막 통증유발점

근막 통증유발점들은 통증을 연관시킬 뿐만 아니라 감각 변화를 만들 수 있다. 두덩정강근은 이것의 좋은 예다. 환자들은 안쪽 넙다리에 화끈거리고 찌르는 감각을 불편해 하는데, 피부 바로 얕은 곳이다.

치료사 가이드라인

환자 자세잡기

똑바로 누워 치료할 힙과 무릎을 굽히고 힙을 외회전 시킨다.

니들 종류

0.25 – 0.30 mm × 30 – 50 mm 니들

니들 방향

두덩정강근은 긴모음근의 뒤쪽에 있다. 집게손가락을 사용해서 감지할 수 있는 단단한 띠(taut band) 안에 있는 근막 통증유발점을 찾아서 잡고 있어라. 니들을 피부와 직각으로 자입해서 얕은 각도를 사용해서 이것을 향하게 해라. 올바른 깊이로 자입하면 신경혈관 조직을 건드릴 일은 없을 것이다.

주의사항

넙다리신경, 동맥 및 정맥뿐만 아니라 폐쇄신경에 자입하면 안 된다.

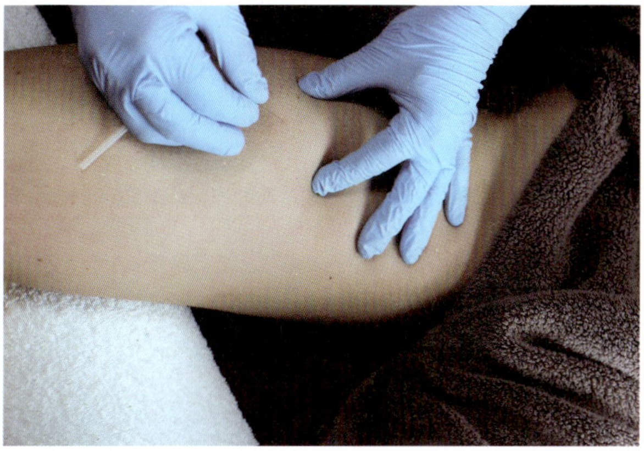

두덩정강근, 넙다리를 외회전 시킨 채 똑바로 눕기

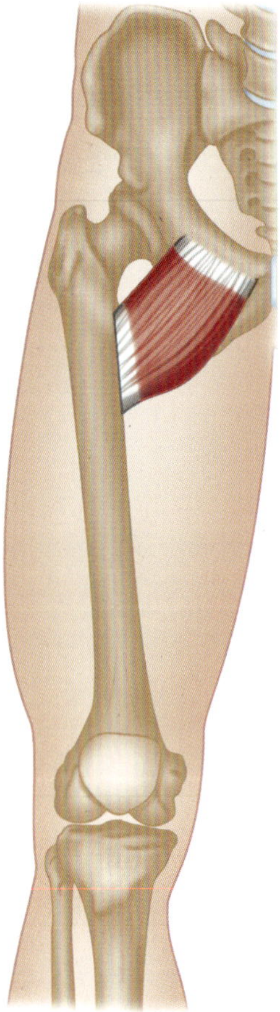

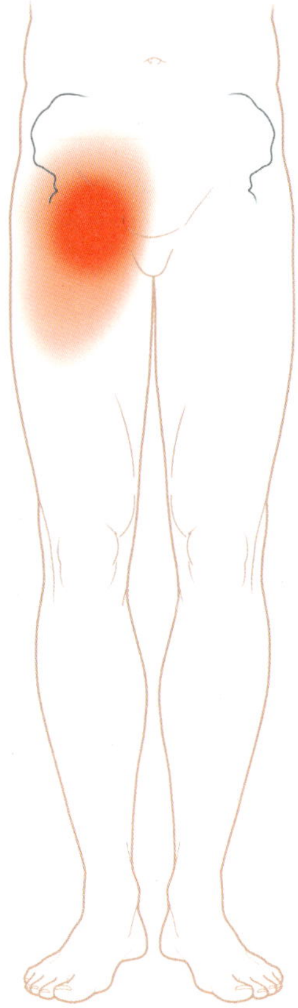

라틴어: *pecten*, 빗; *pectinatus*, 빗 모양

기시
두덩뼈의 두덩선, 엉덩두덩융기와 두덩결절사이

종지
넙다리뼈의 두덩선, 작은돌기에서
넙다리뼈거친면까지

동작
힙관절을 모은다. 힙관절을 굽힌다.

신경
넙다리와 폐쇄신경들 L2–L4

운동사슬

두덩근은 넙다리 외회전과 넙다리 외전을 감속시킨다.

근막 통증유발점

이 통증은 사타구니 깊숙이 느껴지는데, 넙다리 삼각부 안에 날카로운 통증이 있다. 내전근 그룹과 유사하게 통증은 때때로 관절 자체에서 느껴진다.

치료사 가이드라인

환자 자세잡기

똑바로 누워서 힙을 약간 외회전시킨다.

니들 종류

0.25 – 0.30 mm × 30 – 50 mm 니들

니들 방향

니들링 전에 넙다리 동맥을 찾아서 그것 위에 손가락 하나를 둔다. 편평 촉진을 사용해서 넙다리 동맥 바로 안쪽에 있는 감지할 수 있는 단단한 띠(taut band) 안에 있는 근막 통증유발점을 찾아라. 니들을 자입하여 근막 통증유발점을 향하게 해라.

주의사항

넙다리신경, 동맥 및 정맥뿐만 아니라 폐쇄신경에 자입하면 안 된다.

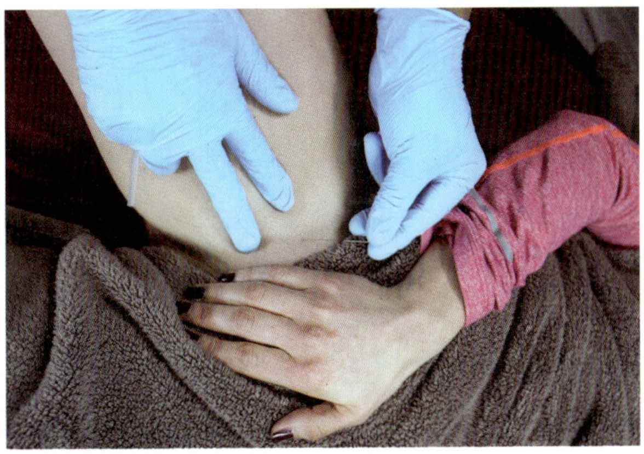

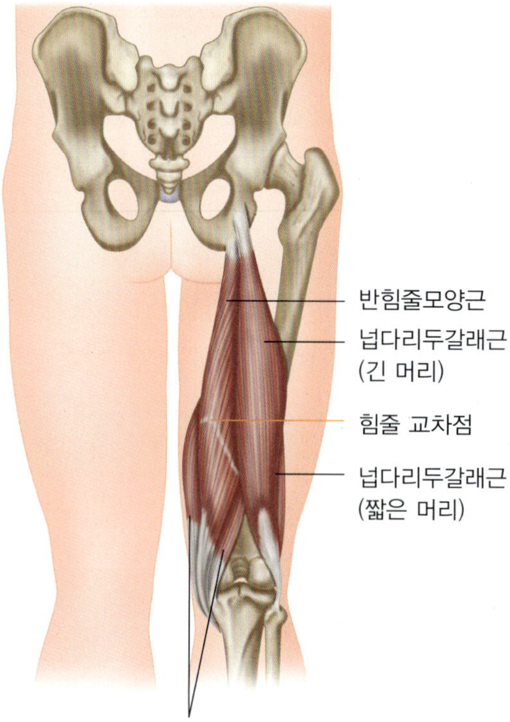

독일어: *hamme*, 다리 뒤. 라틴어: *stringere*, 함께 당기다.

기시
모든 뒤넙다리근들은 궁둥뼈결절에서 나온다. 넙다리두갈래근의 긴머리는 엉치결절인대와 섞이며, 이것의 짧은머리는 넙다리뼈거친면과 근육사이 격막에 부착된다.

종지
반힘줄모양근과 반막모양근은 정강뼈관절구(반막모양근)와 깊은근막을 포함한 정강뼈의 안쪽면(반힘줄모양근)에 의해서 정강뼈 뒤쪽안쪽에 부착된다. 넙다리두갈래근은 종아리뼈머리 바깥쪽면과 종아리뼈 바깥쪽 관절구에 종지한다.

동작
반막모양근, 반힘줄모양근 및 넙다리두갈래근은 무릎관절을 굽힌다. 반막모양근과 반힘줄모양근은 무릎관절을 내회전시키며, 무릎을 굽혔을 때 힙관절의 내회전을 보조한다. 넙다리두갈래근 무릎관절을 바깥쪽으로 돌리며 무릎을 굽혔을 때, 힙관절의 바깥쪽 회전을 보조한다.

신경
궁둥신경 L4, L5, S1–S3

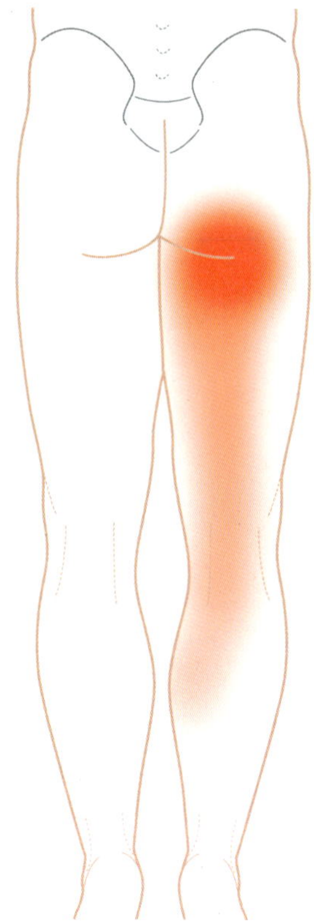

반힘줄모양근과 반막모양근

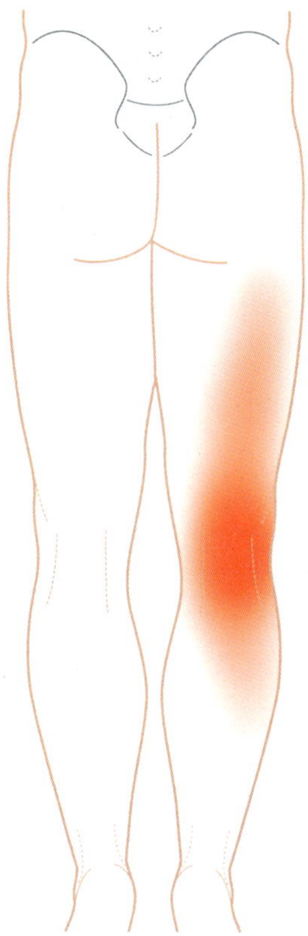

넙다리두갈래근

운동사슬

뒤넙다리근은 걷는 동안 무릎관절의 폄과 힙 굽힘을 감속시키기 위해서 편심적으로 수축하며, 그 동안 골반 안정에 매우 중요한 역할을 한다. 이 근육들은 뒤꿈치가 닿을 때 내회전을 감속시킨다. 뒤넙다리근은 큰볼기근 밑으로 사라지며 반대쪽 넓은등근이 주는 힘의 합해진 동작을 통해서 엉치엉덩관절의 힘 폐쇄를 제공한다. 이 힘은 엉치결절인대를 통해서 전달되며 등허리근막까지 올라간다.

근막 통증유발점

일반적으로, 통증은 볼기근들을 향해서 위쪽으로 전달되며 약간의 잔여통증이 무릎 바로 밑과 뒤로 뻗어 내려가서 장딴지근의 안쪽 근복까지 이어진다. 이 통증은 종종 좌골신경통으로 오인된다.
중간볼기근을 포함한 약하게 억제된 볼기근들은 허리네모근을 포함해서 뒤넙다리근과 허리세움근 안에 근막 통증유발점들을 만들 수 있다. 결국, 뒤넙다리근은 볼기근들이 되려고 하고 허리 근육들은 뒤넙다리근이 되려고 한다.

치료사 가이드라인

환자 자세잡기

엎드린다.

니들 종류

0.25 – 0.30 mm × 30 – 50 mm 니들

니들 방향

편평 촉진 또는 집게손가락을 사용해서, 감지할 수 있는 단단한 띠(taut band) 안에 있는 근막 통증유발점을 찾아서 잡고 있어라. 니들을 자입하는데, 넙다리의 안쪽면을 향해서(반막모양근, 반힘줄모양근) 또는 바깥쪽을 향해서(넙다리두갈래근) 근막 통증유발점 속으로 자입해라.

주의사항

넙다리 뒤쪽 정중선을 따라 위치한 궁둥신경에 자입하면 안 된다.

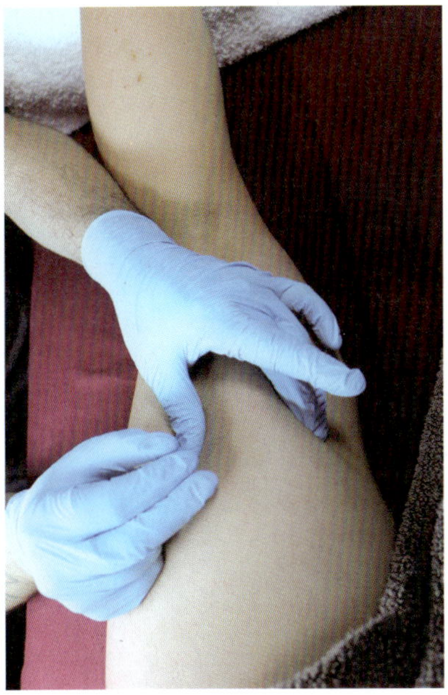
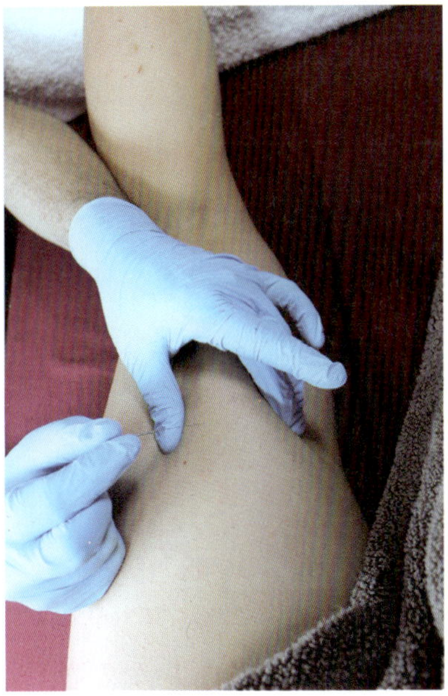
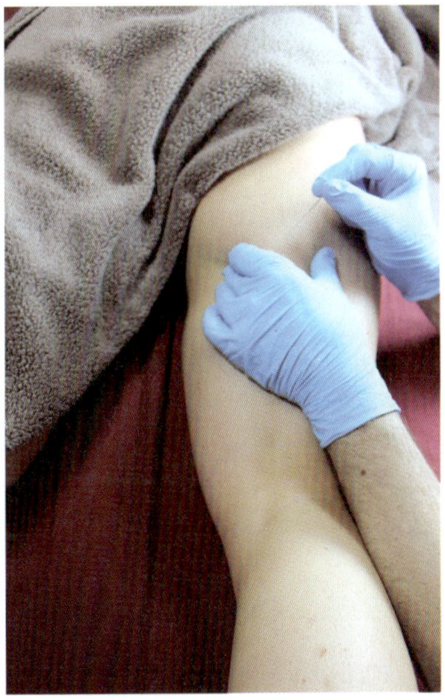

뒤넙다리근, 엎드린 자세

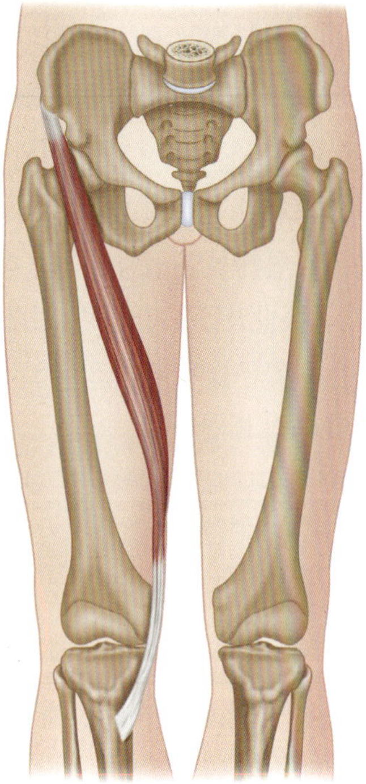

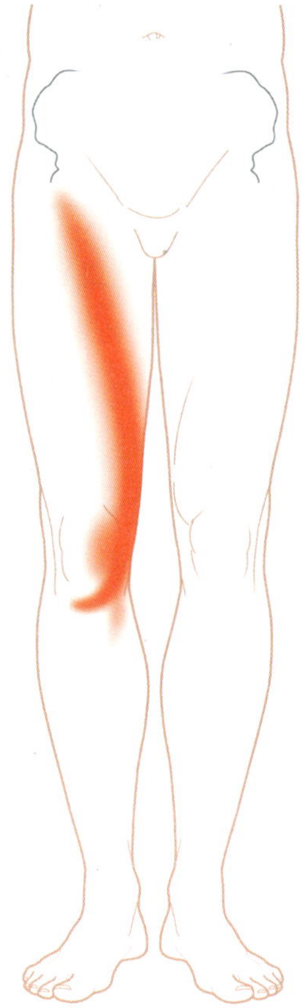

라틴어: *sartor*, 재단사

기시

앞위엉덩뼈가시(ASIS)

종지

정강뼈대 안쪽 면의 위쪽면, 정강결절과 가깝다.

동작

힙관절을 굽히고 바깥쪽으로 돌리며 무릎을 굽힌다 (재단사의 근육이라 불리운다).

신경

넙다리신경의 앞쪽 가지 L2–L4

운동사슬

넙다리빗근 힙관절에서 폄과 내회전 그리고 무릎에서 폄을 감속시킨다. 고려해야 할 위성 근막 통증유발점들은 넙다리곧은근, 안쪽넓은근, 두덩근 및 긴/짧은/큰모음근 등이다.

근막 통증유발점

심한 화끈거림과 날카로운 얼얼한 통증 또는 감각이 무릎덮개 그리고 넙다리 앞쪽 안쪽면을 따라 느껴진다. 일반적으로, 이것은 깊숙한 무릎 통증으로 느껴지지는 않는다. 슬개골연골연화증(Runner's knee라 불리운다)에 대한 검사가 필요하다.

치료사 가이드라인

환자 자세잡기

똑바로 누워 넙다리를 약간 외회전 시킨다.

니들 종류

0.25 – 0.30 mm × 30 mm 니들

니들 방향

근육을 찾아서 안팎 동작(in-and-out motions)으로 하되 약간 각진 방향으로 자입한다.

주의사항

넙다리 신경혈관 구조들은 넙다리빗근의 안쪽 가장자리, 위쪽 부분에 위치하는 반면 이 근육은 신경혈관다발 위로 넙다리뼈 중간 아래 주위에서부터 시작된다. 이 신경들과 혈관들을 피해야만 한다.

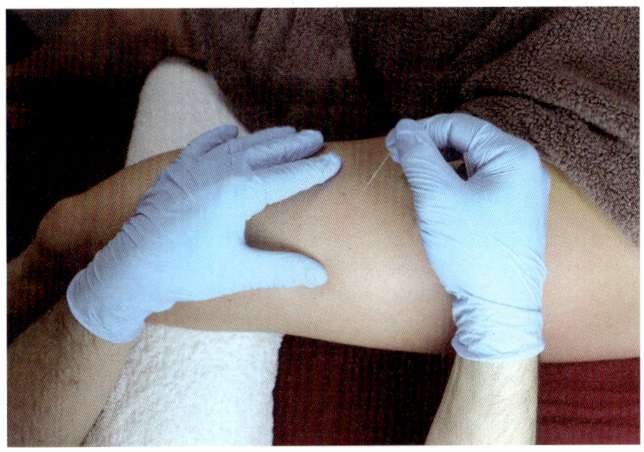

넙다리빗근, 넙다리를 약간 외회전한 채 똑바로 누운 자세

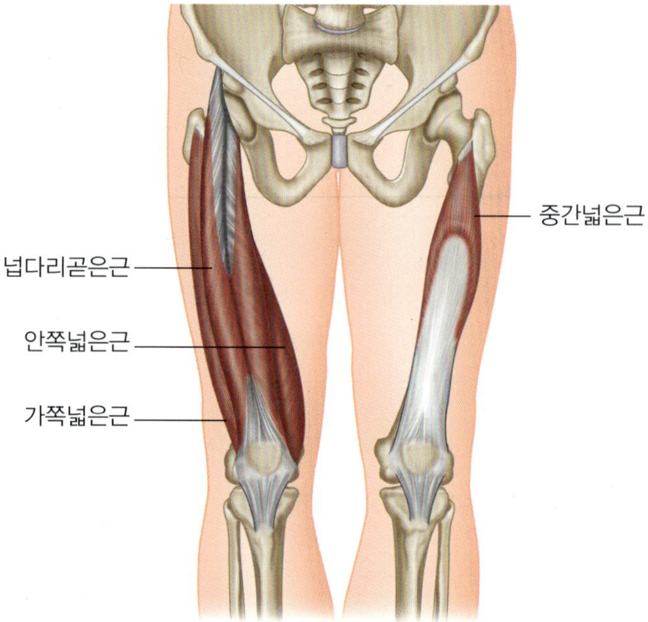

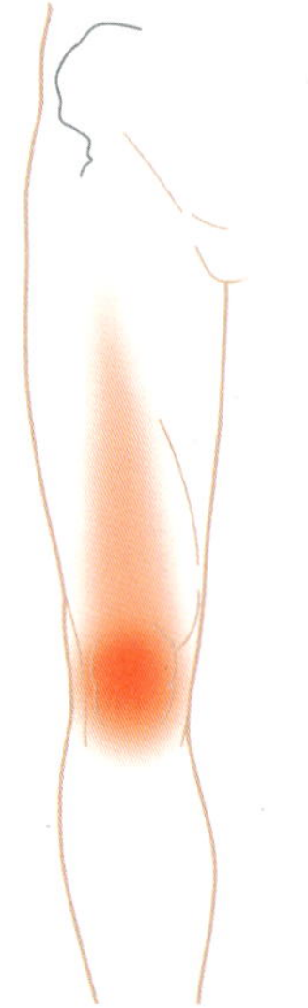
넙다리곧은근의 연관 양상.

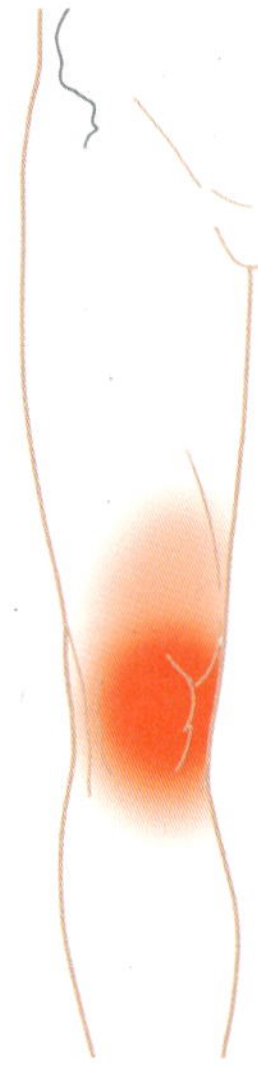
아래쪽 근육 TrPs의 연관 양상.

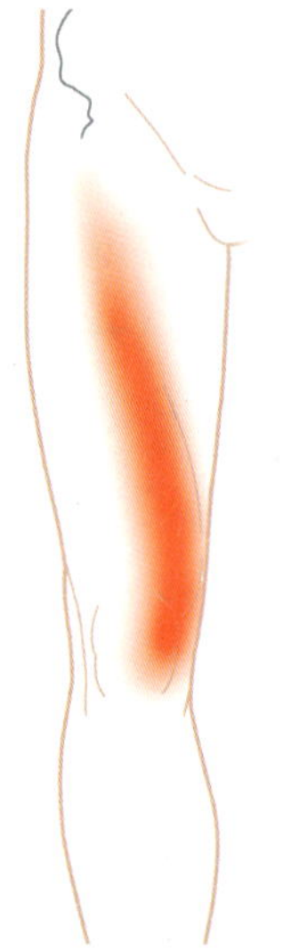
위쪽 근육 TrPs의 연관 양상.

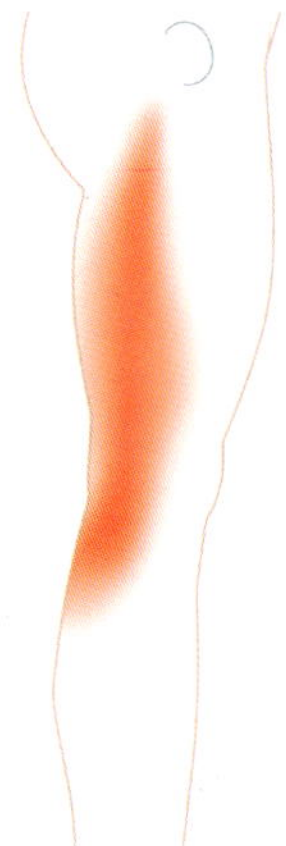
Hornets' nest 뒤쪽

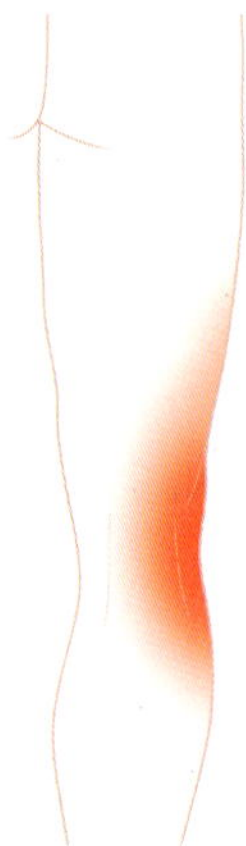
Hornets' nest 아래와 뒤쪽

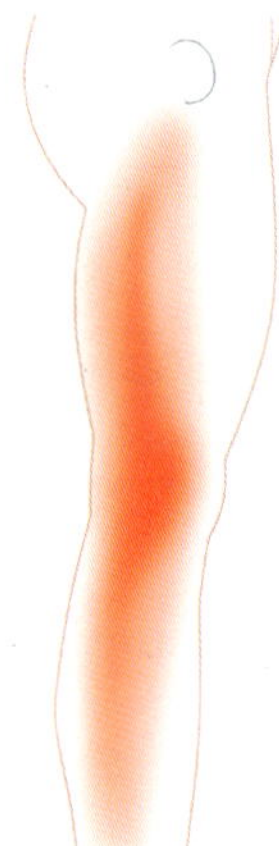
Hornets' nest 아래

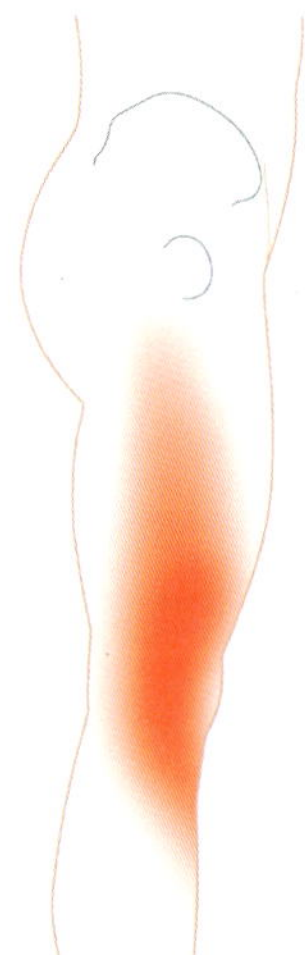
Hornets' nest 아래와 앞쪽.

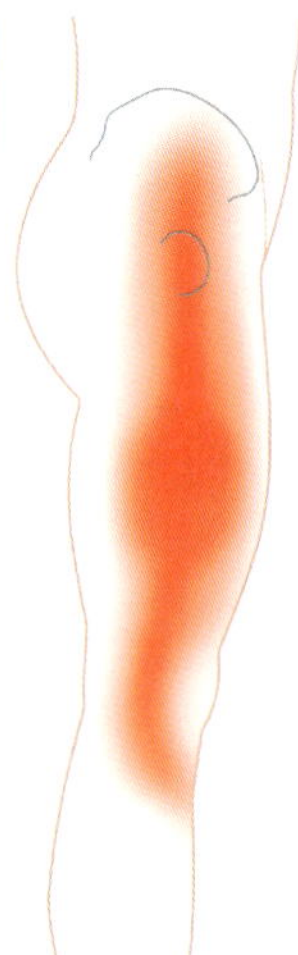
Hornets' nest.

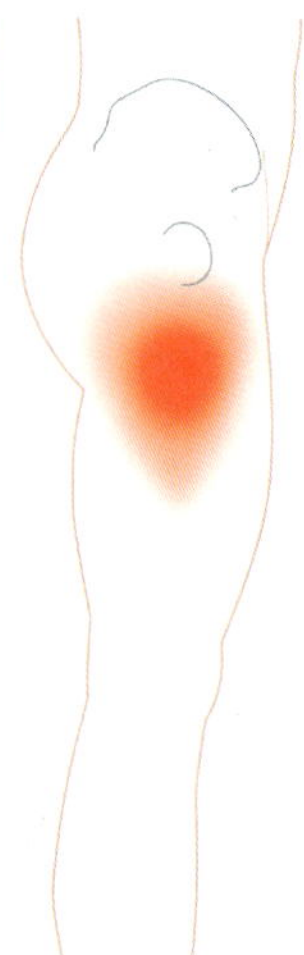
위쪽 부착.

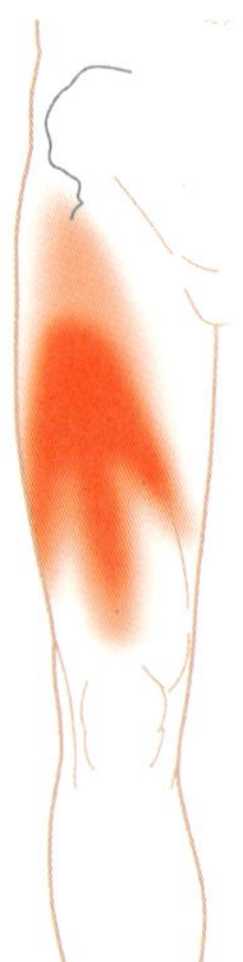
중간넓은근의 연관 양상.

라틴어: *quadriceps*, 머리 넷

기시

넙다리곧은근: 앞아래엉덩뼈가시(AIIS)와 함몰절구 테두리 위 홈

안쪽넓은근: 앞쪽 돌기사이선, 넙다리뼈거친면의 안쪽 모서리 및 안쪽 관절구위선의 몸쪽면. 흥미로운 것은 긴모음근과 큰모음근의 힘줄 그리고 안쪽 돌기사이 격막으로 가는 부착이다.

가쪽넓은근: 돌기사이선과 큰돌기, 볼기결절과 넙다리뼈거친면의 가쪽면 그리고 가쪽 근육사이 격막

중간넓은근: 넙다리뼈 몸쪽 2/3의 앞쪽 바깥쪽면, 넙다리뼈거친면의 먼쪽 반 그리고 바깥쪽 근육사이격막

무릎관절: 중간넓은근 밑 앞쪽 넙다리뼈에서 오는 두개의 조각들 (관절낭을 위쪽으로 당긴다)

종지

모든 넙다리네갈래근들은 무릎덮개를 싸는데, 각각은 무릎덮개에 작용하는 독특하고 특정한 당김선 또는 방향력을 갖고 있다. 그들은 공통힘줄을 함께 나누며 정강결절에 부착된다.

동작

무릎관절을 편다. 넙다리곧은근은 부가적으로 힙관절을 굽힌다.

신경

넙다리신경 L2–L4

운동사슬

넙다리네갈래근들은 골반 회전(앞쪽), 무릎덮개 주행 및 무릎 위치잡기에 중요한 영향을 준다.
넙다리네갈래근의 단축은 궁극적으로 머리와 목 위치잡기에 영향을 주며, 발과 발목 움직임에 영향을 준다. 보행 주기에서 뒤꿈치가 닿는 동안 편심 수축은 무릎 굽힘, 내전 및 내회전을 감속시킨다. 넙다리곧은근은 걷는 동안 편심적으로 힙 폄과 무릎 굽힘을 감속시킨다. 모든 넙다리네갈래근들의 상호 관계는 무릎에 다이내믹한 안정을 준다.

근막 통증유발점

깊숙한 치통같은 통증으로 무릎관절 안에서 또는 무릎을 포함한 넙다리의 바깥쪽 또는 안쪽면을 포함한다.

치료사 가이드라인

환자 자세잡기

베개로 무릎을 받히고 똑바로 눕는다.

니들 종류

0.25 – 0.30 mm × 30 mm 니들

니들 방향

편평 촉진을 사용해서 감지할 수 있는 단단한 띠(taut band) 안에 있는 근막 통증유발점을 찾아서 잡고 있어라. 니들을 자입하고, 넙다리뼈 앞면을 향하게 해라

주의사항

그 근육 밑을 지나가는 넙다리동맥을 피하기 위해서 니들 전체 길이를 자입하면 안 된다.

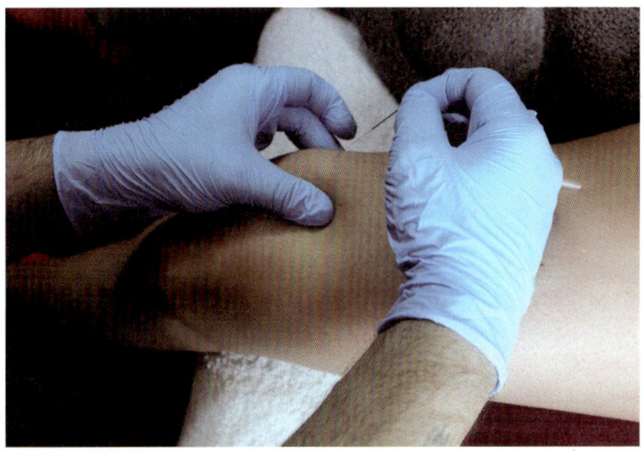

넙다리곧은근, 무릎을 받히고 똑바로 누운 자세

안쪽빗넓은근에 관한 몇 마디

일부 해부학자들은 안쪽빗넓은근 섬유들을 분리된 그리고 기능적으로 분명한 구조라고 생각한다.
빗 섬유들은 넙다리곧은근의 힘줄과 무릎덮개의 안쪽 가장자리 그리고 정강뼈의 앞쪽 안쪽 관절구에 붙는다. 흥미로운 것은 정강뼈에 붙기 위해서 무릎관절을 가로지르는 연장(expansions)은 이 부위의 관절낭을 대체하며, 그런 다음 정강결절을 싸고 있는 깊은 근막과 융합되는 것이다.

9 다리와 발 근육들

Muscles of the Leg and Foot

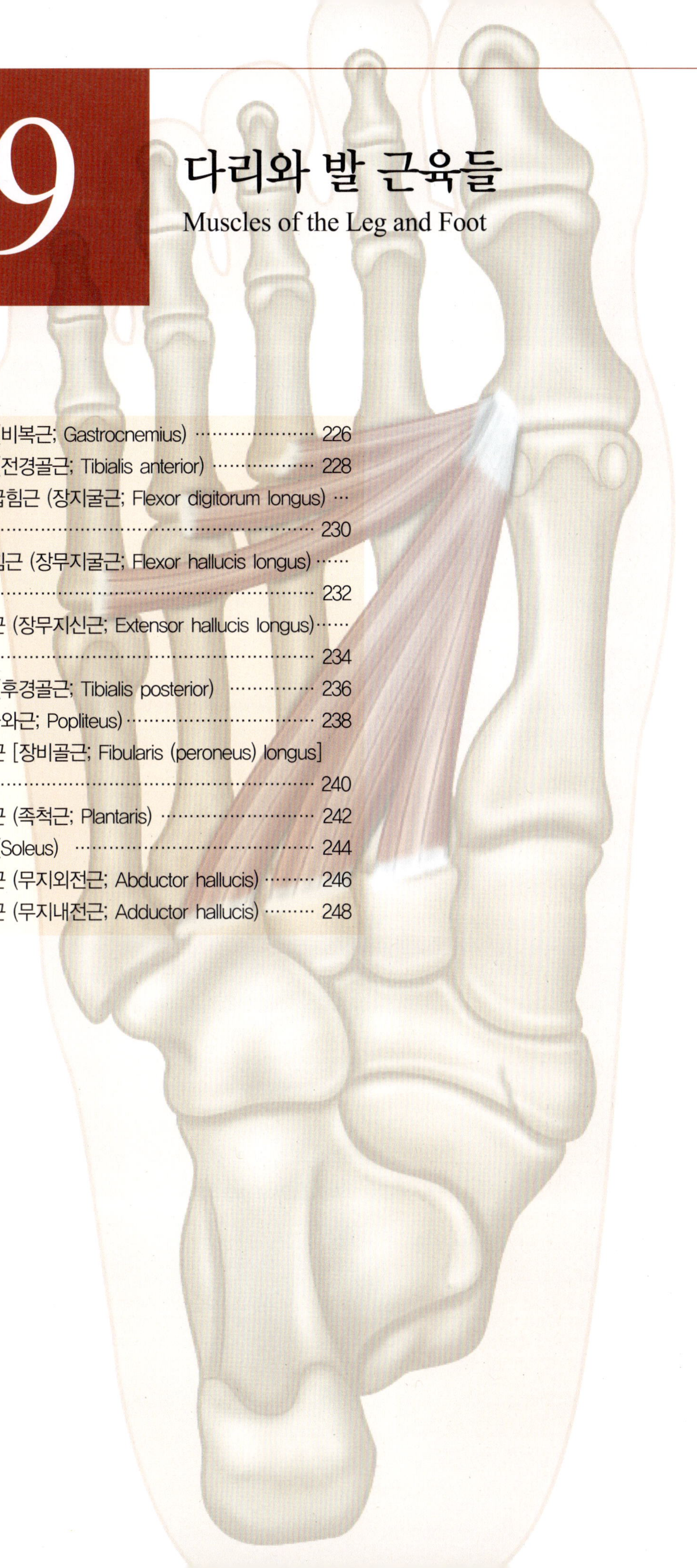

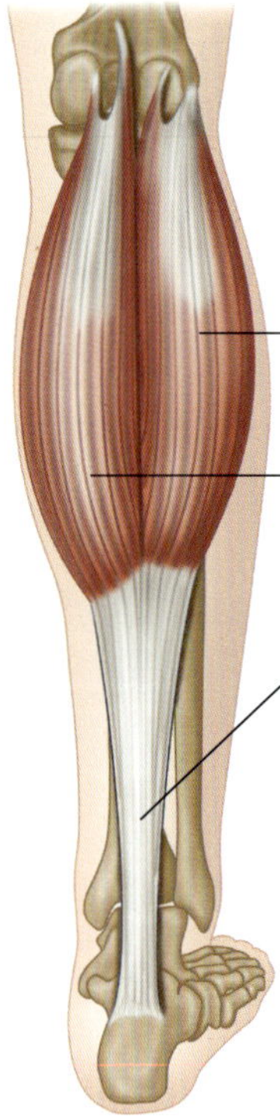

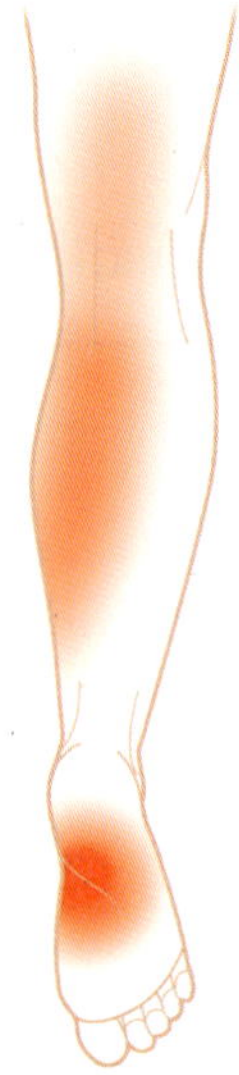

이 연관 양상은 위쪽 안쪽 머리 부위에 있는 TrPs 에서 온다.

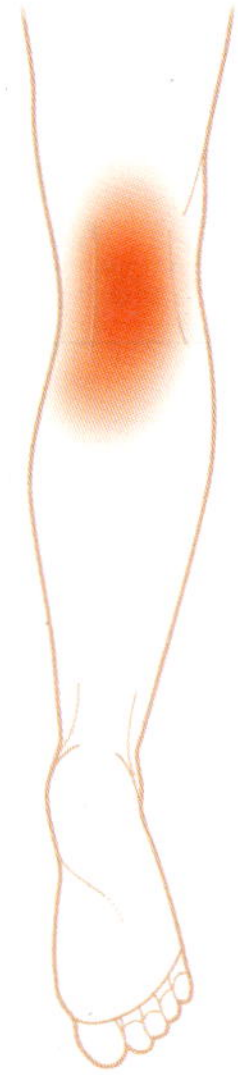

이 연관 양상은 제일 위쪽 안쪽 머리와 이것의 건 부착에 있는 TrPs에서 온다.

그리스어: *gaster*, 복부; *kneme*, 아래 다리

기시
넙다리뼈 안쪽 바깥쪽 관절구들, 무릎관절의 낭 및 빗오금인대

종지
발꿈치뼈 뒷면

동작
걷거나 달릴 때, 장딴지근은 상당한 힘을 만들어서, 우리 몸을 점프하게 추진시킨다. 파워풀한 발바닥굽힘근인 이 근육은 넙다리뼈 내회전을 감속하는데 보조를 하기 위해서 편심적으로 수축하고 보행의 밀어내는(push-off) 단계 동안 무릎 외회전을 보조하며 스윙 단계에서 무릎 굽힘을 돕는다.

신경
정강신경 S1, S2

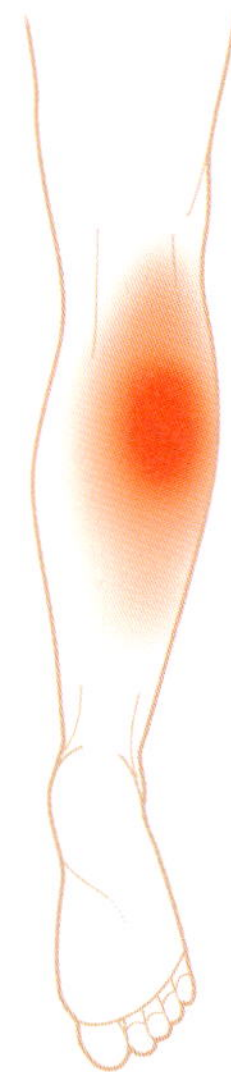

이 연관 양상은 중간 가쪽 머리 부위에 있는 TrPs 에서 온다.

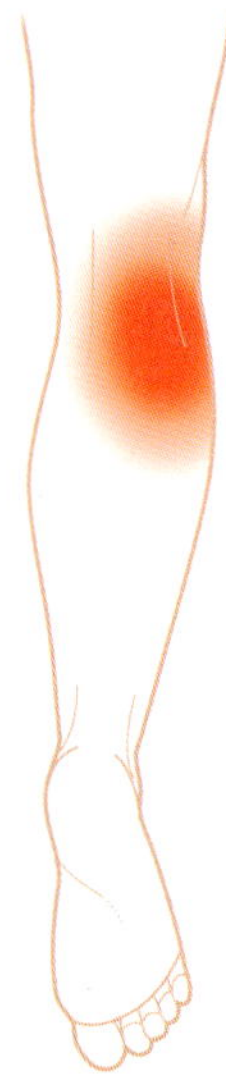

이 연관 양상은 위쪽 안쪽 머리 부위와 그것의 힘줄 부착에 있는 TrPs에서 온다.

운동사슬

장딴지근 머리들과 뒤넙다리근의 힘줄의 관계가 기계-기반(machine-based) 운동을 할 때 고려되어야 한다. 발의 발바닥 근육들과 공유된 근막은 운동사슬 위아래 둘 다에서 균형의 필요성을 강조할 수 있다. 이 근육은 보행에서 발목 폄을 편심적으로 감속시킨다.

근막 통증유발점

여러 근막 통증유발점들이 이 근육 안에서 형성되고 통증 및 뻣뻣한 감각 또는 장력을 발의 안쪽 발바닥면에 전달하며, 퍼진 통증이 근복(gaster)의 하나 또는 둘 다로 이어진다. 또한 통증은 위로 올라가서 안쪽 뒤넙다리근으로도 이동할 수 있다. 일반적으로, 사람들은 이 증상을 없애기 위해서 스트레칭을 한다. 이것은 근방추 반응을 자극해서 증상들을 더 복잡하게 만들 뿐이다. 단축된, 긴장이 과도한 근육들 및 근막 이동을 찾기 위해서 후방 운동사슬이 평가되어야 한다.

치료사 가이드라인

환자 자세잡기

엎드려서 발목을 받힌다.

니들 종류

0.25 – 0.30 mm × 30 mm 니들

니들 방향

근막 통증유발점을 찾아서 바깥쪽에서 안쪽 방향으로 (안쪽 머리) 근복에 니들을 자입하거나 안쪽에서 바깥쪽 방향으로 (바깥쪽 머리) 근복에 자입해라.

주의사항

오금 구조들을 피하기 위해서 무릎 아래쪽에 위치하면서, 치료사는 종아리, 정강이 및 장딴지 신경들 및 관련 혈관들의 위치를 정확하게 알아야 한다. 신경혈관 구조들이 매우 가깝게 있기 때문에 천천히 치료하며 환자의 피드백을 살펴라.

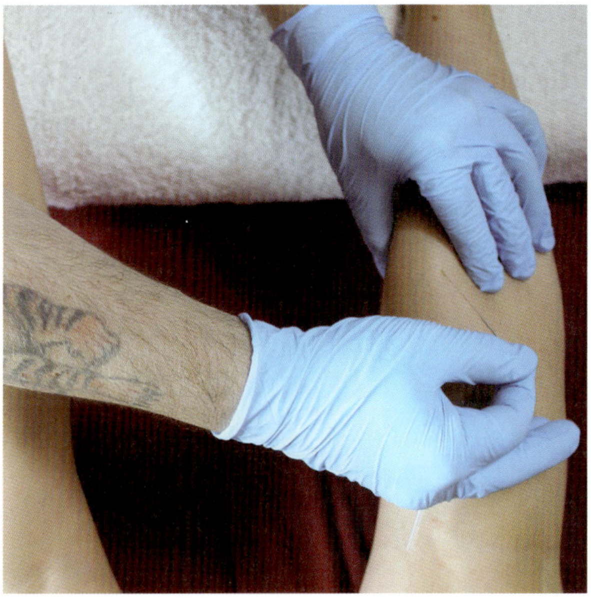

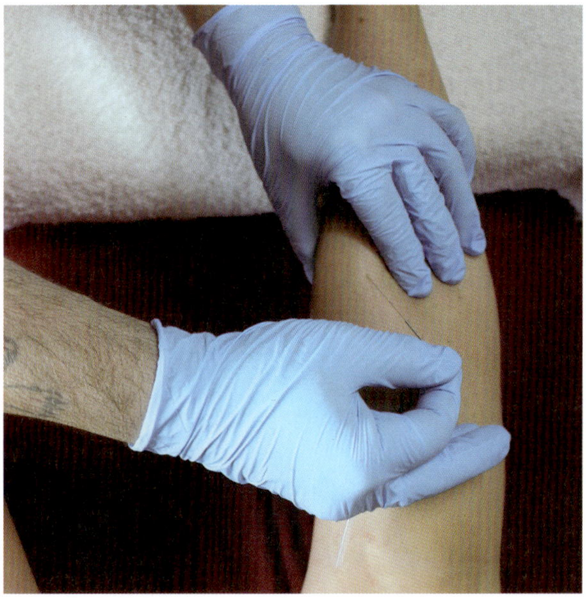

장딴지근, 발목을 받힌 채 엎드린 자세

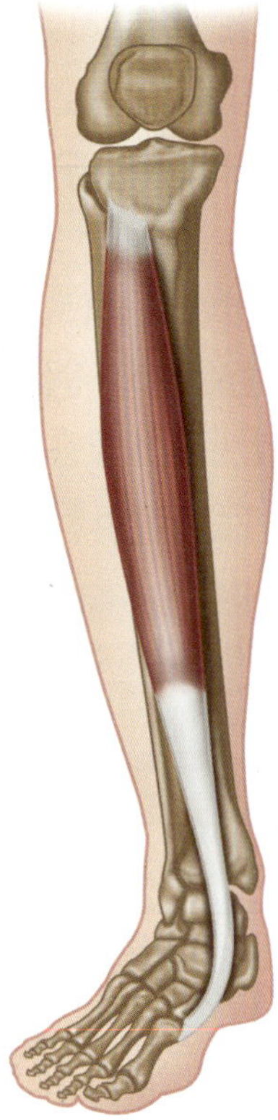

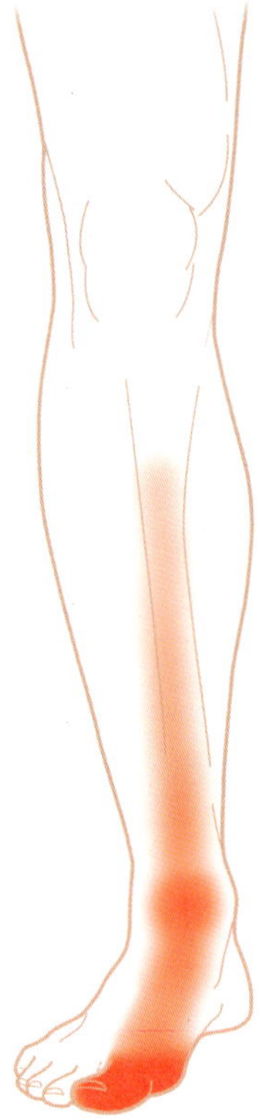

라틴어: *tibialis*, 정강이; *anterior*, 앞

기시

정강뼈 바깥쪽면의 몸쪽 2/3과 바깥쪽 관절구, 뼈사이막, 깊은 근막 및 바깥쪽 근육사이격막

종지

안쪽 쐐기뼈의 안쪽과 발바닥면 그리고 발허리뼈 뿌리

동작

발목관절을 발등쪽으로 굽히고 발 뒤집는 것을 보조한다. 편심적으로 수축할 때, 뒤꿈치-닿기에서 발바닥 굽힘을 그리고 보행 주기 중 중간 입각기(mid-stance)에서 중간발(mid-foot)의 외번을 감속시킨다. 중간발목 관절(mid-tarsal joint)에 활발한 안정을 제공하며 뒤꿈치-닿기 전에 발의 회외를 가속시킨다.

신경

깊은종아리신경 L4, L5, S1

운동사슬

상호억제의 결과로 앞정강근은 약화되고 길어지며 팽팽해져서 발은 과도한 회내나 평발 같은 외번상태에 이르기 쉽다. 짧고, 경련성 또는 구축된 종아리근들은 이 억제를 촉진시키며 그 결과, 발바닥의 세 개의 아치들에 연조직 지지대를 감소시킨다.

근막 통증유발점

앞정강근의 근막 통증유발점들은 엄지발가락까지 아래로 이어진다. 또한 이 근육 힘줄이 지지띠를 지나가므로, 통증은 발목에서 (앞쪽안쪽) 느껴질 수도 있다. 발의 무너진 아치는 앞정강근에 편심적 하중을 주는 반면, 과도하게 수축된 종아리근들은 이 근육 안에서 더 억제될 것이다. 대체로, 근막 통증유발점 발달을 위한 좋지 않은 방법이다.

치료사 가이드라인

환자 자세잡기

똑바로 누워 무릎 아래를 쿠션으로 받힌다.

니들 종류

0.25 – 0.30 mm × 30 mm 니들

니들 방향

집게손가락 또는 편평 촉진을 사용해서 근육을 찾은 다음, 위쪽에서 아래쪽 방향으로 자입한다.

주의사항

이 근육의 깊숙한 바깥쪽은 깊은종아리신경과 앞쪽 정강동맥과 정맥이 지나가는 길이다.

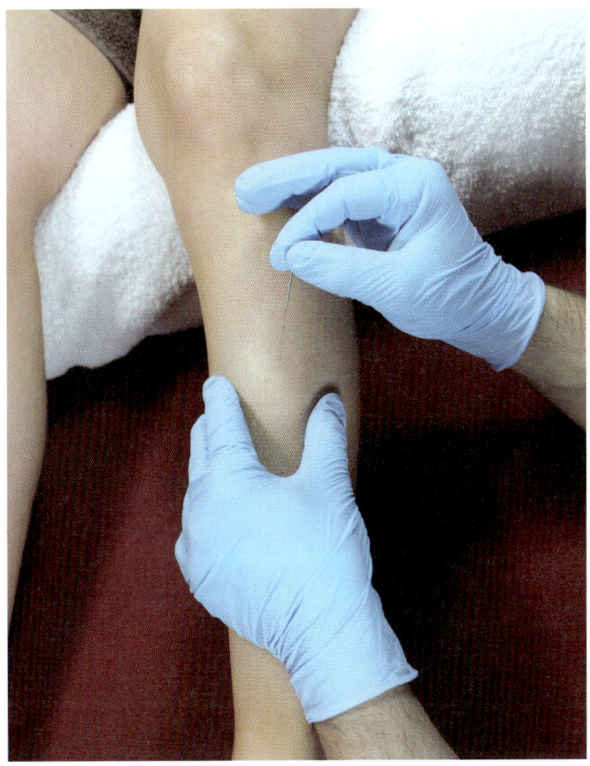

앞정강근, 무릎을 받힌 채 똑바로 누운 자세

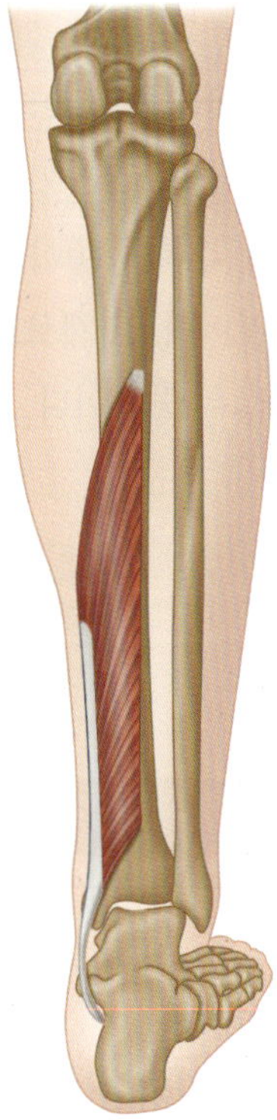

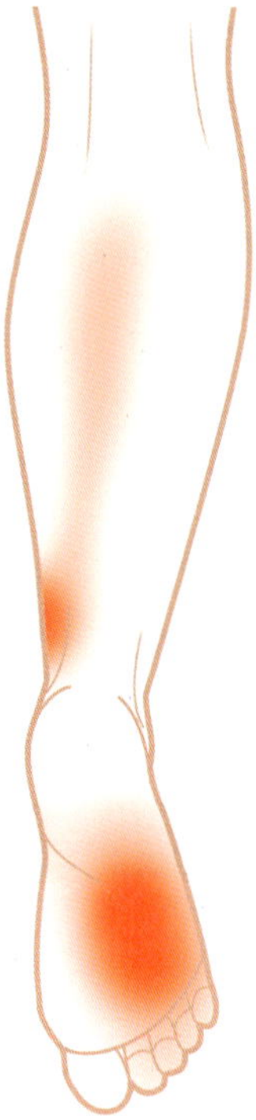

라틴어: *flectere*, 굽히다. *digitorum*, 발가락/손가락; *longus*, 긴

기시

정강뼈 뒷면의 안쪽 부분, 가자미선 아래

종지

둘째-다섯째 발가락의 말단 발가락뼈의 밑부분

동작

2-5 번째 발가락들의 관절들 모두를 굽힌다 (걸을 때 발이 지면을 꽉 잡게 해 준다). 발목관절의 발바닥 쪽 굽힘과 내번을 돕는다.

신경

정강신경 L5, S1, S2

운동사슬

이 근육은 발가락 폄, 발목의 발등쪽 굽힘 및 발목 외번을 감속시킨다. 억제된 긴발가락굽힘근은 발목 또는 무릎에 연조직 장애를 일으키거나 또는 더 위쪽으로 운동 사슬에 문제를 유발할 수 있다.

근막 통증유발점

긴발가락굽힘근은 관련된 발바닥 근육들과 함께 발과 발가락에 통증 및/또는 허약을 만든다. 발 꼭대기 또는 발등면에 일반적으로 나타나는 통증은 때로는 정강이 앞쪽면까지 퍼진다.

치료사 가이드라인

환자 자세잡기

엎드린다.

니들 종류

0.25 – 0.30 mm × 30 mm 니들

니들 방향

근육을 찾아서 뒤쪽에서 앞쪽 방향으로 자입한다.

주의사항

정강신경 및 관련된 혈관들을 피해라.

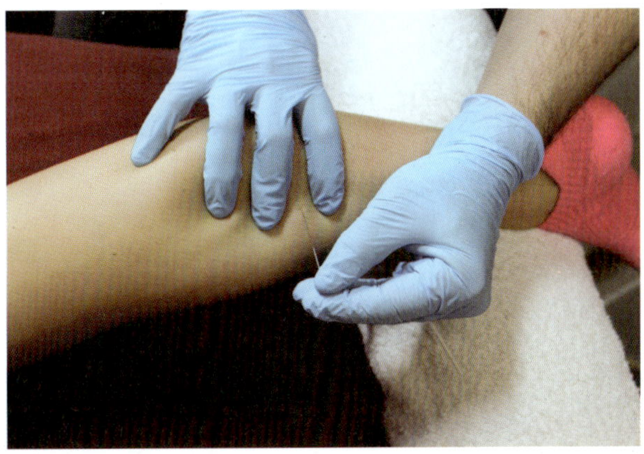

긴발가락굽힘근, 엎드린 자세

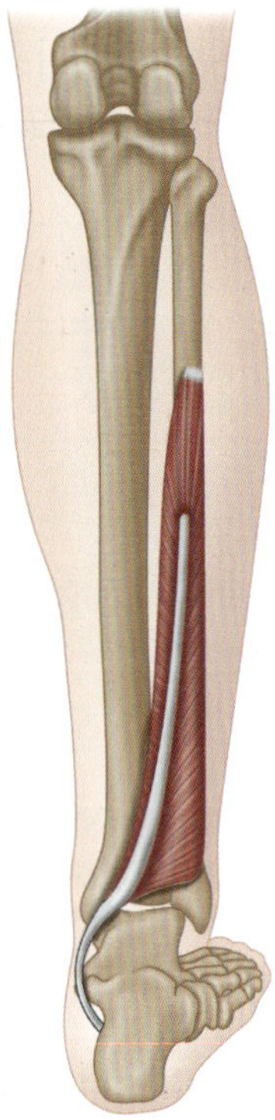

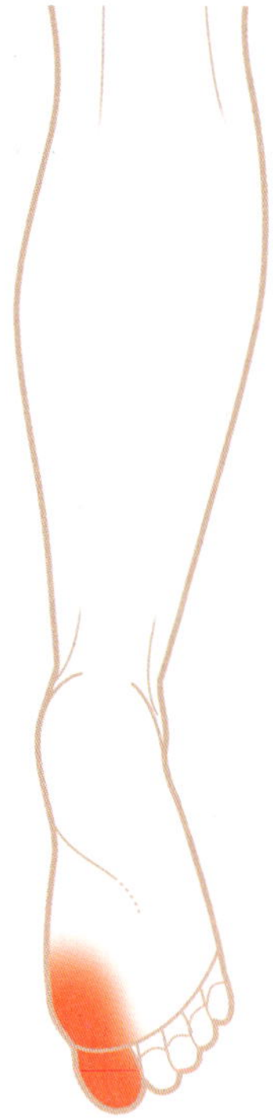

라틴어: *flectere*, 굽히다. *hallucis*, 엄지발가락; *longus*, 긴

기시

종아리뼈 뒷면의 아래쪽 2/3, 뼈사이막 및 인접 근육사이격막

종지

엄지발가락 말단 발가락뼈의 기저부

동작

엄지의 모든 관절들을 굽히며, 보행시 발의 최종 추진력에 매우 중요한 역할을 한다. 발바닥 쪽 굽힘과 발목의 내번을 보조한다.

신경

정강신경 L5, S1, S2

운동사슬

구조적 또는 연조직이 관련된 발 전체 그리고 해부학적 다리 운동학적 문제들은 운동 사슬에 더 많은 악영향을 미칠 수 있다. 이는 결국, 근좌상(strain)과 근막 통증유발점을 형성시킨다.

근막 통증유발점

통증은 엄지로 전달되는데 주로 발바닥면에 국한되어 종종 통풍으로 오인된다. 통증이 종종 뻣뻣함을 동반한 타는 듯한 느낌이기 때문이다.

치료사 가이드라인

환자 자세잡기

엎드린다.

니들 종류

0.25 – 0.30 mm × 30 mm 니들

니들 방향

편평 촉진을 사용해서 감지할 수 있는 단단한 띠 (taut band) 안에 있는 근막 통증유발점을 찾아서 잡고 있어라. 안쪽에서 바깥쪽으로 근막 통증유발점을 향하여 니들을 자입하는데, 종아리뼈와 같은 방향이다.

주의사항

후방 구획 안에서 달리는 신경혈관 구조들을 피해야 한다.

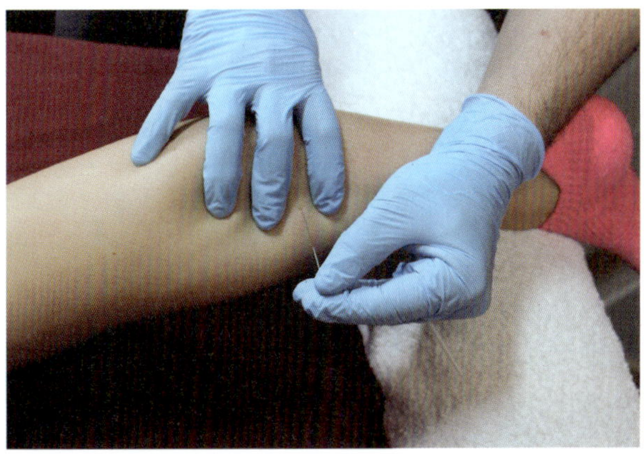

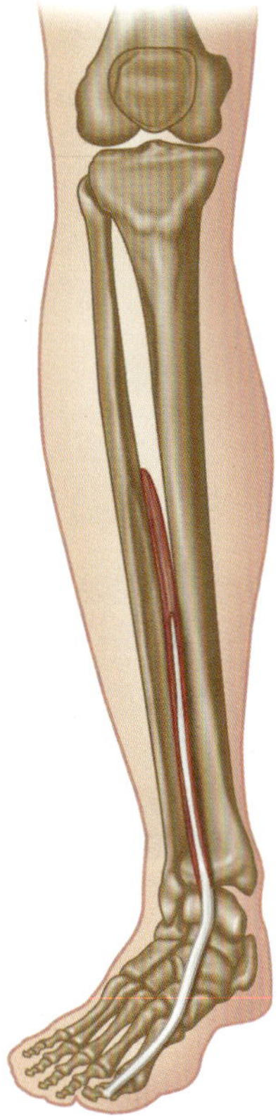

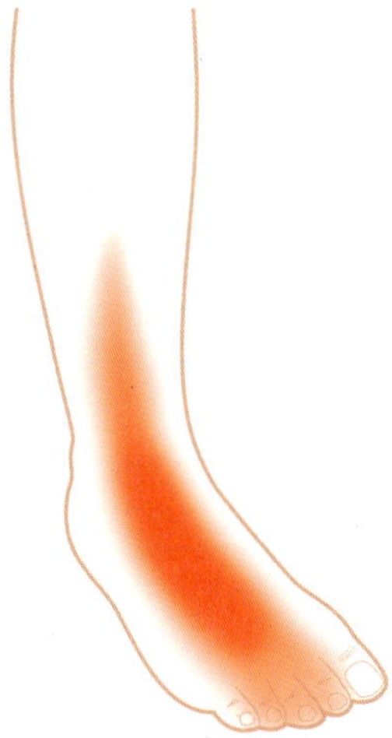

라틴어: *extendere*, 펴다. *hallucis*, 엄지발가락; *longus*, 긴

기시

종아리뼈 앞면의 중간 반 그리고 인접한 뼈사이막

종지

엄지발가락 말단 발가락뼈의 기저부

동작

엄지의 모든 관절들을 편다. 발목관절을 발등쪽으로 굽힌다. 발목관절의 내번을 보조한다.

신경

깊은종아리신경 L4, L5, S1

운동사슬

긴엄지폄근은 경련성 활동을 잘 만들고 종아리뼈의 내회전을 이끌 수 있어서 운동 사슬의 위 아래로 운동학적 변화를 만든다.

근막 통증유발점

통증과 압통이 일차적으로 발바닥에서 느껴지며 엄지의 발바닥 면으로까지 통증이 파급된다. 종종 통풍 또는 관절염으로 오인되는데, 이 통증은 날카롭고 찌르는 듯하며 때때로 운동 사슬 위로 짧게 뻗어가지만 발뒤꿈치까지 이동하지는 않는다.

치료사 가이드라인

환자 자세잡기

똑바로 누워서 무릎을 받힌다.

니들 종류

0.25 – 0.30 mm × 30 mm 니들

니들 방향

긴엄지폄근은 앞정강근과 긴발가락폄근 사이의 깊숙한 곳에 있으므로 니들링을 위해서는 위안쪽에서 아래바깥쪽으로 자입해야 한다.

주의사항

종아리뼈 앞면의 중간 절반 부위에서 니들링이 바깥쪽에서 안쪽을 향한다면 깊은종아리신경과 관련 혈관을 건드릴 수 있으므로 주의해야 한다. 앞정강근과 긴엄지폄근의 안쪽 부분은 이러한 신경혈관 다발을 덮고 있어서 안전한 니들 적용을 위한 해부학적 랜드마크들을 점검해야 한다.

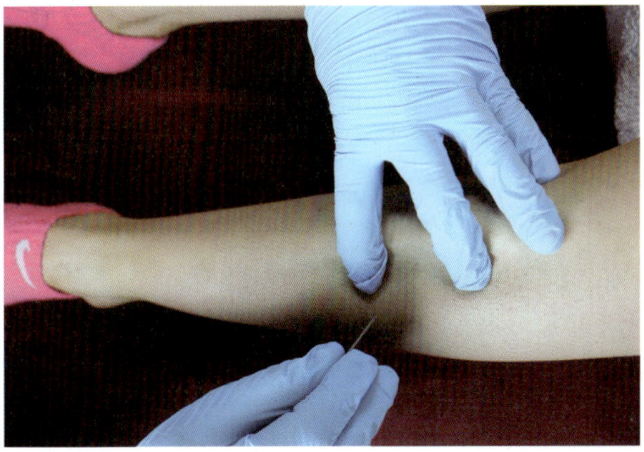

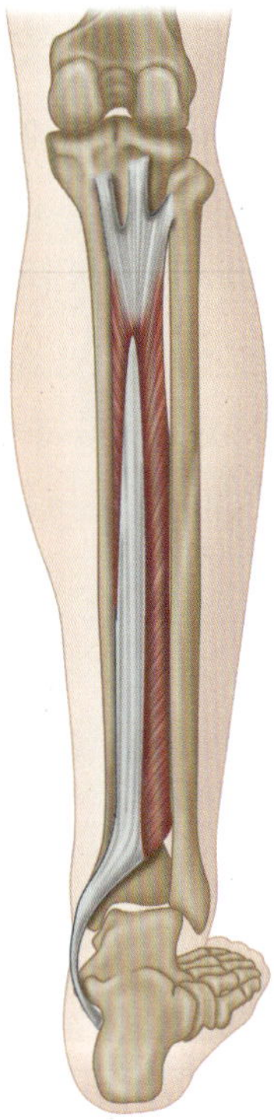

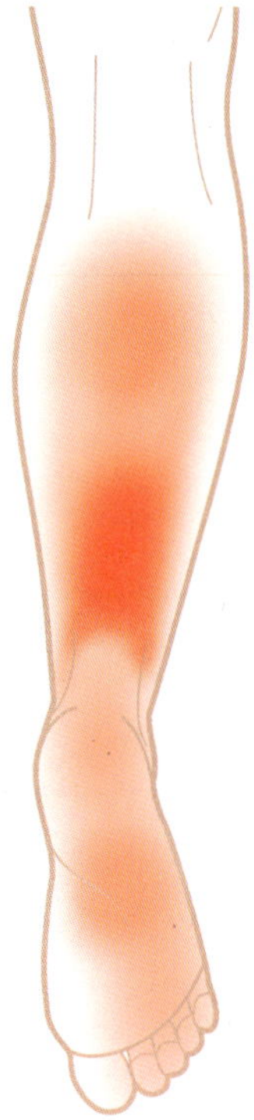

라틴어: *tibialis*, 정강이; *posterior*, 뒤

기시
정강뼈 뒷면의 측면 절반 위쪽, 대부분의 뼈사이막 그리고 뒤쪽 종아리뼈와 이것을 뒤쪽에서 덮는 근막

종지
발배뼈 결절과 안쪽 쐐기뼈의 발바닥면. 모든 발목뼈들의 발바닥면에 부착하는 힘줄성 연장들 (목말뼈 제외), 목말받침돌기의 꼭대기 그리고 중간 세 개 발허리뼈들의 기저부

동작
발바닥 굽힘과 발목을 내번(회외)시킨다. 편심적으로, 목말밑관절 회내를 감속시키는데 목말밑 외번과 정강뼈 내회전을 제어하고 그리고 목말발배관절을 역동적으로 안정시키기 때문이다. 보행의 밀어내는 단계(push-off)에서 발바닥굽힘과 내번을 보조한다.

신경
정강신경의 분지 L4, L5, S1

운동사슬

뒤정강근은 발바닥으로 깊숙이 내려가며 그것을 토대로 우리 모두가 선다. 상호억제 때문에 뒤정강근은 신경학적으로 허약해서 아치 지지를 해롭게 만들 수 있다. 이것은 사슬 위로 악영향을 끼치는데 오금근, 후방 근육사이격막, 큰모음근 및 코어 근육이 영향을 받는다.

근막 통증유발점

대부분의 사람들은 뒤정강근에 있는 근막 통증유발점들을 아킬레스힘줄염, 발바닥근막염 또는 정강이 통증(shin splints)으로 오인한다. 걸을 때 아치 레벨의 안쪽 정강이나 발바닥이 아프다고 한다. 환자들은 종종 회내된 발(pronated foot)을 가지고 있다. 코어 안정성과 운동 사슬 온전성을 개선시키기 위해서 적절한 활동과 함께 기능학적 운동 사슬 평가가 필요하다.

치료사 가이드라인

환자 자세잡기

엎드려서 발목을 받힌다.

니들 종류

0.25 – 0.30 mm × 30 mm 니들

니들 방향

손가락 끝들과 엄지를 축으로 사용해서 장딴지근 안쪽 근복을 바깥쪽으로 끌어당겨서 근육을 찾아라. 손가락 끝으로 가자미근 깊숙이 뒤정강근을 촉진해라. 관상면을 가로질러 안팎으로 바로 자입한다.

주의사항

정확성을 위해서 정강뼈의 깊숙한 높이에 니들을 두어라. 그럼에도 불구하고 가자미근의 일부를 찌를 수도 있다. 이러한 측면 접근법(side approach)은 니들이 뼈사이막을 찌르지 않게 할 것이다.

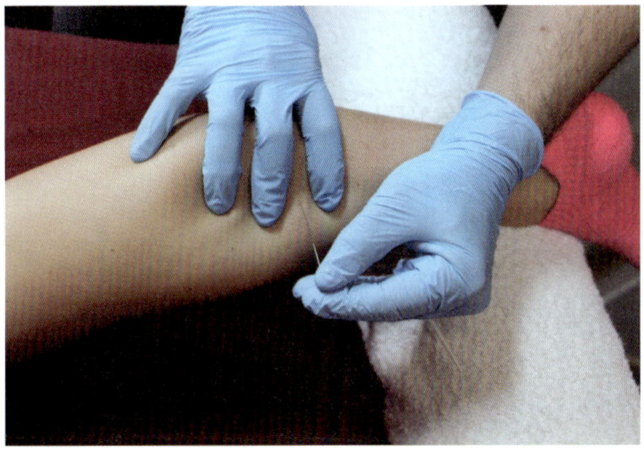

뒤정강근, 엎드려서 발목을 받힌다.

발바닥 굽힘에 관여된 다른 근육들을 찾는 것에 관한 몇 마디

긴엄지굽힘근과 긴발가락굽힘근은 하지의 후방구획에서 깊이 위치한 근육들로서, 발가락까지 내려가는 모든 길에 붙어있다. 또한 발바닥 굽힘은 뒤정강근을 포함한다. 서로 합해서, 이 근육들은 Tom, Dick과 Harry라고 불린다. 장딴지빗근은 작은 근복을 가지고 있는 근육이지만, 인체에서 가장 긴 힘줄을 가진다. 넙다리뼈 바깥쪽 관절구에 자리를 잡고 이것은 밑으로 내려가 발꿈치뼈에 붙으며, 장딴지근 및 가자미근과 함께 공통 발꿈치 힘줄을 서로 공유한다.

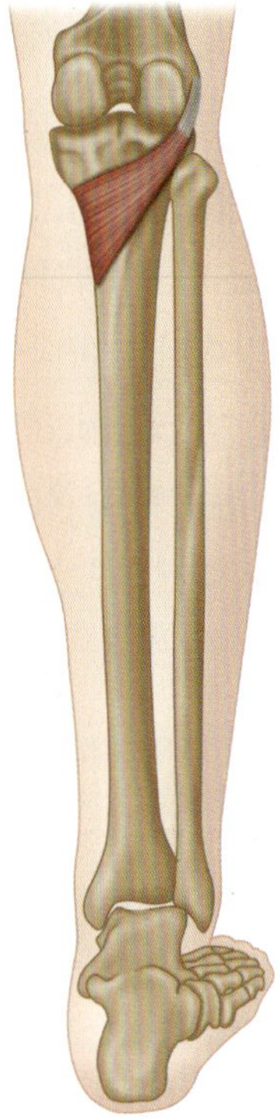

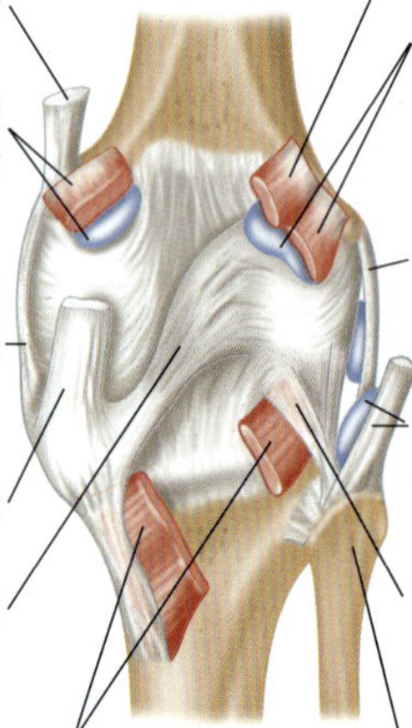

라틴어: *poples*, 햄(돼지 넓적다리 훈제)

기시

넙다리뼈 바깥쪽 관절구의 앞면 그리고 무릎관절의 빗오금인대. 이 근육은 강한 힘줄에 의해서 넙다리뼈 바깥쪽 관절구에 부착되며, 무릎관절낭 안으로 지나가서 외측 반월상연골을 포함할 수 있다.

종지

몸쪽 정강뼈 뒷면, 가자미근선 위

동작

넙다리에서 정강뼈를 안쪽으로 돌리며 무릎을 굽힌다 (체중 부하 없을 때). 발이 고정되어 있을 때 (닫힌 사슬 동역학), 정강뼈에서 넙다리뼈를 바깥쪽으로 돌리며 무릎관절을 굽힌다. 편심적으로, 정강뼈 내회전과 넙다리뼈 외회전을 감속시킨다. 뒤쪽-바깥쪽 안정에 있어서 이것의 기능은 매우 중요하다. 일부 해부학 논문들은 오금근을 외측 반월상연골을 뒤로 당기는 근육으로 기술하고 있다.

신경

정강신경 L4, L5, S1

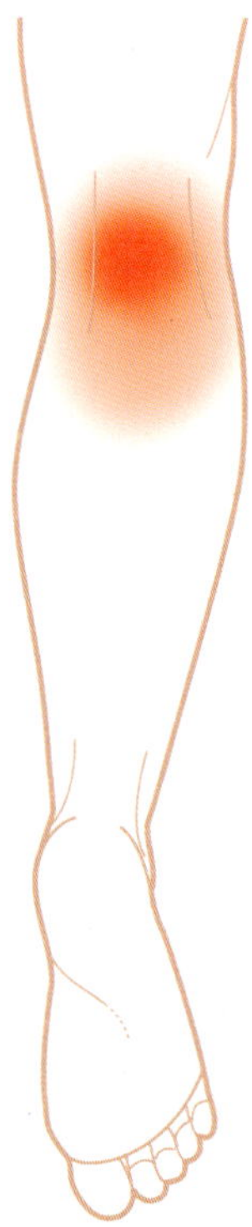

운동사슬

엎드린 자세의 레그컬(leg curls)과 같은 기계-기반 운동들은 오금근에 과도한 스트레스를 주어서 경련 및 감소된 나사 잠김(screw-home) 기능을 일으킨다. 이것은 차례로, 궁둥구멍근 및 깊은 힙 회전근들의 억제와 무릎의 과신전을 만들 수 있다. 해부학적 다리가 약간 내회전, 굽힘이 되어있는 것을 보고 근육이 단축된 것을 확인할 수 있다.

근막 통증유발점

오금근은 많은 스트레스를 주는 오용의 피해를 받는 근육이어서 결국, 근막 통증유발점들을 만들고 이는 무릎 뒤쪽에 통증으로 이어진다. 밤에는 통증이 줄어들거나 완전히 없어진다. 아침에 무릎관절이 종종 뻣뻣해지며, 해부학적 다리를 완전히 펼 수가 없다. 평가를 해 보면, 다리가 안쪽으로 돌아간 것처럼 보인다(무릎의 회전). 이것은 종종 관절들에서 그리고 코어 안에서 적절한 신경근육 안정성을 만들지 못한 채로 심한 스쿼트 운동을 한 결과다.

치료사 가이드라인

환자 자세잡기

엎드려서 발목을 받힌다.

니들 종류

0.25 – 0.30 mm × 30 mm 니들

니들 방향

안쪽 면에서부터 무릎 밑 2 cm, 앞쪽에서 뒤쪽 방향으로 니들을 향한다.

주의사항

이 부위는 신경혈관 구조들이 많은데, 정중선에 주로 위치해 있다. 천천히 치료해야 환자에게 어떤 신경 감각에 관한 피드백을 표시할 시간이 주어지는데, 이는 가까이에 두렁신경 또는 정강신경들이 지나가기 때문이다.

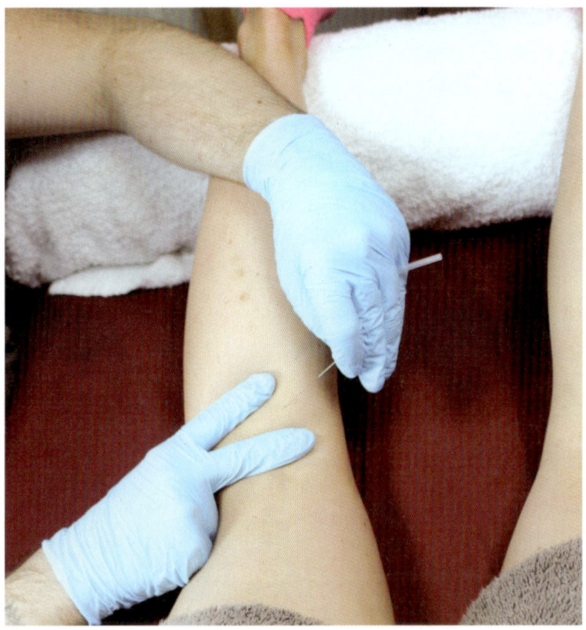

오금근, 발목을 받힌 채 엎드린 자세. 또한 똑바로 누워서도 이 근육을 치료할 수 있는데, 힙관절에서 하지를 외회전시키고 무릎을 약간 굽힌다.

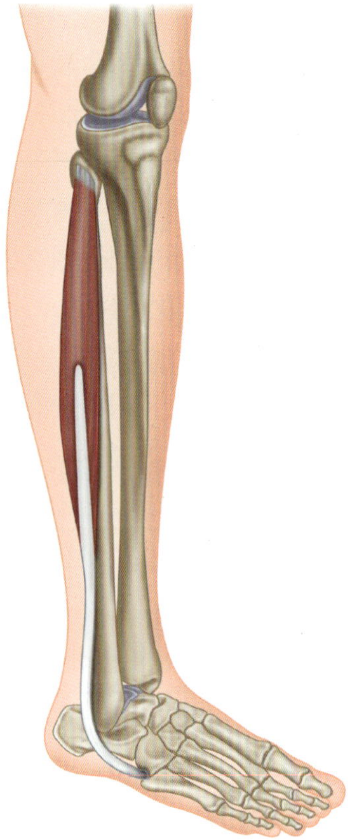

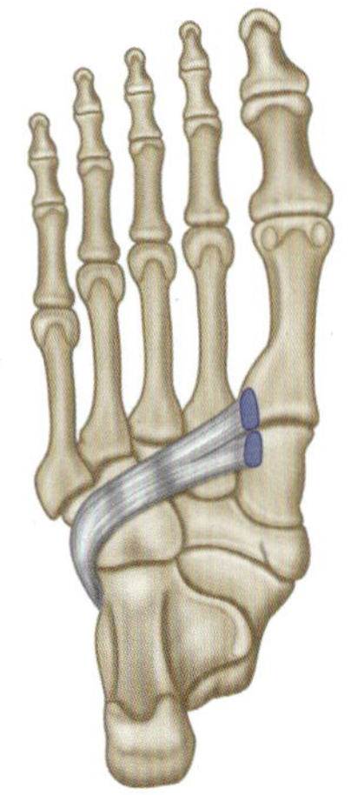

첫째 발허리뼈 뿌리에 종지 (우측 발바닥).

라틴어: *fibula*, 핀; longus, 긴. 그리스어: *perone*, 핀

기시

정강뼈 바깥쪽 관절구 (긴발가락폄근과 같이), 종아리뼈 바깥쪽면의 상부 2/3, 근육사이 격막 및 깊은 근막

종지

안쪽 쐐기뼈의 발바닥면과 바깥쪽면 및 첫째 발허리뼈 기저부

동작

발을 외번시키는 긴종아리근은 발목관절을 발바닥쪽으로 구부리는 것을 보조한다. 첫째 발허리뼈 머리를 누른다. 보행의 밀어내는 단계(push-off) 동안 편심적으로, 발목 발등굽힘과 목말밑관절의 내번을 감속시킨다.

신경

얕은종아리신경 L4, L5, S1

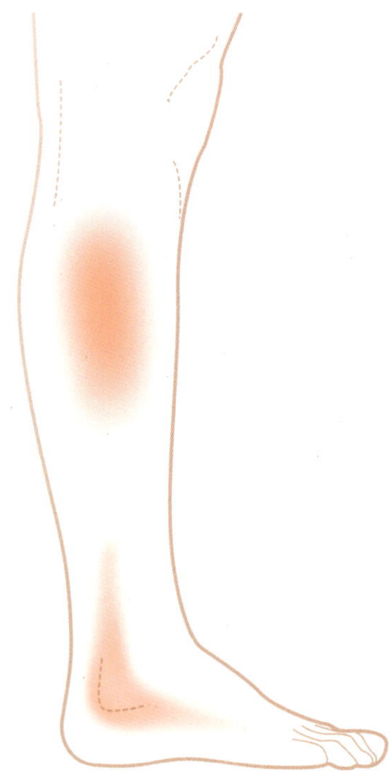

운동사슬

긴종아리근은 발 아치를 위한 슬링이나 등자(sling or stirrup)로 작용을 해서 앞정강근에 맞서는 힘을 제공한다. 운동 사슬의 더 위로, 넙다리두갈래근, 엉치결절인대, 척추세움근, 뭇갈래근 등의 근육에까지 영향을 줄 수 있다.

근막 통증유발점

짧은종아리근과 함께 근막 통증유발점들은 아래로 가서 바깥쪽 복숭아뼈 위, 뒤쪽까지 통증을 전달한다. 또한 통증은 발목의 앞, 측면과 발꿈치뼈의 바깥쪽에서 느껴질 수 있다. 근막 통증유발점들을 가진 많은 사람들은 무감각 또는 찌릿한 감각을 호소하는데 특별히 엄지, 셋째, 넷째에서이다.

치료사 가이드라인

환자 자세잡기

엎드려서 치료할 다리를 굽히고 힙에서 약간 외회전 시켜라. 베개로 치료할 다리 발목을 받혀라.

니들 종류

0.25 – 0.30 mm × 30 mm 니들

니들 방향

편평 촉진을 사용해서 감지할 수 있는 단단한 띠(taut band) 안에 있는 근막 통증유발점을 찾아서 잡고 있어라. 니들을 자입해서 종아리뼈 바깥쪽면을 향해라.

주의사항

종아리뼈 머리 2 cm 밑을 니들링해서 온종아리신경(총비골신경)을 피해라. 얕은종아리신경과 온종아리신경 들을 피해라.

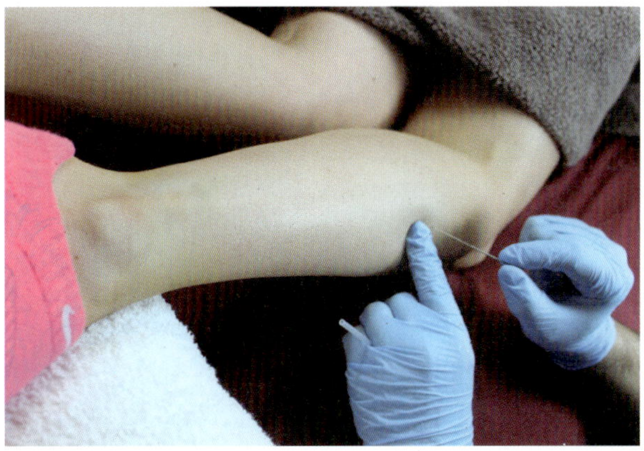

긴종아리근, 치료할 다리를 굽히고 힙에서 약간 외회전 시킨 채로 엎드린 자세. 베개로 치료할 다리 발목을 받혀라.

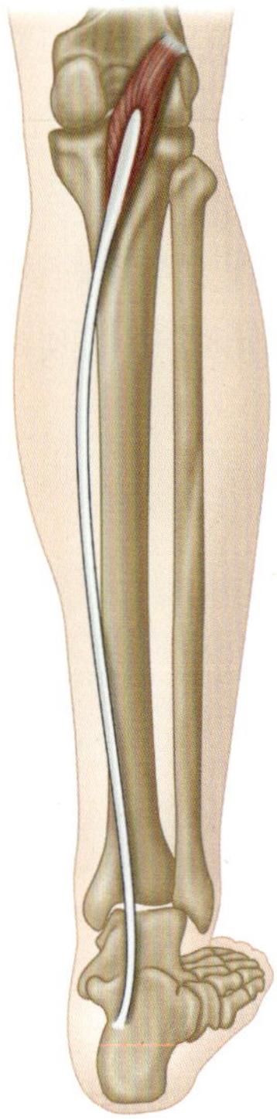

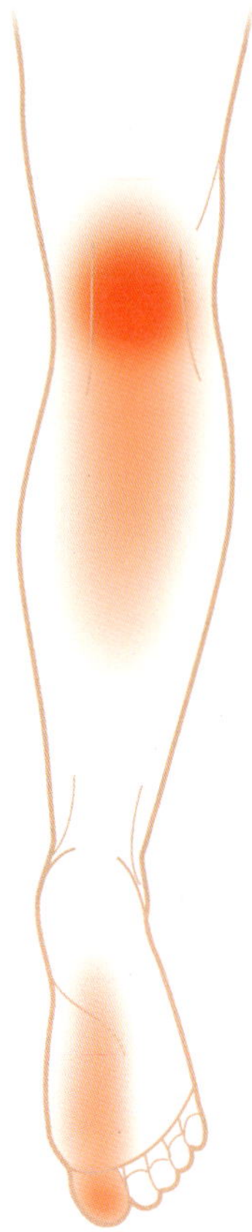

라틴어: *plantaris*, 발바닥

기시

먼쪽 넙다리뼈 바깥쪽 관절구위선의 아래면, 무릎의 빗인대

종지

발꿈치뼈 뒷면의 중간 1/3, 아킬레스힘줄의 안쪽

동작

발목에서 발을 발바닥 굽힘하며, 발목을 내번시키고, 무릎에서 굽힘을 보조한다.

신경

정강신경 L4, L5, S1

운동사슬

장딴지빗근은 무릎관절 폄의 감속 그리고 발목에서 외번과 발등굽힘을 감속시키는데 약하게 기여를 한다.

근막 통증유발점

장딴지빗근의 근막 통증유발점들은 뒷 무릎으로 그리고 하퇴삼두의 안쪽면을 따라 뒤꿈치로 간다. 때때로 발의 볼과 엄지로 가는 많은 통증 증후군과 닮았다. 치료사는 S1 또는 S2 신경근증, 장딴지빗근 파열, 오금근힘줄염, 건초염, 오금동맥 동맥류, 베이커낭종, 깊은 정맥혈전증, 간헐 절뚝거림, 말초혈관질환, 오금근힘줄의 박리, 근육 긴장, 후방구획증후군, 오금림프종, 전신성 감염 또는 염증, 영양부족, 대사 불균형 및 투약의 독성 또는 부작용들의 가능성을 가려내야만 한다.

치료사 가이드라인

환자 자세잡기

엎드려서 필요 시 베개를 받힌다.

니들 종류

0.25 – 0.30 mm × 30 mm 니들

니들 방향

근육을 찾아서 위안쪽에서 아래바깥쪽 방향으로 자입한다.

주의사항

장딴지빗근은 오직 5~10 cm 길이이며 넙다리두갈래근힘줄의 안쪽 가장자리에서 발견된다. 넙다리뼈 바깥쪽 관절구위 능선의 아래 부분을 촉진하는데, 장딴지근 바깥쪽 머리의 기시 바로 위에 있다. 오금동맥, 종아리신경 및 정강신경들은 사진에서 보이는 것처럼 니들을 향해서 피해야만 한다. 얕은 접선 접근법을 사용해라.

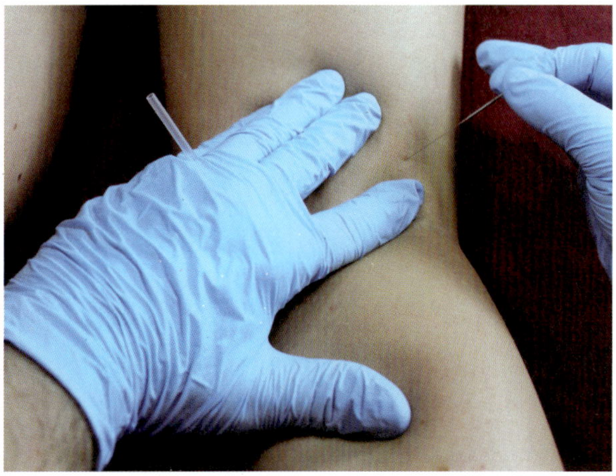

장딴지빗근, 엎드려서 발목 밑에 베개를 받힌다.

장딴지빗근에 관한 몇 마디.

장딴지빗근은 짧고, 가는 근육으로 몸에서 가장 긴 힘줄을 갖고 있다. 이것의 기시는 바깥쪽 관절구위 능선, 오금면 그리고 관절낭에 있다. 발꿈치뼈 안쪽면에 종지하므로, 이 근육은 무릎의 약한 굽힘근이며 보행의 밀어내는 단계에서 발목을 발바닥굽힘 시킨다. 의학 또는 생체역학적으로 장딴지빗근은 중요하지 않은 것으로 간주되는데, 인구의 약 10%가 이것이 없기 때문이다.

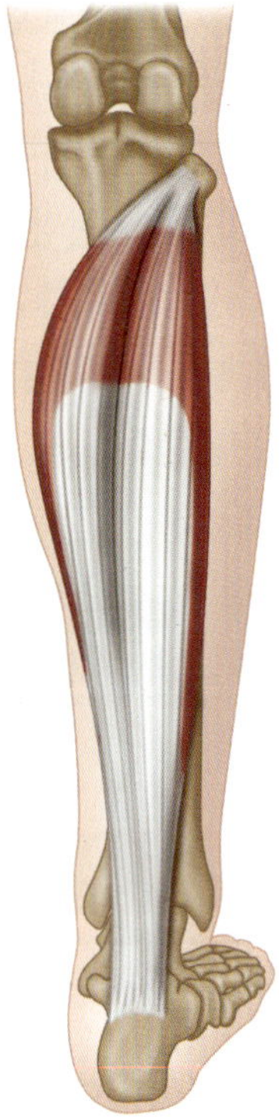

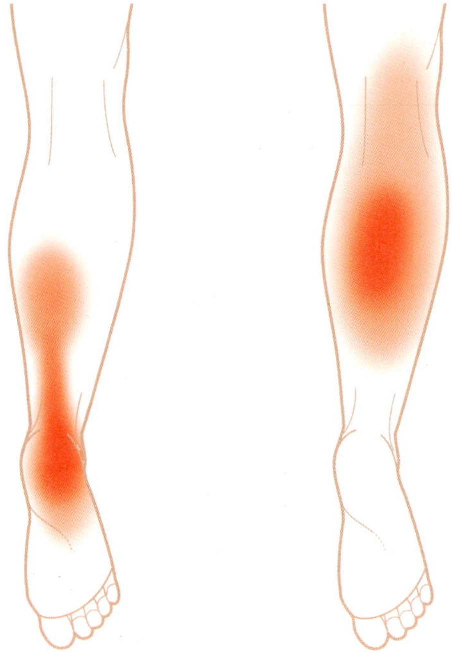

발목 주름에서 한 손 폭 약간 위의 근육 부위에 있는 TrPs 연관 양상

장딴지근 복부에 있는 TrPs의 연관 양상

라틴어: *solea*, 가죽, 깔창, 가자미
장딴지근 밑에 놓여 있는, 가자미근은 넓고 평탄한 가자미를 닮은 근육이다.

기시
정강뼈 안쪽 가장자리의 가자미선, 종아리뼈 상부 1/3의 뒷면 그리고 그 사이의 섬유성 아치

종지
뒤꿈치힘줄에 의해서 발꿈치뼈 뒷면의 중간부분으로 간다.

동작
장딴지근, 장딴지빗근과 함께, 발목을 발바닥굽힘 시킨다.

신경
정강신경 L5, S1, S2

운동사슬

역동적인 자세 관점에서, 서있는 동안 가자미근은 발목관절에서 몸이 앞쪽으로 넘어지는 것을 막아준다. 보행에서 이 근육은 편심적으로 목말밑관절 회내와 뒤꿈치-닿기에서 하지의 내회전을 감속시킨다. 이것은 또한 발의 발등굽힘을 감속시킨다. 가자미근의 경련 또는 근막 통증유발점들은 뭉친 뒤넙다리근, 허리 통증 및 심지어 두통의 근원일 수 있다.

근막 통증유발점

가자미근은 일반적으로 발뒤꿈치 발바닥면의 뒷면 그리고 아킬레스힘줄의 먼쪽 끝으로 통증을 전달한다. 드물지만 근막 통증유발점은 통증을 같은쪽 엉치엉덩 관절 그리고 또 극단적인 경우지만 턱 부위의 통증도 유발시킨다.

치료사 가이드라인

환자 자세잡기

엎드려 발목을 받힌다.

니들 종류

0.25 – 0.30 mm × 30 mm 니들

니들 방향

정강뼈 안쪽 가장자리에서 장딴지근 밑에 있는 부위를 목표로 근육을 찾아라. 그런 다음, 안쪽에서 바깥쪽으로 니들을 자입해라.

주의사항

정강신경을 피해라.

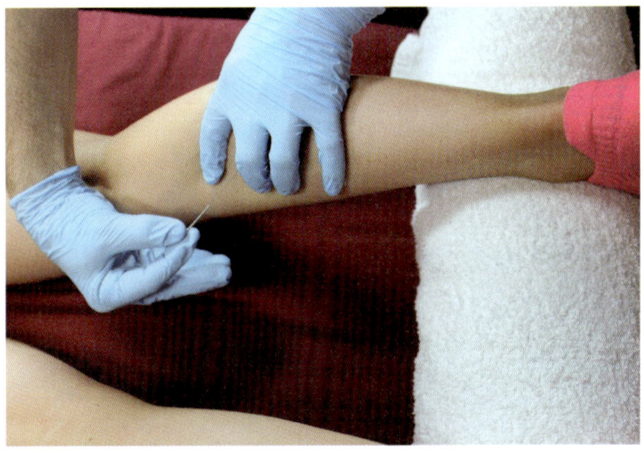

가자미근, 발목을 받힌 채로 엎드린 자세

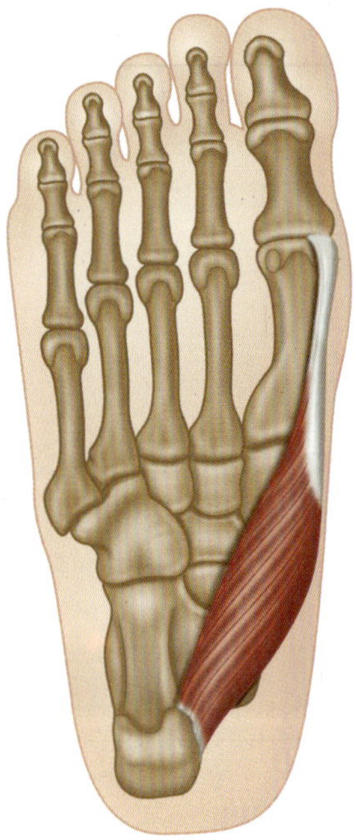

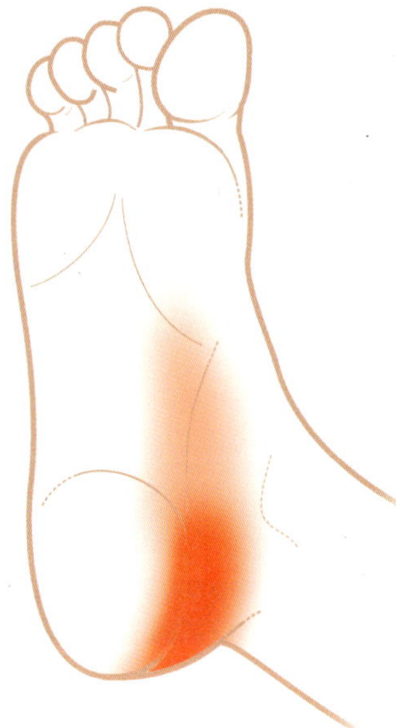

라틴어: *abducere*, 멀어진다. *hallucis*, 엄지발가락

기시

뒤꿈치뼈 안쪽 결절을 따라, 굽힘근 지지띠 및 발바닥 건막

종지

안쪽 종자뼈 바깥 가장자리에 의해서 엄지 몸쪽 발가락뼈의 안쪽 뿌리로

동작

발허리발가락관절을 벌리고 굽힌다. 앞발의 모음을 보조한다.

신경

안쪽 발바닥신경 L4, L5, S1

운동사슬

짧은/긴 엄지굽힘근과 긴엄지모음근과 함께 (엄지를 조절하기 위해서) 일하며, 엄지벌림근은 발의 첫 번째 층에 속한다. 이것은 발허리발가락 관절에서 엄지의 모음을 감속시킨다 (해부학적인 발 축을 향해서 편측 조절한다). 이것을 하지 못할 경우 엄지는 회내가 증가되어 변형이 진행된다.

근막 통증유발점

발등에서뿐만 아니라 발뒤꿈치의 안쪽, 뒤쪽에서도 통증이 느껴진다. 이 통증은 뒤꿈치-닿기와 발가락-떼기에서 화끈거림을 느낄 수 있다. 환자들은 발을 절뚝거리면서 치료를 받으러 온다. 환자의 신발을 살펴보면 너무 작거나 잘 맞지 않는 경우도 종종 있다. 다음의 가능성을 검사해야만 한다. L4 신경근증, S2 궁둥 신경 병소, 아킬레스힘줄염, 발바닥근막염, 뼈가시, 요족, 평발, 건막류, 선천성 비대증, 모톤의 발 증후군, 당뇨병신경증, 다발신경증, 반사성 교감 장애, 뼈 골절, 삠, 발목터널 증후군, 굳은살, 포진, 낭염, 골관절염 및 류마티스성 관절염. 이런 질환이 의심되면 전문적 진단을 의뢰해라.

치료사 가이드라인

환자 자세잡기

똑바로 누워 필요할 경우, 무릎에 베개를 받힌다.

니들 종류

0.25 – 0.30 mm × 30 mm 니들

니들 방향

위쪽에서 아래쪽방향 그리고 앞쪽에서 뒤쪽 방향으로 자입한다. 니들을 조심스럽게 천천히 움직이면서 환자의 피드백을 살펴라.

주의사항

엄지벌림근 안으로 깊숙이 니들을 꽂으면 안 되는데, 많은 신경혈관 구조(바깥쪽 발바닥신경)들이 그 근육 밑에 있기 때문이다.

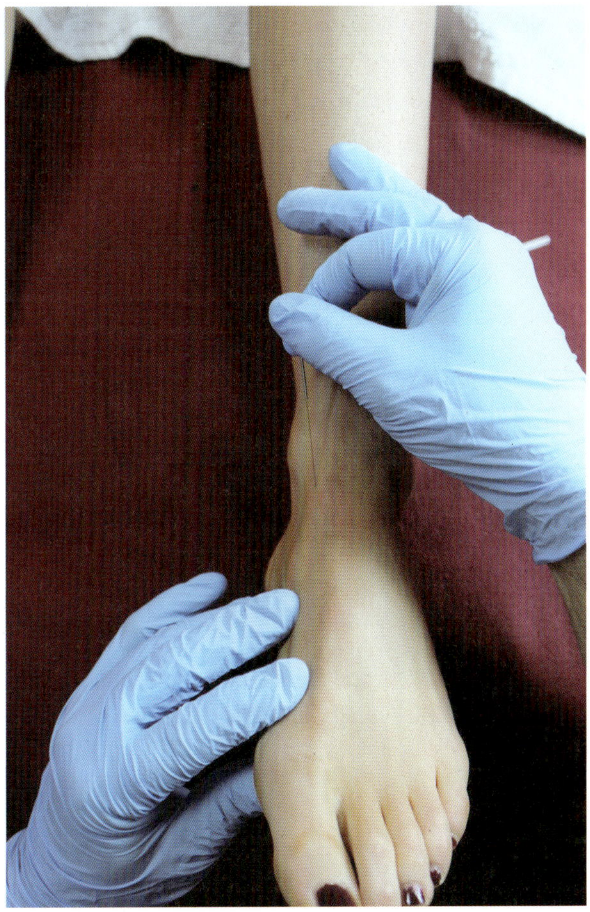

엄지벌림근, 똑바로 눕는 자세

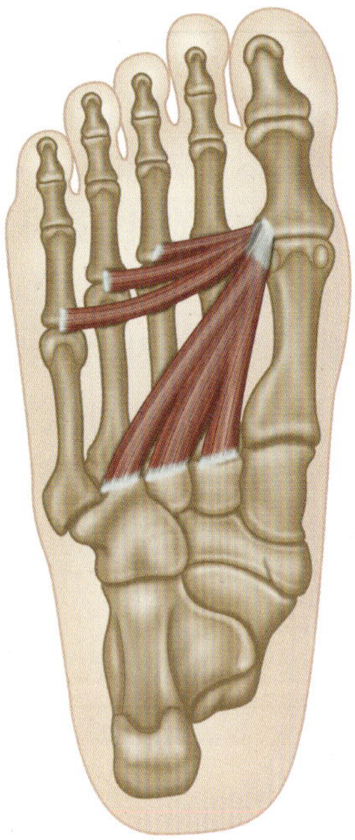

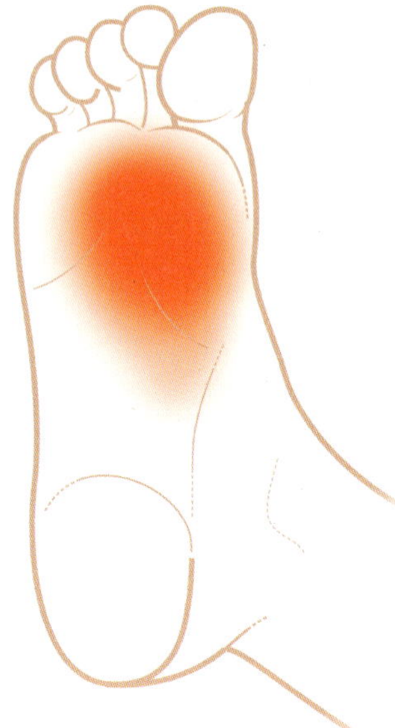

라틴어: *adducere*, 이끌다. *hallucis*, 엄지발가락

기시

두 개(빗과 가로)의 머리는 엄지모음근을 둘째에서 넷째 발허리뼈들의 뿌리들에 부착시킨다. 셋째에서 다섯째까지 발바닥 발허리발가락 인대들과 깊은 가로 발허리뼈인대

종지

몸쪽 발가락뼈 기저의 바깥쪽면

동작

엄지의 발허리발가락관절을 모으고 굽힘을 보조한다.

신경

가쪽 발바닥 신경 S1, S2

운동사슬

무지외반증의 주된 변형 인자로 연관된 엄지모음근은 몸쪽 발가락뼈가 둘째 발가락에서부터 멀리 움직이는 것을 감속시키며 또 바깥쪽 종자뼈를 감속시켜서 회내를 줄여준다. 이것을 적절하게 하지 못할 경우, 무지외반증 기형이라는 더 심각한 문제를 일으킨다.

근막 통증유발점

연관 양상은 국소적인데, 발허리뼈 머리 아래의 말단 발바닥에서 통증을 느낀다. 환자들은 종종 무감각을 호소한다. 환자들은 자주 이 부위가 빵빵하다고(fullness) 표현한다.

치료사 가이드라인

환자 자세잡기

똑바로 눕는다.

니들 종류

0.16 × 15 mm 니들

니들 방향

위에서 아래 방향으로 자입한다. 니들을 조심스럽게 천천히 움직이면서 환자의 피드백을 살펴라.

주의사항

발에는 신경분포가 매우 많으므로 치료사는 정확한 니들 게이지를 확인해야만 한다.

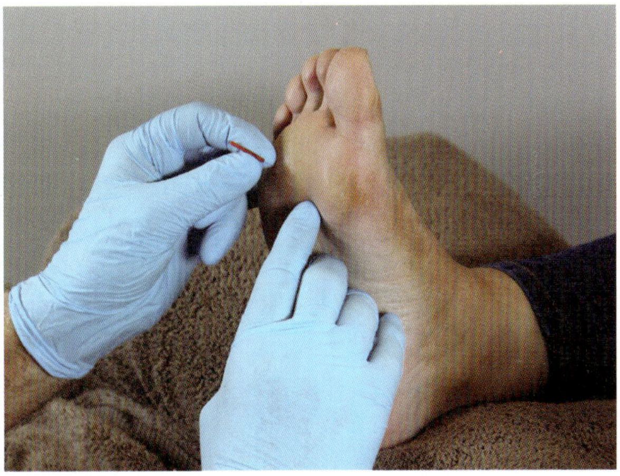

10 치료 옵션과 만성통증 관리

Treatment Options and Chronic Pain Management

만성 통증 환자들을 치료할 때는 보다 종합적인 접근이 필요하다. 이러한 환자들이 스스로를 돌보는데 능동적으로 참여하도록 격려하는 것은 고무적일 뿐 아니라, 치료적 장점으로도 바뀔 수 있다. 여러 치료법들의 조합이 최고의 효과로 나타날 수도 있다. 치료 옵션들은 근막 이완, 주파수-특성-미세전류 (McMakin 2011), 자세 이완, 갈바닉 자극, 정골의학 처치, 두개엉치처치, 신경근 치료, 마사지 치료, 구조 통합, 의료적 운동 및 의학적 치료병행 등을 포함할 수 있다.

스트레치 스프레이–능동적 냉 치료 스트레칭

능동적 냉 치료 스트레칭(active cold therapy stretching; ACTS)이라고 알려진 스트레치 스프레이(stretch and spray)는 25년 이상 커다란 효과를 갖고서 대중적으로 사용되어 온 테크닉이다. 찬 기포성 스프레이가 목표 근육을 덮고 있는 피부에 적절하게 적용되고 있는 동안 근육을 스트레칭 시키는 것이다. 이 테크닉은 스프레이를 적용하기 전에 근방추들을 자극하기 위해서 이 근육을 먼저 신장시키는 것을 요구한다.

스트레치 스프레이는 경련성 조직의 치료에 효율적이며 경련성 활동을 줄이거나 제거하는데 매우 효과적이다. Modell 등(1952)은 강력한 스트레칭을 한 다음 스프레이를 적용하는 냉 스프레이 테크닉을 사용했다. Travell은 의도적으로 "스트레치 스프레이" 아이디어를 지지하지 않았는데, 그 이유는 그녀가 추천하는 것은 냉기(the cold)를 먼저 적용하는 것이었기 때문이다. 냉 스프레이 적용은 유용하다고 알려졌는데, 이것은 실제로 통증과 근육 긴장을 줄이기 때문이다. 스트레치 스프레이 테크닉은 경련성 근육 또는 니들링 후 쑤시는 것을 치료하기 위해서 우선적으로 추천될 수 있다.

일단 조직들이 스트레칭된 다음, 냉 스프레이를 적용시켜 피부 표면을 차갑게 하면 근방추를 비활성화 시키는 효과가 있다. 스프레이는 다발의 배열을 따라 기시에서 종지로, 뿌리는 사이에 간격이 없이 서너 번 사용될 수 있다. 스프레이를 적용한 다음, 그 부위를 건조시키고 목표 조직은 몇 초 동안 단축된 상태에 머무른다. 그런 다음 목표 조직들은 천천히 새로운 스트레칭 장벽 또는 안정 길이(resting length)로 되돌려진다. 이 테크닉은 경련성 조직에 잘 듣지만, 전후에 근막 통증유발점 니들링을 보완하는데 유용할 수 있다.

스트레치 스프레이는 오로지 환기가 잘 되는 장소에서 시행되어야 하며, 스프레이를 흡입하지 않도록 조치를 취해야 한다. 스프레이는 피부의 동상을 방지하기 위해서 적절한 거리를 두고 사용해야 한다. 스트레치 스프레이는 모든 환자들에게 적합하지 않을 수도 있다. 순환이 나쁘거나 민감한 피부를 가진 환자에게 사용하지 않아야 하며, 개방된 상처 또는 찰과상에는 스프레이나 크림은 적당하지 않다. 오직 자격을 갖춘 전문가만이 스트레치 스프레이 테크닉을 실행해야 한다.

주의 사항– 아나필락시스 반응

조치(Action)

위협이라고 감지된 어떤 물질의 존재에 반응해서 부적절하게 반응하는 인체 면역계의 결과가 아나필락시스 쇼크(Anaphylactic shock)이다. 아나필락시스 반응은 치료사가 니들, 스프레이, 크림 또는 오일을 사용할 때 생길 수 있다. 그러므로 올바른 검사/의학적 병력으로 알러지 반응 과거력을 가진 환자를 찾는 것이 필수적이다. 환자들은 치료사에게 고지하지 않을 수도 있거나 아니면 그냥 혼동해서 잊을 수도 있으므로, 그런 사건이 발생했을 때 최초 대응 계획을 가지고 있는 것이 매우 중요하다.

아나필락시스 반응은 히스타민 같은 화학물질들의 분비로 발생한다. 알러지 항체(IgE)와 아나필락시스 반응을 일으키는 물질(항원) 사이의 반응에 의해서 분비가 시작된다. 이 기전은 아주 민감해서 극소량의 항체라도 반응을 유발할 수 있다. 근막 통증유발점 처치에 관여된 모든 치료사들은 아나필락시스 반응을 인지하고 치료하는 데에 능숙해야 한다. 모든 증례의 알러지 환자는 적절한 의학적 조언을 위해 담당 주치의의 진료를 받는 것이 추천된다.

만성통증 관리– 세 가지 주요 단계

만성통증의 관리에 세 가지 주요 단계가 있다.

1. 의학적 병력/평가
2. 특수 검사
3. 목표 설정

의학적 병력/검사

모든 성인 환자들에게서 세세한 의학적 병력을 조사해야 한다. 이전의 질병/부상/알러지 및 모든 외과적 수술 병력을 포함한다. 이에 더해서, 환자의 현재 투약 상태는 근막 통증유발점 드라이 니들링에 적합한 대상자인지를 결정하는데 중요한 정보를 제공한다.

환자들은 흔히 한 가지 이상의 통증을 갖고 있을 뿐만 아니라 서로 겹치는 영구적인 요인들을 갖고 있다. 조심스러운 통증 평가는 통증의 기전을 결정하는 것을 포함해야 한다. 통증 위치, 감각 변화, 통증 강도, 통증 연관/방사, 통증의 질/특성, 통증 발현 (시간과 지속기간), 기능적 능력 및 영구적/경감 요인들을 기록해라.

심리학적, 사회적 요인들, 우울 또는 약물 남용 및 알러지 등이 고려되어야 한다. 만약 이 환자 통증의 근원에 관해서 어떤 의심이 들거나 문제가 있을 때, 환자를 적절한 일차의료 전담의사에게 의뢰하는 것을 추천한다.

특수 검사

동작 범위, 온감 촉진, 자율신경 반응 확인, 피부 긁기, 피부 롤링 또는 기타 정형외과 검사 등을 포함하는 특수 검사들은 근막 통증유발점들의 위치 또는 손상 원인을 찾는데 유용하다. 연축 반응을 일으키는 니들 자입은 근막 통증유발점들의 진단과 존재를 뒷받침한다.

목표 설정

각각의 치료는 현실적인 장 단기 치료 및 기능적인 목표를 가져야 한다. 환자에게 격려를 제공하면서 동기를 부여하는 간단한 달성 가능한 단계가 권장된다. 치료를 지원하기 위해서 의학적 운동을 가르치되, 일상적인 기능을 지원하는 신체 활동들에 초점을 맞춰라. 적절한 전문가는 전문적인 영양 조언을 제시해야 한다.

면밀한 모니터링은 다양한 개입들이 환자들을 압도하지 않게 할 것이다. 환자들에게 일상에서 통증과 수면 양상들을 기록하도록 권유해라. 이러한 일지작성은 통증을 악화시키는 병력, 통증발생시 또는 통증이 덜해지거나 심해질 때를 알게 해 준다. 통증의 전개를 파악하는 것은 개입 방식의 선택과 강도에 영향을 줄 뿐만 아니라 결과가 무엇인지, 개선 속도 또는 예상되는 다른 것들에도 영향을 준다. 개선된 호흡 기능과 함께, 개선된 수면은 상당한 치료 효과를 가져온다. 점차적으로 생체항상성을 회복하기 위해서 작은 단계를 밟는 것이 매우 중요하다.

주요한 1-3 단계를 완료했다면 치료사는 치료적 개입 계획을 개발할 준비가 된 셈이다. 다른 전문가들에게 의뢰를 하고 그들을 관여시키는 협동 연구팀과 함께 접근하는 것이 중요하다. 약리학적, 심리학적 또는 신체 활동 (의학적 운동 전문가) 또는 당신의 임상 영역 밖에 있는 어떤 다른 관점을 위한 요구가 있을 때가 더 그렇다. 문서로 된 개입에 대한 계획들 및 예상 결과는 만성통증이 있는 환자를 치료하기 위한 복합적 접근법을 확고하게 만드는 필수적인 도구이다. 치료 개입 계획은 그 사람을 그의 모든 복잡성 안에서 하나의 전체로서 다뤄야 한다. 신체적, 생물학적 인자들, 심리학적 상태 및 신념 그리고 가족, 사회 및 직장 환경 등도 고려되어야 한다.

정기적인 재평가와 적절한 목표 조정이 병행된다면 더욱 좋은 결과를 이끌어낼 수 있다.

연관 양상 차트 1 (The Referral Pattern Chart 1)

환자 이름: 치료사 이름: 날짜:

파란색 = 통증 ; 노란색 = 저림; 오렌지 = 따끔거림; 녹색 = 경련; 보라색 = 경직

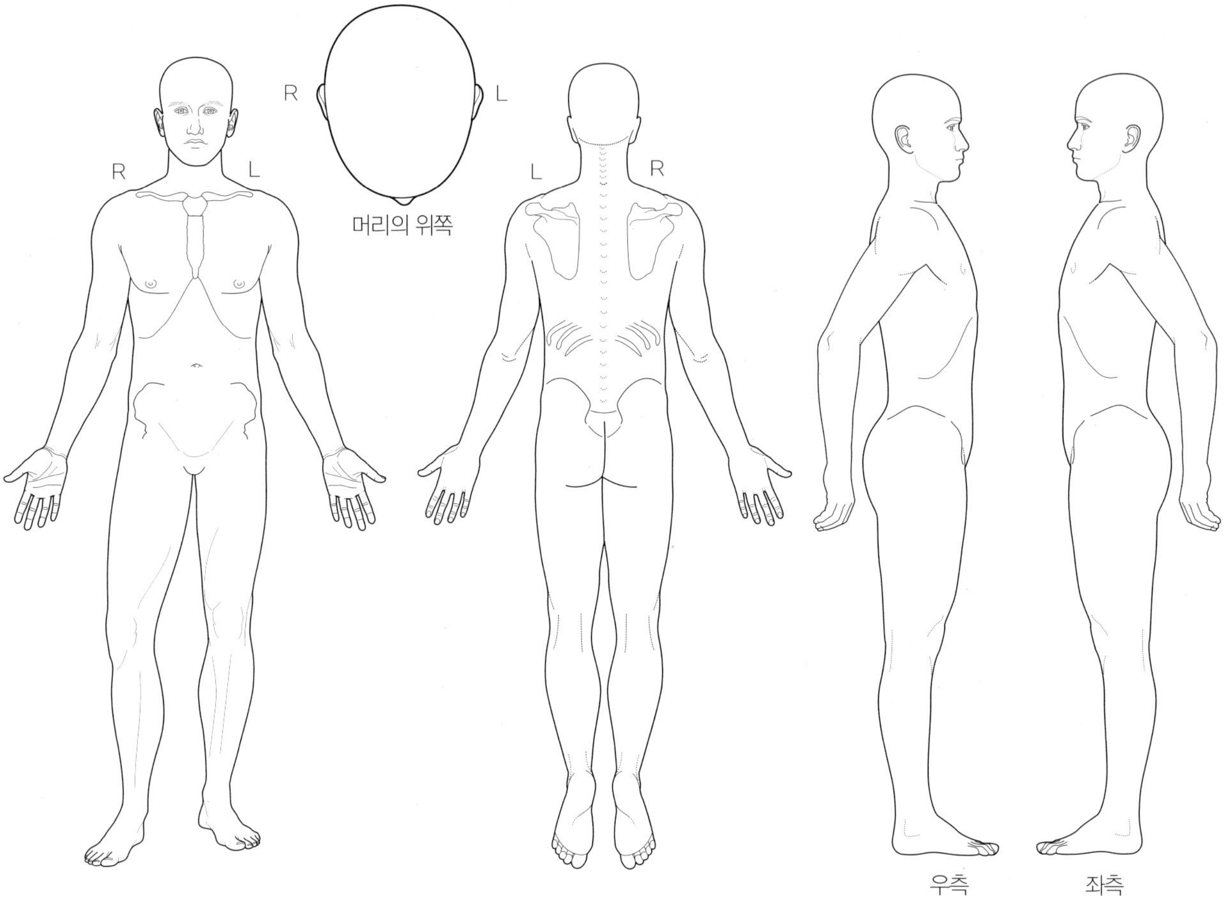

내원의 이유:

가장 고통스런 증상:

추가적인 환자 설명 (통증의 질적인 면과 특성, 악화시키는 요소, 시도했던 방법과 그 결과 등):

변화:

필요한 사항 (처방, 치료 또는 검사를 포함하는)

동작 항목 (환자 및 치료사)

연관 양상 차트 2 (The Referral Pattern Chart 2)

환자 이름: 치료사 이름: 날짜:

파란색 = 통증 ; 노란색 = 저림; 오렌지 = 따끔거림; 녹색 = 경련; 보라색 = 경직

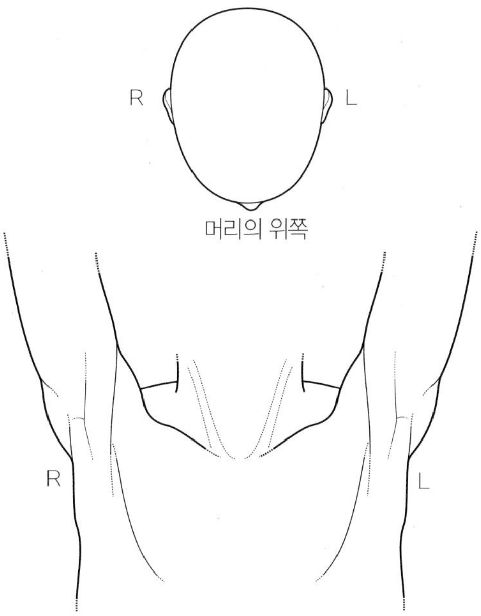

팔 아래 부위들

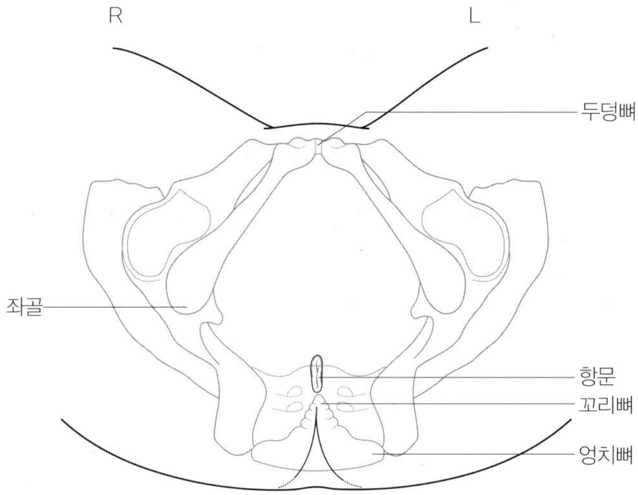

골반 부위

추가적인 환자 입력사항:

치료사 설명:

동작 항목 환자:

다음 번 진료:

동작 항목 치료사:

투약

통증 투약이 유용하고 종종 필수적이기는 한 반면, 이는 근골격계 통증 관리에서 치료의 유일한 초점이 되어서는 안 된다. 통증 질환에의 투약은 의학적 조언과 함께하는 치료 개입이라는 전반적인 목표에 부합될 때 사용되어야 한다. 다른 치료 방식들이 고려될 필요가 있으며 투약의 기반에서 치료는 수정될 수 있다. 환자들이 의사의 조언을 따르는 지를 확인해야 한다.

마지막 당부

나는 이 특정한 주제에 관한 유일한 책(통증유발점 드라이 니들링, 2013년 발행)의 저자들인 Jan Dommerholt와 César Fernández-de-las-Peñas에게 경의를 표한다. 그들의 책은 더 넓은 "잠재적으로 논쟁의 여지가 있는 문제((그 책의 서문에서 Leon Chaitow가 언급한 것처럼)"에 관심이 있는 모든 사람에게 추천하고 싶다. 이 책은 다양한 니들링 기술과 관련된 다양한 분야를 연결하기 위한 플랫폼을 제공한다.

더 많은 최신 연구 및 임상 증례 리포트들을 원한다면 다음을 참조하기 바란다. Kietrys, Palombaro 및 Mannheimer (2014); Skorupska 등. (2014); 그리고 Cotchett, Munteanu 및 Landorf (2014).

용어 사전

감각이상 (Paresthesia): 따끔거림, 화끈거림, 얼얼함 또는 무감각을 포함한 이상 감각들.

건막 (Aponeurosis): 평탄한 형태의 힘줄.

고유수용 (Proprioception): 신체의 한 부분이 다른 부분 및 주변 세계와 관련하여 어디에 있는지 인식하는 능력

골막 (Periosteum): 관절 연골을 제외한 뼈를 덮고 있는 섬유성 막.

과다운동성 (Hyperlax, hypermobile): 예상되는 정상 범위를 초과하여 움직임이 발생하는 관절에 관한 것.

과잉 통증 (Spillover pain): 한 통증유발점의 더 커진 과다-자극성 때문에 일부 환자들에서 생기는 연관통과 기타 증상들이 늘어난 부위. 다수의 통증유발점들과 중심감작을 가진 환자들에게서 더 흔하고 종종 더 광범위하다.

구축 (Contracture): (수축과는 대조적으로) 전기적 운동단위 전위가 없이 지속된 생리학적 근육 단축.

국소 경련 반응 (Local twitch response): 근막 통증유발점과 연관된 단단한 띠(taut band)를 가진 근육 섬유들의 오래 계속되는 수축.

굽힘근 (Flexor): 경첩 관절(hinge joint)의 각도를 줄이는 근육.

근막 (Fascia): 세포에서부터 기관, 근육까지 인체 구조들을 둘러싸고 연결시키는 3차원적 통합 기질.

근막(Myofascia): 근육의 결합조직.

근막 통증유발점 (myofascial trigger point): 단단한 띠(taut band)의 과민성 수축 결절과 관련된 골격근의 과민성 반점.

근육원섬유마디 (Sarcomere): 줄무늬근육의 기본적인 수축 단위.

경련 (Spasm): 비-수의적 운동 활동으로 인한 증가된 근육 긴장. 그 근육의 단축이 항상 오는 것은 아니다.

경추성 (Cervicogenic): 목에서 발생한다.

나선척추옆굽음증 (Rotoscoliosis): 척추 주위에 회전 만곡의 구성요소를 포함하는 척추옆굽음증.

내인성 근육 (Intrinsic muscle): 양쪽 끝이 기본 구조에 부착된 근육.

내전근; 모음근 (Adductor): 몸의 일부를 몸의 중앙 쪽으로 움직여 정중선에 추가되는 근육.

긴장된 띠 (Taut band): 통증유발점이 포함된 줄무늬 근육의 로프 또는 끈과 같은 구조.

단일시냅스반사활 (Monosynaptic reflex arc): 반사활(reflex arc)은 반사 작용에서 신경 자극에 의해서 만들어지는 경로다. 고등 동물에서 대부분의 감각 뉴런은 뇌로 직접 전달되지 않고 척수의 시냅스를 통해 전달된다. 모노시냅스(monosynaptic)는 단일 화학적 시냅스의 존재를 의미한다.

대 (Girdle) (골반대; pelvic girdle, 견갑대; shoulder girdle): 해부학적으로 말해서, 대는 벨트처럼 움직이는 구조를 말한다 (예, 견갑대는 어깨에 부착하고 어깨를 지원하는 뼈 고리와 주위 결합조직이다).

동작 범위 (Range of motion; ROM): 한 관절이 고정되었다가 펼쳐진 자세로 움직일 수 있는 거리. 능동적인 ROM은 환자의 근육 수축에 의해서 결정된다. 수동 ROM은 근육을 움직이는 다른 사람에 의해 생성된다.

드라이 니들링 (Dry needling): 마취제 또는 다른 약물을 사용하지 않는, 단단한 바늘을 사용해서 통증을 치료하는 방식.

만성 (Chronic): 오래가거나 재발하는, 그러나 반드시 회복할 수 없지는 않다.

매트릭스 (Matrix): 네트워크

면 (Facet): 뒤쪽 척추관절, 척추관절돌기라고도 불린다.

바이오텐세그리티 (Biotensegrity): 해부학을 이해하는 새로운 방식.

발등굽힘근 (Dorsiflexor): 발 또는 발가락을 위쪽으로 회전하는 근육.

발바닥굽힘근 (Plantar flexor): 발 또는 발가락을 아래쪽으로 회전하는 근육.

발바닥근막염 (Plantar fasciitis): 발바닥근막의 염증.

발 처짐과 발 때림 (Foot drop and foot slap): 보행하는 동안 지면에 발을 부딪히지 않기 위한 발의 기능 부전을 설명하는 보행 장애 용어.

보행주기 (Gait cycle): 한 발에서 발뒤꿈치-닿기와 그 다음 같은 발의 발뒤꿈치-닿기 사이의 발걸음주기.

복부; 근복 (Belly): 근육의 가장 넓은 부분, gaster라고도 불린다.

복부; 근복 (Gaster): 복부, 근육의 복부(belly).

복합 통증 양상 (Composite pain pattern): 다수의, 종종 겹치는, 통증유발점들에서 오는 연관 양상.

부착 통증유발점 (Attachment trigger point): 힘줄 또는 인대 또는 기타 부착 조직에 나타나는 통증유발점으로, 그 근육의 보다 중심부에 있는 통증유발점에서 기인한 지속적이며 증가된 장력에 대한 염증성 반응으로 시작된다.

삼차신경통 (Trigeminal neuralgia): 얼굴의 일부에 반복적으로 심한 통증을 유발하는 상태.

석회화 (Calcification): 무기염의 침착에 의한 조직 경화 과정.

수용체 (Receptor): 모든 유형(감각, 운동 등)의 신경 말단.

수축–이완 (Contract – release): 부드러운 자발적 근육 수축, 그리고 바로 이어지는 근육의 이완이 정상적인 생리적 운동 범위를 통해 연장되는 것.

신경전달물질 (Neurotransmitter): 한 세포에서 간격을 가로질러 다른 세포로 메시지를 전송하기 위해 세포로부터 분비되는 정보를 가지지고 있는 생화학물질.

아데노신삼인산 (Adenosine triphosphate; ATP): 세포의 주된 에너지 공급원.

아세틸콜린 (Acetylcholine; ACh): Simons의 통합 가설의 일부로서 근막 통증유발점들이 생성되는 동안 이환된 운동종판에서 과도하게 분비되는 주요 신경전달물질.

아세틸콜린에스테라아제 (Acetylcholinesterase): 아세틸콜린을 대사하는 생화학물질.

양측성 (Bilateral): 양쪽에 속한.

역동적인 (Dynamic): 정적 상태의 반대인, 제어된 움직임에 속하는 상태.

역행호흡 (Paradoxical respiration): 이것은 호흡의 한 형태로, 거기서 숨을 들이 마시는 동안 가슴이 팽창하고 배는 들어간다. 건강한 "복부 호흡"에서, 배는 숨을 들이 마시는 동안 팽창하고, 내쉬는 동안 수축한다.

연골 (Cartilage): 단단하고, 혈관이 없는 종류의 결합조직.

연관 양상 (Referral pattern): 명확한 특정 통증유발점에 기인한 통증 또는 증상들의 특정한 양상.

외인성 근육 (Extrinsic muscle): 기본 구조 바깥에서 기원하여 그 구조에 붙는 근육.

외전근; 벌림근 (Abductor): 인체 한 부분을 인체 정중선에서 멀어지게 움직이는 근육.

운동 사슬 (Kinetic chain): 근막을 통해 연결된 근육과 다른 조직의 해부학적 사슬, 움직임을 생성하기 위해 함께 작용하는 것.

위성통증유발점 (Satellite trigger point): 다른 통증유발점의 기계적 또는 신경학적 활성의 결과로 형성된 통증유발점.

유착 (Adhesion): 정상적으로 분리된 조직들의 섬유성 밴드들.

유착성낭염 (Adhesive capsulitis): 관절낭 내 조직의 염증성 비후 및 유착으로 인한 운동 범위 제한.

이갈이 (Bruxism): 치아를 꽉 깨물거나 가는 것.

이명 (Tinnitus): 귓속에서 울리는 소리, 딱딱거리는 소리 또는 기타 비정상적으로 내부에서 발생하는 소음.

인슐린 저항 (Insulin resistance): 인슐린이 포도당을 대사할 수 있는 능력이 점점 떨어지고, 인체가 인슐린의 정상적인 효과에 내성을 갖게 되는 상태.

이질통 (Allodynia): 고통스럽지 않은 자극에 반응하여 발생하는 통증.

자율신경 현상 (Autonomic phenomena): 근막 통증 유발점의 통증 패턴과 동일한 일반적인 참조 패턴에서 발생할 수 있는 자율 신경계 현상으로 창백, 발적, 추위, 열감, 소름, 발한 및 과도분비 등이 여기에 속한다.

잠재 근막 통증유발점 (Latent myofascial trigger point): 근육이 활동할 때 통증을 일으키는 통증유발점.

좌골신경통 (Sciatica): 허리와 힙의 통증으로 뒤쪽을 따라 넙다리 뒤로 뻗어서 장딴지까지 간다. 이것은 하나의 증상에 대한 설명이며 진단은 아니다.

정적 스트레칭 (Static stretching): 휴식을 취하는 동안의 근육의 스트레칭, 근육은 늘어나지만 스트레치된 근육은 움직임없이 유지된다.

종판 (End plate): 운동신경 섬유의 끝.

지각과민증 (Hyperesthesia): 자극에 대한 증가된 민감성.

진통보행 (Antalgic gait): 통증으로 균형을 잡고 걷기 힘든 상태로 아픈 쪽에 체중이 실리지 않도록 걷는 것이 특징이다.

척추 수술 후 요통 (Failed surgical back): 허리 수술에도 불구하고 남아있거나 심해진 증상.

척추옆굽음증 (scoliosis): 척추의 바깥쪽으로의 만곡.

촉진 (Facilitation): 사건들을 더 쉽게 반복할 수 있도록 하는 과정 또는 활동.

촉진 (Palpation): 진단 또는 발견을 위한 의도로 접촉하는 행위 (맥박을 집는 것도 촉진의 한 형태다).

측각기 (Goniometer): 각도를 재는 도구로서 동작 범위를 테스트하고 기록하는데 사용된다.

코어 근육 (Core musculature): 몸통 안정에 책임이 있는 근육들.

통각과민증 (Hyperalgesia): 일반적으로 통증이 있는 자극에 대한 증폭된 통증 반응.

통증유발점 폭포 (Trigger point cascade): 하나의 통증유발점이 활성화되고 연관 양상의 다른 근육이 위성 통증유발점을 활성화시킬 때 발생할 수 있는 연쇄 반응이다. 때때로 이것은 동시에 발생하는 여러 개의 통증유발점으로 이루어진 작은 폭포들(cascades)로 복잡한 폭포수(waterfall)에 비유될 수 있다.

편측 (Unilateral): 한 쪽에 속한.

폄근 (Extensor): 경첩관절(hinge joint)의 각도를 늘리는 근육.

허혈 (Ischemic): 세포, 조직 또는 기관의 현재 생리적 요구를 충족시키기 위한 산소가 풍부하고 영양소가 풍부한 혈액 공급 부족.

혐기성의 (Anaerobic): 산소가 없는.

호흡 곤란 (Dyspnea): 짧은 호흡.

활동성 통증유발점 (Active trigger point): 근육이 움직이거나 휴식 하고 있을 때 통증을 일으키는 통증유발점.

활동성 흉터 (Active scar): 어떤 증상을 일으키는 흉터.

회음 (Perineum): 생식기와 항문 사이 부위.

ContrAction: 전기 운동 단위 전위에 의한 근육의 의도적인 단축(구축과 반대).

ContrAction nodule: 통증유발점들의 군집으로 구성된 혹들 (또는 매듭).

Wide dynamic range (WDR): 척수의 후각에 위치한 세포체를 가진 가장 풍부한 뉴런.

참고문헌

Bishop, M.D., Beneciuk, J.M., and George, S.Z. 2011. Immediate reduction in temporal sensory summation after thoracic spinal manipulation. Spine J 11(5), 440–446 (doi. 10.1016/j.spinee.2011.03.001).

Brisby, H. 2006. Pathology and possible mechanics of nervous system response to disc degeneration. J Bone Joint Surg Am 88(Suppl 2), 68–71.

Camanho, L.G., Imamura, M., and Arendt-Nielsen, L. 2011. Genesis of pain in arthrosis. Revista Brasileira de Ortopedia 46(1), 14–17.

Cotchett, M.P., Munteanu, S.E., and Landorf, K.B. 2014. Effectiveness of trigger point dry needling for plantar heel pain: A randomized controlled trial. Phys Ther 94(8), 1083–1094.

Cummings, M. 2003. Referred knee pain treated with electroacupunture to ilipsoas. Acupunct Med 21, 32–35.

Dommerholt, J. and Fernández-de-las-Peñas, C. 2013. Trigger Point Dry Needling: An Evidence and Clinical-Based Approach, London: Churchill Livingstone.

Dubousset, J. 2003. Spinal instrumentation: Source of progress but also revealing pitfalls. Bull Acad Natl Med 187(3), 523–533.

Edwards, J. 2005. The importance of postural habits in perpetuating myofascial trigger point pain. Acupunct Med 23(2), 77–82.

Fogelman, Y. and Kent, J. 2015. Efficacy of dry needling for treatment of myofascial pain syndrome. J Back Musculoskel Rehab 28(1), 173–179.

Fuller, R.B. 1961. Tensegrity. Portfolio Art News Ann 4, 112–127, 144, 148.

Gerwin, R.D., Dommerholt, J., and Shah, J. 2004. An expansion of Simons' integrated hypothesis of trigger point formation. Curr Pain Headache Rep 8(6), 468–475.

Gerwin, R., Shannon, S., Hong, C.Z., Hubbard, D., and Gervitz, R. 1997. Interrater reliability in myofascial trigger point examination. Int Assoc Study Pain 69(1–2), 65–73.

Giamberardino, M.A., Affaitati, G., Fabrizio, A., and Constantini, R. 2011a. Myofascial pain syndromes and their evaluation. Best Pract Res Clin Rheumatol 25(2), 185–198.

Giamberardino, M.A., Affaitati, G., Fabrizio, A., and Constantini, R. 2011b. Effects of treatment of myofascial trigger points on the pain of fibromyalgia. Curr Pain Headache Rep 15(5), 393–399.

Guimberteau, J.-C., Delage, J.-P., and Wong, J. 2010. The role and mechanical behavior of the connective tissue in tendon sliding. Chirurgie de la Main 29(3), 155–166.

Hsieh, Y.L., Chou, L.W., Joe, Y.S., and Hong, C.Z. 2011. Spinal cord mechanism involving the remote effects of dry needling on the irritability of myofascial trigger spots in rabbit skeletal muscle. Arch Phys Med Rehab 92, 1098–1105.

Hsueh, T.C., Yu, S., Kuan, T.S., and Hong, C.Z. 1998. Association of active myofascial trigger points and cervical disc lesions. J Formos Med Assoc 97(3), 174–180.

Huijing, P.A. 2009. Epimuscular myofascial force transmission: A historical review and implications for new research (International Society of Biomechanics Muybridge Award Lecture, Taipei, 2007). J Biomech 42(1), 9–21.

Kietrys, D.M., Palombaro, K.M., and Mannheimer, J.S. 2014. Dry needling for management of pain in the upper quarter and craniofacial region. Curr Pain Headache Rep 18(8), 437.

Koolstra, J.H. and van Eïjden, T.M. 2005. Combined finite-element and rigid-body analysis of human jaw joint dynamics. J Biomech 38(12), 2431–2439.

Kumaresan, S., Yoganandan, N., and Pintar, F.A. 1999. Finite element analysis of the cervical spine: A material property sensitivity study. Clin biomech (Bristol, Avon) 14(1), 41–53.

Langevin, H. 2006. Connective tissue: A body-wide signaling network? Med Hypotheses 66(6), 1074–1077.

Levin, S. 1995. The importance of soft tissues for structural support of the body. Spine: State of the Art Reviews 9(2).

Lewit, K. 1979. The needle effect in the relief of myofascial pain. Pain 6(1), 83–90.

Lewit, K. and Kolar, P. 2000. Chain reactions related to the cervical spine. In: Murphy, D.R. (ed.), Conservative Management of Cervical Spine syndromes, New York: McGraw-Hill, 515–530.

Liu, Z.J., Yamagata, K., Kuroe, K., Suenaga, S., Noikura, T., and Ito, G. 2000. Morphological and positional assessment of TMJ components and lateral pterygoid muscle in relation to symptoms and occlusion of patients with temporomandibular disorders. J Oral Rehabil 27(10), 860–874.

Loeser, R.F. and Shakoor, N. 2003. Aging or osteoarthritis: Which is the problem? Rheum Dis Clin North Am 29(4), 653–673.

Lucas, K., Polus, B., and Rich, P. 2004. Latent myofascial trigger points: Their effects on muscle activation and movement efficiency. J Bodywork Move Therap 8, 160–168.

Lucas, N., Macaskill, P., Irwig, L., Moran, R., and Bogduk, N. 2009. Reliability of physical examination for diagnosis of myofascial trigger point: A systematic review of literature. Clin J Pain 25(1), 80–89.

Manheim, C.J. 1994. The Myofascial Release Manual 2nd Edition, Thorofare, NJ: Slack Inc., 124.

Martin, D.-C. and Levin, S. 2012. Myofascia as the tensioner in the biotensegrity model. In: Schleip, R., Findley, T.W., Chaitow, L. and Huijing, P.A. (2012).

Mayoral, O., Salvat, I., Martin, M.T., Martin, S., Santiago, J., Cotarelo, J., and Rodriguez, C. 2013. Efficacy of myofascial trigger point dry needling in the prevention of pain after total knee arthroplasty: A randomized, double-blinded, placebo-controlled trial. Evid Based Complement Altern Med 2013, 694941.

McMakin, C.R. 2011. Frequency Specific Microcurrent in Pain, Edinburgh: Churchill Livingstone Elsevier.

Mense, S. 2010. How do muscle lesions such as latent and active trigger points influence central nociceptive neurons? J Musculoskelet Pain 18, 348–353.

Modell, W., Travell, J.T., Kraus, H., et al. 1952. Relief of pain by ethyl chloride spray. NY State J Med 52, 1550–1558.

Moseley, G.L. 2012. Teaching people about pain: Why do we keep beating around the bush? Pain Management 2(1), 1–3.

Niddam, D.M., Chan, R.C., Lee, S.H., Yeh, T.C., and Hsieh, J.C. 2007. Central modulation of pain evoked from myofascial trigger points. Clin J Pain 23(5), 440–448.

Passerieux, E., Rossignol, R., Letellier, T., and Delage, J.P. 2007. Physical continuity of the perimysium from myofibers to tendons: Involvement in lateral force transmission in skeletal muscle. J Struct Biol 159(1), 19–28.

Reynolds, K.K., Ramey-Hartung, B., and Jortani, S.A. 2008. The value of CYP2D6 and OPRM1 pharmacological testing for opioid therapy. Clin Lab Med 28(4), 581–598.

Russell, I.J., Holman, A.J., Swick, T.J., et al. 2011. Sodium oxybate reduces pain, fatigue and sleep disturbance and improves functionality in fibromyalgia: Results from a 14-week, randomized, double-blind, placebo-controlled study. Pain 152(5), 1007–1017.

Samuel, A.N., Peter, A.A., and Ramanathan, K. 2007. The association of active myofascial trigger points with lumbar disc lesions. J Musculoskel Pain 15(2), 11–18.

Schleip, R. and Müller, D.G. 2013. Training principles for fascial connective tissues: Scientific foundation and suggested practical applications. J Bodywork Move Therap 17(1), 103–115.

Schleip, R., Findley, T.W., Chaitow, L. and Huijing, P. A. (eds) 2012. Fascia: The Tensional Network of the Human Body. The Science and Clinical Applications in Manual and Movement Therapies, Edinburgh: Churchill Livingstone.

Shah, J.P. and Gilliams, E.A. 2008. Uncovering the biochemical milieu of myofascial trigger points using in-vivo microdialysis: An application of muscle pain concepts to myofascial pain syndrome, J Bodywork Move Ther 12(4), 371–384.

Shah, J.P. and Heimur, J. 2012. New frontiers in the pathophysiology of myofascial pain. The Pain Practitioner 2012, 26–32.

Sharkey, J. 2008. The Concise Book of Neuromuscular Therapy, Chichester, UK/Berkeley, CA: Lotus Publishing/North Atlantic Books.

Sharkey, J. 2015. Biotensegrity-anatomy for the 21st Century. Terra Rosa J 16 <terrarosa.com.au>.

Simons, D.G. 2004. Review of enigmatic myofascial trigger points as a common cause of enigmatic musculoskeletal pain and dysfunction. J Electromyogr Kinesiol 14(1), 95–107.

Simons, D.G., Travell, J.G., and Simons, L.S. 1999. Travell and Simons' Myofascial Pain and Dysfunction: The Myofascial Trigger Point Manual, Vol. 1, 2nd edn, Baltimore, MD: Lippincott Williams & Wilkins.

Skorupska, E., Rychlik, M., Pawelec, W., Bednarek, A., and Samborski, W. 2014. Trigger point-related sympathetic nerve activity in chronic sciatic leg pain: A case study. Acupunct Med 32(5), 418–422.

Snapp, R.R., Goveia, E., Peet, L., Bouffard, N.A., Badger, G.J., and Langevin, H.M. 2013. Spatial organization of fibroblast nuclear chromocenters: Component tree analysis. J Anat 223(3), 255–261.

Soloman, L., Schnitzler, C.M., and Browett, J.P. 1982. Osteoarthritis of the hip: The patient behind the disease. Ann Rheum Dis 41(2), 118–125.

Srbely, J.Z., Dickey, J.P., Lee, D., and Lowerison, M. 2010. Dry needle stimulation of myofascial trigger points evokes segmental anti-nociceptive effects. J Rehabil Med 42(5), 63–68.

Staud, R. 2011. Peripheral pain mechanisms in chronic widespread pain. Best Pract Res Clin Rheumatol 25(2), 155–164.

Travell, J.G. and Simons, D.G. 1992. Myofascial Pain and Dysfunction: The Myofascial Trigger Point Manual, Vol. 2, Baltimore, MD: Lippincott Williams & Wilkins.

Willard, F. 2008. Basic mechanisms of pain. Future trends in CAM research in Integrative Pain Medicine: The Science and Practice of Complementary and Alternative Medicine. In: Audette, J.F. and Bailey, A. (eds), Pain Management, Totowa, NJ: Humana Press.

Woolf, C.W. 2010. Central sensitisation: Implications for the diagnosis and treatment of pain. J Int Assoc Study Pain 152(3), S2–S15.

Yates, B.J., Billig, I., and Cotter, L.A. 2002. Role of the vestibular system in regulating respiratory muscle activity during movement. Clin Exp Pharmacol Physiol 29(1–2), 112–117.

색인